愛玩動物看護師
国家試験

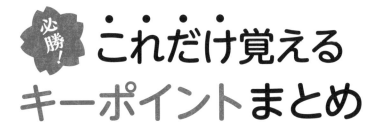

必勝！これだけ覚える
キーポイントまとめ

緑書房編集部 編

緑 書 房

はじめに

　2019年6月，「愛玩動物看護師法」が制定され，「愛玩動物看護師」が国家資格となりました。この法律において，愛玩動物看護師が担う業務が明示されたことに伴い，修得すべき科目が大きく更新されました。以前よりも幅広い分野を学び理解する必要性が明らかとなりましたので，特に既卒者は困惑されたことと思います。

　本書は，「愛玩動物看護師国家試験」合格を目指す皆さまのサポートとなるよう，制作した1冊です。実際の教育現場で教科書として使われている『愛玩動物看護師の教科書』(緑書房)より，おさえておくべきキーポイントを抜粋し，体系的にまとめ直しました。愛玩動物看護師カリキュラムに沿って，「1 基礎動物学」「2 基礎動物看護学」「3 臨床動物看護学」「4 愛護・適正飼養学」の4つの章に分け，復習しやすい構成としています。

　試験勉強の際，試験に出そうなキーワードのみを暗記しようとしたけれど，結局あまり記憶できていなかった……という経験は，誰しも一度はあるのではないでしょうか。記憶を定着させるためには，1つの項目に関連する事項を集めて，肉付けするように覚えていくこと，それらを反復することが重要です。本書では，項目ごとの要点が理解しやすくなるよう，キーワードだけでなく，関連する図や解説もあわせて掲載しています。また，ほかのページに掲載されている関連項目にスムーズに辿りつけるよう，「▶Link!」マークで参照ページを示しています。1つのキーワードだけでなく，全体を体系的に理解することができ，さらには赤シートで隠して反復することもできるので，記憶を定着させるのに役立つはずです。

　愛玩動物看護師が国家資格化されたことで，獣医師からの期待はもちろんのこと，動物の家族をはじめ社会全体からの期待も大きく高まり，今後ますます頼りにされる存在になっていくことと思います。その第一歩となる国家試験合格に向けて，本書が愛玩動物看護師を目指す皆さまのお役に立てれば，これに勝る喜びはありません。

2023年12月

緑書房編集部

目　次

本書の使い方

●キーポイントをおさえる！

愛玩動物看護師カリキュラムに沿った『愛玩動物看護師の教科書』より，各科目のキーポイントを抜粋しています。試験前におさえておくべきキーポイントを，赤い下敷きや赤シートで隠しながら確認しましょう！

2
1
動物看護学概論

●「▶Link！」で理解を深める！

関連性のある項目に，「▶Link！」マークを付けています。苦手科目の復習とあわせて，試験範囲全体を体系的に理解することができ，記憶の定着に役立ちます。

1 基礎動物学

1　生命倫理・動物福祉

1. 生命倫理

- 生命倫理：生命に関する倫理的問題を扱う分野。動物をどのように取り扱うかという動物倫理も含まれる。
- 動物福祉の考え：痛みや苦しみを感じることのできる動物や，自意識をもっていることが分かりやすい動物について，優先的に配慮する。
- 日本の法律では，動物は単なる「もの」でなく「命あるもの」としており，動物は命があるから愛護すべき，大切にすべき対象だと説明している。
- 殺処分：飼育や利用の目的がはたせなくなり不要となった産業動物や実験動物，犬や猫などの伴侶動物に安楽死処置を施すこと。
- 殺処分の方法：「化学的又は物理的方法による，できる限り動物に苦痛を与えない方法を用いて当該動物を意識の喪失状態にすることにより，心機能又は肺機能を非可逆的に停止させる方法，または，社会的に容認されている通常の方法によること」（環境省，動物の殺処分方法に関する指針）
- 生命尊重と安楽死：動物の状態よりも生命を尊重することにより，動物が長く心身の苦痛を味わうおそれがある。適切な安楽死処置によって動物を苦痛から解放することは，動物福祉の観点からは妥当な治療方法の１つであり，推奨される場合がある。

2. 動物福祉

1) 動物福祉の考え方

- 動物福祉 (animal welfare)：人の動物の利用を認めながら，動物にその動物種らしく生きるための質のよい生活をさせるという概念。
- 動物福祉の考え方：動物の犠牲よりも得られる価値が大きいと判断されれば，動物の利用が認められる。
- 動物福祉の判断基準：動物の情緒 (情動)，動物の生物学的機能，動物本来の性質という３つの点から，幸福かどうかという状態が判断できる。
- 日本では，西洋発祥の動物福祉という考え方よりも，東洋の文化に根づきやすかった動物愛護の考え方が普及している。
- 動物福祉は科学，倫理，法律，経済にかかわっているので，動物を取り巻く様々な立場の利害関係者 (ステークホルダー) のあいだで議論する必要がある。
- 1964年にイギリスのハリソンが発表した『アニマル・マシーン』という書籍によって，産業動物の集約的飼育による酷使が知られるようになる。

- 5つの自由：1992年にイギリスで提唱された産業動物の福祉評価のための指標。
- 動物福祉の評価：①行動学的指標と②生理学的指標が用いられ，施設や環境による間接的な評価と動物の状態による直接的評価がある。
- ①行動学的指標：ネガティブな状態でみられる行動，親和的行動の記録など。
- ②生理学的指標：自律神経系（心拍数，呼吸数，血圧など），内分泌系（副腎皮質ホルモンの血中濃度）など。

5つの自由

飢えと渇きからの自由 (freedom from hungerand thirst)	十分な新鮮な水と，その動物に適正な質と量の食事を与える。
不快からの自由 (freedom from discomfort)	その動物に適正な環境で，快適に暮らせる場所を与える。
痛みや外傷，病気からの自由 (freedom frompain, injury or disease)	動物が病気や怪我をしていないかを確認し，そうなった場合は直ちに治療を受けさせる。
正常な行動を表す自由 (freedom to expressnormal behavior)	十分な場所，適切な施設，習性に応じて同種のほかの動物と交流できるか確認する。
恐怖や不安からの自由 (freedom from fear anddistress)	精神的苦痛を与えない状況や待遇をする。

2) 動物愛護と動物の権利

- 動物愛護：動物の命を重んじ，安寧を大切にする考え方。動物を保護する場面でも，生活の質（QOL）よりも生命の尊厳を重視する傾向がある。
- 動物の権利：動物も人と同じ権利をもっているため，動物の利用や動物からの搾取を一切認めないという考え方。この考え方の支持者には，ベジタリアンやヴィーガンなどが含まれる。

3) 世界と日本における動物愛護運動の歴史と現在

- 海外の動物愛護団体：国内で様々な動物の扱いの改善を目指して，寄付金を集め，幅広い活動を行い，動物福祉の改善に貢献している。また，地域ごとの団体は，保護施設（アニマルシェルター）を運営している。
- 日本の動物愛護団体：教育普及啓発活動や助成金制度の運営などを中心に動物愛護運動を行っている。

世界の動物愛護運動の歴史

年	国	内容
1824年	イギリス	世界初の民間による動物愛護団体である動物虐待防止協会(SPCA)が設立される。
1866年	アメリカ	アメリカ動物虐待防止協会 (ASPCA) が設立される。
1877年	アメリカ	アメリカン・ヒューメイン(American Humane) が設立される。

日本の動物愛護運動の歴史

年	内容
1902年	動物虐待防止会が設立される。日本ではじめて「動物愛護」という言葉が使われた。
1948年	駐日イギリス大使夫人らによって日本動物愛護協会が設立される。
1956年	日本動物愛護協会から日本動物福祉協会が分裂して設立される。

4) 動物福祉に関する法と行政のしくみ

・動物福祉法：動物を保護するために制定されている法律。イギリスで1822年に制定されたマーチン法が最も古い。
・日本における動物福祉に関する法：動物の愛護及び管理に関する法律（動物愛護管理法）が制定されている。▶Link! p.110, 299

3. 愛玩動物の福祉

・飼い主の責任には，①動物に対する責任と②社会に対する責任がある。
・①動物に対する責任：5つの自由に基づいた動物のニーズを満たしているか，心身が健康であるか，ライフステージにあわせた環境を整えているか，災害や脱走など緊急時の対策▶Link! p.304を立てているか，など。
・②社会に対する責任：法律を遵守しているか，人間社会へ適応できるようにしつけをしているか，公衆衛生に気をつけているか，周辺環境にも配慮しているか，など。
・ペット産業の課題：純血種の生産や品種作出の際に行われる近親交配や選択的な交配により，遺伝性疾患の発症，過度な身体的特徴に伴う異常，身体的特徴を強調するための整形処置の実施などがある。
・イギリスやニュージーランド，オーストラリアの一部の州では，医学的理由以外で動物の器官の一部を切除することは法律で禁止されている。
・海外での犬・猫の個体数管理：国際コンパニオン・アニマル管理連合（ICAM）が2007年に人道的な犬の個体数管理に関するガイダンス，2011年に人道的な猫の個体数管理に関するガイダンスを策定した。
・TNR（trap-neuter-return/release）活動：野良犬・野良猫を捕獲し，不妊手術（避妊・去勢手術）を施し，戻すまたは放すという活動。有効性については議論が続いている。
・日本での犬の個体数管理：1950年に制定された狂犬病予防法に基づき，野犬が捕獲され，留置期間を経て処分されてきた。▶Link! p.106
・動物虐待には，積極的虐待とネグレクトがある。▶Link! p.13
・査察官制度：アニマルポリスやインスペクターと呼ばれる査察官が動物虐待などを調査し，告発する制度。日本にはないが，欧米では大きな動物福祉団体が独自で査察官を訓練し，養成している。

4. 産業動物の福祉

- 産業動物:牛，豚，馬，ニワトリ，ミツバチなど。
- 産業動物の福祉が損なわれる可能性のある場面:飼育環境，輸送方法，と畜方法などがある。
- 産業動物の中には，成長を早めるため，摂食行動と栄養摂取のバランスや筋肉と骨格，心肺機能とのバランスが崩れている個体がいる。
  →例:ブロイラー（骨や心肺機能の成長のバランスが悪く，突然死，骨格の変形や骨折，腹水症などが起こりやすい）
- 工業化・集約化がなされている畜産システムでは合理化が進んでいる。
  →例:ニワトリの断嘴，豚の断尾，牛の除角など飼いやすくするために体の一部を切除する
- 産業動物の環境:主に熱環境，大気環境，光環境，音環境，施設環境からなる。これらを適切に保つことが動物の健康状態を良好に保つために重要である。
- 産業動物の感受期における人からの優しいふれあいや給餌により，その後の個体の人に対する恐怖反応は大きく緩和される。
- 輸送方法における問題と対策:移動中の適切な給餌，給水，温度と湿度管理，収容密度，積みこみおよび積み下ろし時の動物の取り扱いに配慮が必要である。移動距離が長い場合は休憩を入れる。
- と畜方法における問題と対策:と畜方法は産業動物にとって苦痛や恐怖を最小限に抑えた有効な手段を用いる。欧州では，と畜とそこに至るまでの工程の動物の痛み，苦痛，苦悩はすべて避けるという規則がある。
- 国際獣疫事務局（WOAH）:日本を含む183ヵ国（2023年）が加盟している，動物福祉の国際規約の作成の責任機関。2004年に陸生動物衛生規約の中に動物福祉原則指針に関する章が追加された。
- 欧州連合（EU）では，Welfare Quality®プロジェクトにおいて家畜基準，施設基準，管理基準から動物福祉を評価する方法を開発した。
- フリーダムフード認証:1994年にイギリスの王立動物虐待防止協会（RSPCA）に開発された動物福祉食品規格。産業動物の飼育改善と産業動物の高い福祉が達成されているかを表示する。現在はRSPCA Assuredというマーク。

 5. 実験動物の福祉

- 実験動物とは:教育や研究，試験，薬剤などの製造といった目的にあわせて繁殖および生産され，飼育される動物のこと。日本では，動物愛護管理法に基づく適正な飼養管理や処置が必要とされる。
- 日本では，動物実験の適正な実施に向けたガイドライン，動物実験等の実施に関する基本指針が制定され，遵守が強く求められているが，動物実験実施施設の全国的な登録制や実験者の免許制はない。

- 国際医学団体協議会 (CIOMS)：国際的な生物医学分野の研究促進を目的とした学術団体であり，作成した実験動物の取り扱いに関するガイドラインでは，獣医学的ケアの重要性が明記されている。
- 3Rの原則：1959年にイギリスのラッセルとバーチが提唱した，動物実験において，①Replacement (代替)，②Reduction (削減)，③Refinement (苦痛軽減)の3つの方策をとることが重要である，という概念。
- 動物実験代替法研究センター (NC3Rs)：動物実験に関する調査研究とその支援，情報提供を行うイギリスの研究機関。
- 実験動物の環境エンリッチメント：実験時以外にも，正常行動を発現する機会を提供することが大切である。▶Link! p.312

動物実験における3R

R	説明	方法の例
Replacement (代替)	動物を使わない方法に切り替える	・*in vitro* 実験の実施 ・食用にと畜された動物の死体や組織の利用 ・比較的感覚能力が低いと考えられる生物 (魚介類，昆虫，菌類など)を使う ・模型や映像および画像の活用
Reduction (削減)	使用する動物数をなるべく減らす	・実験の重複を避ける (文献調査をする，申請許可制にする) ・実験目的に最適化した動物モデルを使う ・実験計画や統計手法の工夫
Refinement (苦痛軽減)	動物の苦痛を軽減するための処置方法の改善	・技術に精通した専門家が計画し実行する (失敗を減らす) ・麻酔や鎮痛薬の使用による痛みとストレスの緩和 ・最適な安楽死法を選択

6. 展示動物の福祉

- 展示動物の定義：動物園や水族館で飼育されている動物や，サーカス，ショーなどのために飼われている動物のこと。
- 展示とは：飼養及び保管している動物を，不特定の者に見せること又は触れ合いの機会を提供すること (動物愛護管理法)。
- 野生動物種：本来の生息地に適応して進化してきたため，産業動物にくらべて人に馴れにくい性質をもち，飼育下で動物の要求を満たすことが難しいことがある。
- 常同行動：放飼場内の同じルートを行ったり来たりすること。この行動が過剰にみられる動物は，精神的なストレスを抱えている。
- ハズバンダリートレーニング：動物を環境や刺激に対して馴化させたり，採血など動物の健康管理や，安全な飼育管理に役立つ動作を覚えさせたりするトレーニング。
- 展示動物のための環境エンリッチメント：飼育下で欠けやすい刺激を補うもので，動物が本来の行動をとれるように工夫を施すこと。

・世界動物園水族館動物福祉戦略：2015年，世界動物園水族館協会が打ち出した戦略。「動物園・水族館は，現代の保全活動機関としての目標をつらぬくなかで，動物福祉の高い水準を達成する責任がある」と記している。
・海外での野生動物に関する法規制：2004年，イギリスでは犬を用いたキツネ猟の禁止が法律で定められた。

展示動物の環境エンリッチメントの種類と例

種類		例
食物を使う	内容	・新しいもの，多様さ，複雑さ，おやつ
	与え方	・頻度，スケジュール，提示法，加工法
知覚を刺激する	視覚	・ビデオ，テレビ，画像，窓
	聴覚	・音楽，動物の声
	嗅覚	・他個体や他種のにおい
物理的	飼育施設	・構造の変化や移動
	施設内外	・棒やロープの添加，おもちゃを与える ・床材の変更 ・固定物の位置を変更
社会的		・社会システム（群れ or 孤独）に沿った飼育 ・同種または異種個体（人を含む）との交流

2 動物形態機能学

1. 生命のすがた

1) 体の基本構造

・体：細胞からなる（細胞＝最も小さな生命単位）。
・受精卵→分裂を繰り返し，発生が進む→それぞれの細胞は，担う機能に合わせて変化（分化）していく→同じような形，機能をもつ（同じように分化した）細胞が集まり，組織を形成する→組織は規則正しく並び，特定の役割を果たす器官（＝臓器）を形成する→共通の目的をもつ器官が集まり，器官系を形成する。
　→例：循環器系（＝心臓，血管，血液），呼吸器系（＝気管，肺），消化器系（＝胃，小腸，肝臓，膵臓），感覚器系（＝眼，耳，鼻）
・それぞれの器官系が調和をとりながら，体の正常な機能を保っている。このような体を正常な状態に保つシステムのことを，恒常性（ホメオスタシス）と呼ぶ。

2) 細胞

・細胞の構造：細胞膜で外界から隔てられた空間をもち，その中に細胞の構造やはたらきを指示する設計図（＝DNA）をもつ。細胞はDNAの遺伝情報をもとに必要な蛋白質を合成して機能を発揮するとともに，DNAを複製して細胞分裂することによって次世代に遺伝情報を伝達する。動物の細胞の大きさは約20 μmと非常に小さいが，細胞の中には様々な構造物（＝細胞小器官）が存在している。

細胞の構造物の概要

構造物		概要
細胞膜		・リン脂質の二重層からなり，蛋白質が散在している。 ・細胞内外を仕切り，物質の出入りを調節している。
細胞質基質		・細胞小器官が浮かぶ液体部分のこと。
細胞小器官	核	・遺伝情報の保存と伝達を担う。 ・核膜，核小体，染色質からなる。 ・核膜には核膜孔という孔があり，細胞質基質と連絡している。
	リボソーム	・細胞に必要な蛋白質を合成する。
	小胞体	・粗面小胞体と滑面小胞体がある。 →粗面小胞体：膜の外側にリボソームが付着しており，リボソームで合成された蛋白質をほかの細胞小器官に輸送する。 ・滑面小胞体：リボソームをもたず，脂質の合成などを行う。
細胞小器官	ゴルジ体	・蛋白質に化学修飾を行い，行き先ごとに振り分ける。
	ミトコンドリア	・内側の膜に，電子伝達系と呼ばれる酵素群が存在する。 →ATP（アデノシン三リン酸）産生（＝エネルギー産生）。
	リソソーム	・加水分解酵素により細胞内の不要物を分解，除去する。
	中心体	・細胞分裂時，染色体を2つに分離する起点となる。

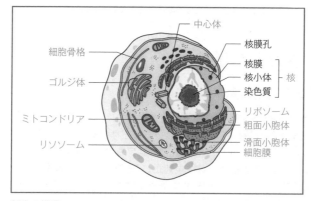

細胞の構造

3) DNA

・DNA：アデニン (A)，チミン (T)，グアニン (G)，シトシン (C) の4種類の塩基の並び順によって，遺伝情報を暗号化している。暗号化された塩基の鎖はらせん状にねじれ，そこにもう1本の相補的な鎖が結合する (二重らせん構造)。
  →塩基はアデニン (A)-チミン (T) 間，グアニン (G)-シトシン (C) 間でしか結合しないため，1本の鎖の塩基配列が決まるともう一方も自動的に決まる。これを相補的な結合という。

・DNAがもつ遺伝情報：どのような蛋白質をつくるのか，という情報が含まれている。1つの蛋白質の情報が最小単位であり，それを遺伝子という。蛋白質の情報をもたない遺伝子もある。

・DNAの遺伝情報をもとに蛋白質が合成されることを遺伝子の発現といい，RNAが重要なはたらきを担う。RNAは役割によってrRNA (リボソームRNA)，mRNA (メッセンジャーRNA)，tRNA (トランスファーRNA) などに分類され，いずれもDNAを鋳型としてコピーしてつくられる。

・蛋白質：20種類あるアミノ酸の組み合わせからなる。蛋白質を構成するアミノ酸の情報は，遺伝子において「コドン」と呼ばれる「3つの塩基の組み合わせ」で表されている (CGC＝アルギニン，GGA＝グリシンなど)。
  →開始コドン (遺伝子上で蛋白質の始まりを示す)，終止コドン (遺伝子の終わりを示す) などもある。

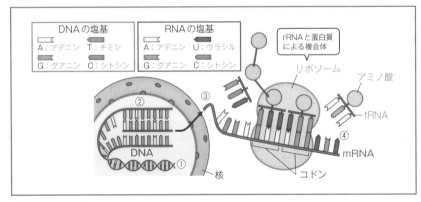

遺伝子発現の流れ

①遺伝情報は核内DNAに保存されている。
②DNAを鋳型としてmRNA (メッセンジャーRNA) が合成される (転写)。
③mRNAは核を出てリボソームに送られる。
④mRNAの塩基配列に基づいて蛋白質が合成される (翻訳)。合成に必要なアミノ酸はtRNA (トランスファーRNA) によってリボソームに運搬される。
コドン：mRNA上にあるアミノ酸を指定する3つの塩基

4) 上皮組織

- 上皮組織：①上皮と②腺がある。
- ①上皮：体の表面を覆う，あるいは体の内側にある体腔や管（消化管など）を内張りする組織のこと。上皮を構成する細胞と細胞とのあいだには物質がほとんど存在せず，基底膜に密着して並んでいる。
- 広義の上皮（器官の上皮）：外界と接する部分の上皮（狭義の上皮），体腔を裏打ちする中皮，外界と接触しない心臓，血管，リンパ管などの内面を覆う内皮に分類される。また，基底膜に並ぶ細胞の並び方（単層，重層，偽重層）や細胞の高さ（扁平，立方，円柱）によっても分類することができる。
- ②腺：粘液などの分泌機能を有する細胞（腺細胞）からなる，上皮が組織の内部に落ちこんで形成される分泌器官のこと。上皮内腺と上皮外腺に分けられる。
  → 上皮内腺：上皮の中に腺細胞が単独で存在するもの（＝消化管の杯細胞など）。
  → 上皮外腺：腺細胞が集まり，機能的に上皮から独立しているもの。
- 上皮外腺は，分泌物の分泌様式によって，外分泌腺と内分泌腺に分けられる。
  → 外分泌腺：分泌物を産生する腺房と，産生した物質を体外に排出するための経路である導管をもつ。
  → 内分泌腺：外分泌腺と異なり導管系が欠如しているため，分泌物は毛細血管に入り，血液を介して離れた組織や器官に作用する。

上皮の分類

分類	概要	種類と主な構成器官の例
単層上皮	上皮細胞が基底膜の上に1層で並んでいるもの。 単層扁平上皮細胞／基底膜／結合組織 単層扁平上皮	【単層扁平上皮】 隙間なく並んだ薄く平たい細胞によって構成される。 →ボーマン嚢，血管内皮 【単層立方上皮】 立方状の上皮細胞によって構成される。線毛をもつものを単層線毛立方上皮という。 →単層立方上皮：腺上皮，尿細管上皮 →単層線毛立方上皮：終末細気管支 【単層円柱上皮】 円柱状の上皮細胞によって構成される。線毛をもつものを単層線毛円柱上皮という。 →単層円柱上皮：消化管，胆嚢 →単層円柱線毛上皮：子宮，卵管

（次ページに続く）

分類	概要	種類と主な構成器官の例
重層上皮	上皮細胞が基底膜の上に2層以上で重なり合って並んでいるもの。 重層扁平上皮	【重層扁平上皮】 最表層は扁平な細胞から構成され，深層に向かうにつれ円柱状の細胞になる。 →表皮，口腔，食道，腟，角膜 【重層立方上皮】 最表層の上皮細胞は立方状で，層が2層以上。 →汗腺，雄の尿道 【重層円柱上皮】 最表層は円柱状の細胞から構成され，深層に向かうにつれ多角形～立方状の細胞になる。 →尿道，眼球
偽重層上皮 （多列上皮）	すべての細胞が基底膜に接するが，細胞の高さが異なるため重層上皮のように見えるもの。 偽重層円柱線毛上皮 （多列円柱線毛上皮）	【偽重層円柱線毛上皮】 最表層の偽重層円柱上皮細胞に線毛をもつ。 →気管，鼻腔 【移行上皮】 様々な形の細胞が数層に配列しているように見える。伸展性があり，器官の拡張・収縮状態によって形態が大きく変化する。 →膀胱，腎盂，尿管，尿道の一部

▶ 5) 筋組織

・筋組織：筋組織を構成する筋細胞（筋線維）は，アクチンとミオシンという2種類の蛋白分子からなり，線維状のフィラメントを構成している。このフィラメントの結合と分離によって，筋組織の収縮と弛緩が起こる。

・筋の種類：①骨格筋（体〔骨や皮膚〕を動かす），②平滑筋（内臓や血管を動かす），③心筋（心臓を動かす）の3つに分けられる。

・①骨格筋の収縮機序：運動神経の軸索終末から神経伝達物質のアセチルコリンが分泌される→筋細胞内の筋小胞体からカルシウムイオン（Ca^{2+}）が放出される→Ca^{2+}とアクチンフィラメントが結合する＝アクチンとミオシンが結合できるようになる。このとき ATP が分解（ATP→ADP〔アデノシン二リン酸〕＋P〔リン酸〕）される際に生じるエネルギーによって，アクチンフィラメントがミオシンフィラメントにたぐり寄せられる＝筋が収縮する。

筋組織の特徴

	骨格筋（横紋筋）	平滑筋	心筋（横紋筋）
横紋	あり	なし	あり
核	多核，辺縁	単核，ほぼ中央	1～2個，中央
細胞の形	円柱状	紡錘形	類円柱状
神経支配	運動神経	自律神経	自律神経
意識による制御	可（随意筋）	不可（不随意筋）	不可（不随意筋）
存在部位	上肢，下肢，体幹，眼，舌，肛門など	血管，心臓以外の内臓（消化管，呼吸器，泌尿器など）	心臓
機能	運動	食物，尿などの運搬，血管，気管内径の調節など	血液の循環，血圧の保持
収縮の強さ	迅速で強力な収縮	収縮力は強くない	比較的強い収縮を継続
疲れやすさ	疲労しやすい	疲労しにくい	疲労しにくい

6) 神経組織

- 神経組織：①神経細胞（ニューロン）と②神経膠細胞（グリア細胞）の2種類の細胞から構成される。
- ①神経細胞：核を含む細胞体と，そこから伸びる2種類の突起で構成される。
  →枝分かれした突起＝樹状突起
  →細胞体から1本だけ出て遠くに伸びる突起＝軸索
- ほかの細胞からの情報を樹状突起と細胞体で受けとる→情報を細胞の興奮（電気信号＝活動電位）として軸索の先端（＝軸索終末）に向かって伝える（＝伝導）→軸索終末は情報を伝える細胞に接触している（接触部＝シナプス）→終末からシナプス間隙に神経伝達物質が放出され，次の細胞へと情報が伝わる（＝伝達）。
- ②神経膠細胞：神経細胞の支持や保護を担っている。中枢神経系には，星状膠細胞（アストロサイト），希突起膠細胞（オリゴデンドロサイト），小膠細胞（ミクログリア）という3種類の神経膠細胞がある。
  →星状膠細胞：血液と神経細胞のあいだの物質交換を担っている。
  →希突起膠細胞：神経細胞の軸索を取り巻き，絶縁物質である髄鞘（ミエリン鞘）をつくる。末梢神経系では，希突起膠細胞の代わりに，シュワン細胞が髄鞘を形成している。
  →小膠細胞：神経組織における免疫担当細胞。▶Link! p.177
- 神経線維：軸索＋髄鞘＝神経線維。神経線維には，髄鞘をもつ有髄線維と，髄鞘をもたない無髄線維がある。
- 神経伝達：興奮していない神経細胞（＝静止電位）→刺激を受けると細胞内外でイオンの流出入が起こり，脱分極が起こる→閾値を超えると，活動電位が発生する→活動電位は細胞体から軸索に伝わる。
  →無髄線維：活動電位はすぐ隣の部分に順に伝わっていく。
  →有髄線維：活動電位は髄鞘と髄鞘のあいだ（ランヴィエ絞輪）を伝わっていくため，無髄線維にくらべて速く伝わる（＝跳躍伝導）。

7) 結合組織

・結合組織：ほかの組織の間隙を満たし，支えている組織のこと。
・結合組織は，線維芽細胞，脂肪細胞などの細胞成分と，これらの細胞がつくり出す膠原線維 (コラーゲン)，細網線維，弾性線維 (エラスチン) などの線維成分，ヒアルロン酸などの基質成分からなる。
　→基質 or 細胞成分が大部分を占める結合組織：疎性結合組織 (脂肪組織など)
　→線維成分が大部分を占める結合組織：密性結合組織 (腱や靱帯など)
　→血液，リンパ液などの組織：液性結合組織
　→骨，軟骨などの組織：支持性結合組織
・骨組織：細胞成分 (骨芽細胞，骨細胞，破骨細胞) と，骨基質，線維成分 (膠原線維) からなる。細胞のあいだを埋める細胞間質 (＝細胞以外の成分) の約2/3はリン酸カルシウムなどの結晶からなる骨基質，残りの約1/3は膠原線維である。
・軟骨組織：軟骨細胞，線維成分 (膠原線維，弾性線維)，軟骨基質 (コンドロイチン硫酸を含む硬いゼラチン状の物質 (＝プロテオグリカン)) からなる。軟骨には血管がなく，栄養や老廃物の交換は基質中を拡散することによって行われるため，損傷を受けると修復が難しい。
・軟骨組織は，①硝子軟骨，②弾性軟骨，③線維軟骨に分けられる。
・①硝子軟骨：弾力性は乏しいが，耐圧性に優れる。肋軟骨，喉頭の軟骨，気管軟骨，関節軟骨にみられる。
・②弾性軟骨：弾力性が高い軟骨。耳介や喉頭蓋にみられる。
・③線維軟骨：膠原線維が豊富で，丈夫で硬い軟骨。椎間板，関節半月，骨盤結合などにみられる。

8) 体腔

・体腔：体の中で外界とつながっていない空間のこと。
　→胸腔：胸郭内で横隔膜よりも頭側にある空間。
　→腹腔：横隔膜よりも尾側にある空間。
　→骨盤腔：腹腔からの連続で，骨盤に囲まれた空間。
　→その他：心膜腔，頭蓋腔，脊柱管も体腔に含まれることがある。
・各体腔の壁 (胸壁，腹壁，骨盤壁など) の内側や，体腔内にある臓器の表面には，漿膜が存在する。
・漿膜：中皮と結合組織からなる。漿膜はひと続きの膜であり，体腔内で折り返すことで袋状の漿膜腔を形成している。漿膜腔には少量の液体 (＝漿液) が存在しており，臓器などの動きにより生じる摩擦を軽減する役割がある。

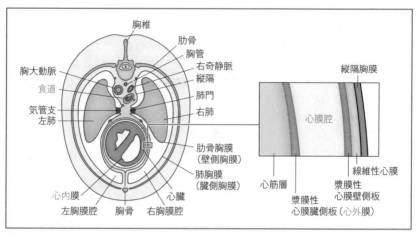

胸腔と心臓の漿膜と漿膜腔

✏️ 2. 循環器系

▶ 1) 心臓の役割と構造

・循環器系：心臓，血管系，リンパ管系からなる。
・心臓の役割：心臓は，血液の流れを生み出すポンプである。血流には，体循環（＝心臓を出て全身をめぐり心臓に戻る），肺循環（＝心臓を出て肺に入り再び心臓に戻る）の2つの経路がある。
・心臓には①右心系と②左心系があり，それぞれ流入路と流出路をもつ。
・①右心系：体循環からの静脈血→（前＆後大静脈）→右心房→右心室→（肺動脈）→肺循環…→左心系へ。
・②左心系：肺循環からの動脈血→（肺静脈）→左心房→左心室→（大動脈）→体循環…→右心系へ。
・心臓の位置：前縁はほぼ第三肋骨に一致し，後縁は横隔膜の最前部で第六～第七肋骨に，立位ではおおよそ肘の内側に位置する。犬の心臓の長軸は，胸骨と約45度の角度をなすといわれている（猫は犬より小さい）。
・心臓の重量：犬の心臓の相対重量は，平均で体重の約0.7％である（犬種や個体により変動する）。猫では犬よりも若干小さく，体重の約0.55％である。

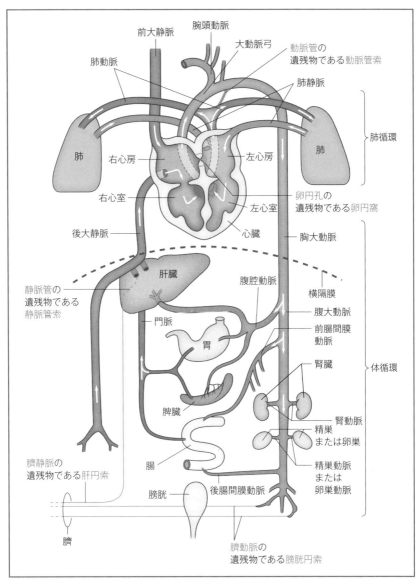

体循環と肺循環（胎子循環を含む）

動脈血の通路をオレンジ，静脈血の通路をグレーで示す。

胎子は羊水の中にいるため，肺呼吸をすることができない。よって胎子の血液循環には肺循環が不要であり，肺をバイパスする構造（卵円孔，動脈管）が存在する（右心房に入った血液→卵円孔→左心房→左心室から体循環へ）。また胎子は，母体から胎盤を介して栄養や酸素を受けとっており，胎盤と胎子のあいだには血管（臍動脈，臍静脈，静脈管）が存在している。図中の赤字は胎子期にみられ，生後に名称の変わる胎子循環の遺残構造である。

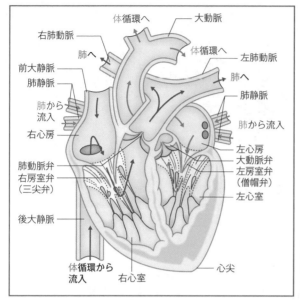

心臓の構造と血流
体循環を担う左心系は右心系よりも強い収縮力が必要なため，左心室の筋肉の方が発達しており，分厚い。

2) 刺激伝導系

- 刺激伝導系：洞房結節，房室結節，ヒス束（房室束），プルキンエ線維からなる。これらは特殊に変化した心筋線維（特殊心筋細胞）であり，固有心筋（心房筋や心室筋）とは異なり，興奮の自動的発生とその伝導を担っている。
  - →自動能＝心臓の拍動は，心臓の動きを調節する自律神経を切断しても止まることはない。
  - →収縮と拡張のタイミングの調節＝心臓の拍動において，心房と心室が同時に収縮することはない。
- 洞房結節で発生した興奮→心房筋へ伝達→左右の心房を順次収縮させる→房室結節，ヒス束へ伝達（ヒス束は左脚と右脚に分かれ，心室心内膜下を走行し，心室筋に広く分布している）→心室中隔，心室へ伝達→左右の心室が順次収縮する。
- プルキンエ線維：ヒス束に始まり，心室筋に分布している刺激伝導を担う線維。
- 心電図：▶Link! p.215, 216
- 心臓の神経支配：副交感神経（迷走神経）による二重支配を受けている。これらの神経は洞房結節，房室結節に分布しており，交感神経刺激＝心拍数の増加や心臓の収縮力の増強，副交感神経刺激＝心拍数の減少や収縮力の低下などを起こす。▶Link! p.139

3) 血管

- ・血管の種類：動脈（＝心臓から送り出された血液を全身の組織に届ける），毛細血管（＝組織の中に網目状に広がり物質の交換の場となる），静脈（＝組織から心臓に血液を戻す）がある。
- ・動脈の特徴：強い血圧がかかるため，血管壁が厚い。
- ・静脈の特徴：動脈とくらべて血管壁が薄い。また，血圧が低いことから逆流が起きやすいため，太い静脈には弁が存在している。

4) 血圧調節機構

- ・血圧調節機構：①心臓の機能（心拍出量，心拍数）を調節すること，②血管の太さを変えること，③血液の量を変えることである。
- ・血圧調節の中枢：延髄にある心臓血管中枢が血圧の調節を担っている。この中枢は，頸動脈や大動脈弓にある血圧（循環血液量）の変化を監視している圧受容器からの情報をもとに，血圧の変化を把握している。また，心臓，腎臓，視床下部も，血圧の変化を直接あるいは間接的に監視しており，心臓血管中枢の調節を受けながら血圧の変化に対応している。
  →レニン-アンギオテンシン-アルドステロン系による血圧調節：▶Link! p.144, 145

5) リンパ系

- ・リンパ管：毛細血管から細胞周囲に移動した血液成分（組織液）を回収し，静脈系に戻す経路。静脈系と同様，圧が低く逆流が起きやすいため，所々に弁が存在している。
- ・リンパ液：リンパ管を流れる液体のこと。基本的には血漿成分と類似する無色透明の液体だが，腸において脂質成分の多くはリンパ管に回収されるため，消化管に分布しているリンパ管内のリンパ液は脂質濃度が高くなり，不透明な乳白色をしている（＝乳びと呼ばれる）。消化管からのリンパ管が集まる乳び槽や，それに続く胸管のリンパ液は，乳白色を呈する。
- ・細胞間にあるリンパ管の起始部（毛細リンパ管）→組織液，細胞片などの老廃物，病原体などを回収→リンパ節（＝フィルターの役割）を通過→細いリンパ管は合流しながら徐々に太くなる→左前半身と後半身のリンパ管：胸管に合流，右前半身のリンパ管：右リンパ本幹となる→静脈に連結し，リンパ液を血液循環に戻す。

3. 呼吸器系

1) 呼吸器の構造

・呼吸器系：呼吸運動によりガス交換を行う器官の集まりで，①気道 (空気の通り道) と，②肺 (ガス交換の場) からなる。
・①気道：外鼻，外鼻孔，鼻腔，咽頭，喉頭，気管，気管支からなる。気道粘膜を構成する細胞の大部分は線毛という細い毛をもち，埃や細菌などの侵入を防いでいる。また，吸いこんだ外界の空気は体温よりも低く，乾燥しているが，気道を通過する際に加温と加湿がなされ，ガス交換を行うのに適した空気となる。

鼻腔

・外鼻孔の奥に広がる空間のことで，鼻中隔により左右に分かれている。さらに，鼻甲介によって背鼻道，中鼻道，腹鼻道と，総鼻道に分けられる。また，鼻腔の背壁の一部には，においを感じる嗅粘膜が存在する。

咽頭

・咽頭鼻部 (鼻腔から連続)，咽頭口部 (口腔から連続)，咽頭喉頭部 (鼻腔と口腔が合流) からなる。咽頭喉頭部で鼻腔と口腔は交差し，空気は腹側の喉頭へ，食物は背側の食道へと送りこまれる。▶Link! p.25
・咽頭鼻部と咽頭口部のあいだには，軟口蓋が存在している。また，咽頭鼻部は耳管によって中耳と連結している。咽頭口部の両脇には，リンパ組織である口蓋扁桃 (扁桃腺) が存在している。

喉頭

・気管の入口に位置し，4つの軟骨 (喉頭蓋軟骨，甲状軟骨，輪状軟骨，披裂軟骨) とそれに付着する靭帯，筋で構成される。

気管

・喉頭に続く部位であり，はじめは食道の腹側に位置しているが，胸側に向かうにつれて食道の右側に移動していく。胸郭内に入ってからは再び食道の腹側に位置し，心臓の背側で左右の気管支に分かれる。
・気管を構成する気管軟骨は硬く，気管の形を筒状に維持し，呼吸時に発生する内圧の変化によって気管がつぶれないよう防いでいる。気管の背側の軟骨がない部位には気管筋 (＝平滑筋) が発達しており，気管の径を調節している。

気管支

・肺動脈・肺静脈とともに肺に入り，気管支→細気管支→終末細気管支と，肺内で分岐を繰り返す。終末細気管支より先の細気管支 (＝呼吸細気管支) の脇には肺胞があり，さらに分岐を繰り返しながら最終的には肺胞へとつながる。
・②肺：気管支，肺動脈・肺静脈が肺に侵入する部位を肺門と呼び，近くには肺門リンパ節 (気管気管支リンパ節) が存在する。
・肺に存在する血管系：ガス交換に関係する機能血管 (＝肺動脈，静脈系)，肺組織の維持に関係する栄養血管 (＝気管支動脈，静脈系) の2系統がある。

肺胞

・肺の中には無数の小さな袋（＝肺胞）が存在している。肺胞には，2種類の肺胞上皮細胞（＝扁平肺胞上皮細胞，大肺胞上皮細胞），毛細血管などが存在する。

　→大肺胞上皮細胞：界面活性物質（サーファクタント）を分泌し，吸気時に肺胞が広がりやすいように表面張力を下げるはたらきを担う。

　→肺胞マクロファージ（塵埃細胞）：肺胞表面を覆う液体に存在する，生体防御に関与する細胞。

動物ごとの肺葉の数

動物	肺葉		合計
	左	右	
犬，猫，ウサギ，豚	3 前葉前部，前葉後部，後葉	4 前葉，中葉，後葉，副葉	7
牛	3 前葉前部，前葉後部，後葉	5 前葉前部，前葉後部，中葉，後葉，副葉	8
馬	2 前葉，後葉	3 前葉，後葉，副葉	5

各葉のあいだには葉間裂という深い間隙（切れこみ）があり，葉間裂の浅い馬などの動物にくらべて，犬や猫では肺葉捻転が起こりやすい。

2) 呼吸のしくみ

・換気：肺への空気の出し入れのこと（広義の呼吸）。換気は，肺の容量（肺の内圧）の変化により行われるが，肺自身にそのための筋肉はない。横隔膜や外肋間筋などが胸腔（または胸郭）の容量を変化させることによって，間接的に肺の容量を変化させている。横隔膜や外肋間筋などが収縮して胸腔が拡張→肺も拡張しようとする＝肺内の圧が大気圧よりも小さくなる→空気が肺に流入する（＝吸気）。呼気時には，広がった胸郭や肺（の弾性線維）の復元力により，それらが収縮する力によって肺内の空気が吐き出される（＝呼気）。

・呼吸の調整：呼吸中枢は延髄に存在する。また，橋（延髄の前方）の活動も呼吸のパターンに影響を与える。呼吸のパターンは，延髄，頸動脈小体と大動脈小体（大動脈周囲に存在する血液中の二酸化炭素濃度〔分圧〕を感知する受容器）からの刺激によって変化する。このほか，酸素濃度（分圧）の低下，肺の膨張（膨張伸展反射）などの刺激も呼吸パターンに影響を与える。

・ガス交換：肺における酸素や二酸化炭素などのやりとりのこと（狭義の呼吸）。肺胞内の空気と，毛細血管内の血液のあいだで行われる。ガスの移動は，拡散 ▶Link! p.35と呼ばれるエネルギーを使わない移動形式をとる。

・血液内のガスの運搬：主に赤血球が担っている。酸素は赤血球内のヘモグロビンと結合して，二酸化炭素は赤血球内で重炭酸イオン（HCO_3^-）に変換されて運ばれる。

4. 消化器系と栄養代謝

1) 消化管の機能と構造

・消化器系：筋性の管からなる消化管，その出入口，消化液などを分泌する消化腺などからなる。
・消化管：口腔，（咽頭），食道，胃，小腸，大腸，（肛門）からなる。消化管はさらに，上部消化管*（食道，胃），下部消化管（小腸，大腸）のようにも分けられる。
・消化管（食道〜大腸）の層構造：内側から粘膜，粘膜下組織，筋層，漿膜。
　→粘膜上皮：食道は重層扁平上皮，胃〜直腸までは単層円柱上皮
　→筋層：食道の一部では横紋筋，それ以外では平滑筋が走行（動物種による）
＊十二指腸を上部消化管に含める場合もある。

口腔

・歯で食物を咀嚼して細かく砕き（＝物理的〔機械的〕消化），一部の動物では唾液中の消化酵素によって化学的消化も行う（犬，猫の唾液に消化作用はない）。
・口腔は，口唇，歯，舌，唾液腺開口部から構成され，口腔前庭（頬と歯肉のあいだ＝歯より外側）と，固有口腔（歯より内側）に分かれる。
・背側にある鼻腔との仕切り＝口蓋。口蓋は前方の硬口蓋（骨の土台がある）と，後方の軟口蓋（骨の土台がない）に分けられる。

歯

・歯の形状：動物の食性によって異なっており，本数も動物種によって異なる。
・歯の種類：犬，猫などの一般的な哺乳類の歯は，上顎と下顎に形の異なる切歯（I），犬歯（C），臼歯（頬歯）が並んでおり，臼歯は前臼歯（P）と後臼歯（M）に分かれる。上顎の歯は，切歯骨と上顎骨に存在しており，切歯骨に埋まっているものを切歯と呼ぶ。以降，尾側に向かって犬歯，前臼歯，後臼歯は順に上顎骨に並んでいる。下顎の歯はすべて下顎骨に存在する。
・乳歯と永久歯：犬や猫の歯は成長とともに生えかわる二生歯性であり，最初に生えるものを乳歯，次に生えるものを永久歯と呼ぶ。乳臼歯は前臼歯と後臼歯の区別がなく，すべて前臼歯と考えられている。
・歯式：上顎と下顎の片側の歯数を種類別に示したもの。「上顎の歯数（I，C，P，M）/下顎の歯数（I，C，P，M）」のように表される。
　→犬の永久歯：3142/3143（合計42本）
　→犬の乳歯：313/313（合計28本）
　→猫の永久歯*：3131/3121（合計30本）
　→猫の乳歯：313/312（合計26本）

＊猫は犬と比較して前臼歯と後臼歯の数が少ないが，個々の歯の名称は，乳歯との関係性と，犬を基準にして考える。よって猫の場合も犬と同様，上顎で一番大きな臼歯は第四前臼歯（P4），下顎では第一後臼歯（M1）となる。さらに猫では，上顎第一前臼歯（P1）と第二後臼歯（M2），下顎第一，第二前臼歯（P1，P2）と第二，第三後臼歯（M2，M3）が欠損していることになる。

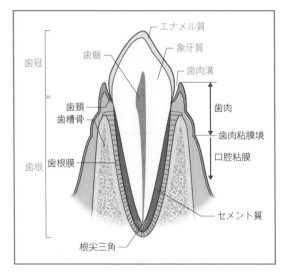

エナメル質
象牙質
歯髄
歯肉溝
歯冠
歯頚
歯槽骨
歯肉
歯肉粘膜境
口腔粘膜
歯根
歯根膜
セメント質
根尖三角

歯の基本構造

歯は，外から見える歯冠と，切歯
骨，上顎骨，下顎骨などの歯槽に
収まり歯肉の下に隠れている歯
根，歯冠と歯根の境界である歯頚
の3つの部分に分けられる。歯は
主にエナメル質，象牙質，セメン
ト質と呼ばれる3種類の無機質の
層で構成される。また，セメント
質，歯根膜，歯槽骨，歯肉からな
る歯を支える組織のことを歯周組
織という。

舌

・舌の機能：嚥下などの消化運動器，味覚・温熱・痛覚などの感覚器，熱を放散す
る体温調節器などとしてはたらく。
・舌表面の粘膜は角化した重層扁平上皮で覆われており，粘膜の下には骨格筋が発
達している。舌表面には舌乳頭が発達しており，機械乳頭（食物の摂取などのと
きに機械的に決まった動作を行う＝糸状乳頭など）と，味蕾乳頭がある。猫の糸
状乳頭は角質細胞層が厚いため，舌表面がザラザラとしている。▶Link! p.53

唾液腺

・唾液の役割：消化酵素のアミラーゼ（でんぷんなど炭水化物の消化酵素）を含
み*，化学的消化に関与したり，食物を湿らせることで嚥下を容易にしたりす
る。
・唾液腺は，大唾液腺（太い導管をもつ）と，小唾液腺（導管をもたない）に分かれる。
→大唾液腺：耳下腺，下顎腺，舌下腺，頬骨腺
＊犬，猫の唾液中にアミラーゼは存在していないか，存在していてもかなり活性が低いとされている。

食道

・口から入った食物を胃に送る管で，頭側から頚部，胸部，腹部に分けられる。頚
部食道は喉頭の背側で咽頭喉頭部の続きとして始まる→（気管の背側を走行）→
途中で気管の左側に移動し，胸腔に入るところで再び気管の背側を走行する。胸
部食道は，胸腔内のほぼ正中のやや背側寄りを走行し，縦隔内に存在している。
腹部食道は，横隔膜を通過して胃につながる短い部分のことである。
・食道粘膜：肉眼的に，縦走ヒダが発達している。猫では，心臓よりも後方の粘膜
が縦走ヒダ→斜走ヒダに変わる。

胃

- 胃：食物を貯蔵し，胃液中の消化酵素によって化学的消化を行う器官。
- 胃の粘膜：噴門腺部，固有胃腺部，幽門腺部の3つに分かれる。
  → 噴門腺部（噴門）：粘液を分泌する。
  → 固有胃腺部（胃底，胃体）：粘液や胃酸を分泌する。
  → 幽門腺部（幽門）：粘液を分泌する。
- 固有胃腺部の細胞：粘液を分泌する表層粘液細胞，頚粘液細胞，ペプシノーゲンを分泌する主細胞，胃酸（塩酸）を生成する壁細胞が粘膜上皮に並んでいる。
- 幽門腺部の細胞：G細胞という内分泌細胞が存在しており，ガストリンという消化管ホルモンが分泌される。ガストリンは，ペプシノーゲンの分泌を促進させる。
- 胃内の環境：胃酸によってpH1.3～5.0の強酸性に保たれており，食物に付着している細菌などを殺菌する。また，胃酸のはたらきによって，ペプシノーゲンは蛋白分解酵素であるペプシンに変換される。

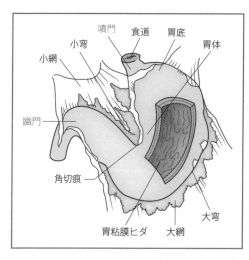

胃の構造

大網と小網：胃の大弯から伸びて，膀胱の手前で反転し，腹腔背壁に付着している間膜を大網という。大網の一部である胃脾間膜によって，脾臓と胃がつながっている。胃の小弯と肝臓を結ぶ間膜を小網という。

小腸

- 小腸は栄養素の消化と吸収を主な機能とする消化管であり，十二指腸，空腸，回腸の3つの部分に分けられる。いずれも基本構造は同じであり，表面積を増やすために輪状ヒダ，腸絨毛をもつ。
- 回腸：回盲腸間膜で盲腸と連結していることにより空腸と区別される。回腸粘膜には多数のリンパ小節が集まった集合リンパ小節が認められる。

大腸

・大腸は，小腸で吸収しきれなかった水や栄養素（電解質やビタミンなど）の吸収や糞便の形成を行う器官である。盲腸，結腸，直腸の３つの部分に分けられ，いずれも基本構造は同じである。小腸とは異なり，腸絨毛は存在しない。

・盲腸：端がふさがって盲端に終わる大腸の一部。孤立リンパ小節が多数存在する。

・結腸：上行結腸（盲腸から頭側に向かう），横行結腸（胃の手前で右側から左側に向かう），下行結腸（腹腔内左側を尾側に向かって走る）に分けられる。

・直腸：骨盤腔の最も背側，生殖器，膀胱の背側を，直線状に走行する。

肛門

・消化管の出口：肛門管と肛門で構成される。

・肛門は，直腸側から，肛門柱帯，肛門中間帯，肛門皮帯の３つの部位に分けられる。犬や猫では肛門皮帯に，肛門傍洞（肛門囊）の開口部が左右一対存在している。また，犬の肛門周囲には肛門周囲腺が存在する。

・肛門管には内肛門括約筋（平滑筋）と，外肛門括約筋（横紋筋）が存在しており，これらのあいだに肛門傍洞がある。

▶ 2) 消化腺の機能と構造

肝臓と胆囊

・肝臓の構造：肝臓には切れこみがあり，複数の部位に分かれている。各部位を「葉」といい，犬や猫では６葉に分かれている。

・胆囊の位置（犬，猫）：方形葉と内側右葉のあいだにある。

・消化における肝臓の役割：胆汁を産生すること。胆汁は，肝細胞によって産生され，毛細胆管→小葉間胆管→肝管を通って，肝臓から出る。その後，胆囊管を介して胆囊に運ばれ貯蔵される。必要に応じて，胆囊管→総胆管を通り，十二指腸下行部にある大十二指腸乳頭から十二指腸に分泌される。

・肝臓による代謝：炭水化物，蛋白質，脂質などの栄養素は，消化管の毛細血管 or 毛細リンパ管に入った後，固有肝動脈or門脈によって肝臓に運ばれる→肝臓内の類洞（洞様毛細血管）で合流→栄養素は，類洞を通過する際に，隣接する肝細胞において代謝を受ける→中心静脈→肝静脈→後大静脈→心臓に運ばれる。

動物ごとの肝葉の数

動物	肝葉
犬，猫	6 外側左葉，内側左葉，方形葉，内側右葉，外側右葉，尾状葉（尾状突起，乳頭突起）
豚	6 外側左葉，内側左葉，方形葉，内側右葉，外側右葉，尾状葉
牛	4 外側左葉，方形葉，内側右葉，尾状葉
馬*	5 外側左葉，内側左葉，方形葉，内側右葉，尾状葉

＊馬：胆囊がない。

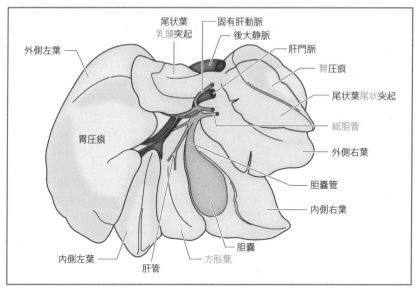

尾状葉
乳頭突起

固有肝動脈
後大静脈
肝門脈
外側左葉
腎圧痕
尾状葉尾状突起
総胆管
外側右葉
胃圧痕
胆嚢管
内側右葉
内側左葉
胆嚢
肝管
方形葉

犬の肝臓の尾側面

膵臓

・膵臓には，膵液による外分泌機能と，インスリン▶Link! p.32, 33などによる内分泌機能がある。
・膵臓は，膵右葉，膵左葉，膵体の3つの部分からなる。
・膵液は，主膵管（＝総胆管とともに大十二指腸乳頭に開口），副膵管（＝小十二指腸乳頭に開口）の2本の管によって十二指腸に分泌される。
・猫：一般的に副膵管がなく，主膵管のみをもつことが多いが，約20％の猫で副膵管が認められたとの報告もある。

▶ 3) 消化と吸収のしくみ

・消化：摂食した食物を，高分子化合物から低分子化合物に分解すること。
・吸収：消化によって低分子化合物となった栄養素は，ほとんどが小腸から体内へ吸収される。分解された各栄養素は絨毛表面の粘膜上皮細胞に吸収され，さらに絨毛内の毛細血管やリンパ管に移行する。
・粘膜上皮細胞に取りこまれた各栄養素のうち，水溶性の高い物質（グルコース，アミノ酸，水溶性ビタミンなど）は小腸絨毛内の毛細血管に移行し，水溶性の低い物質（脂質，脂溶性ビタミンなど）はリンパ管（中心リンパ管）に移行する。
・吸収には，受動輸送（濃度勾配に従う）と能動輸送（エネルギーを利用する）の2つの方法があり，栄養素によってその方法は異なっている。

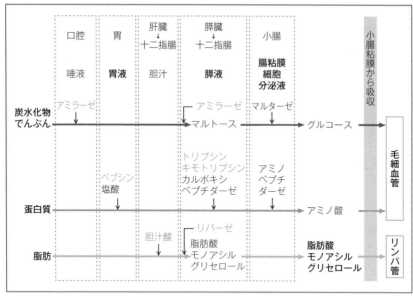

	口腔	胃	肝臓 ↓ 十二指腸	膵臓 ↓ 十二指腸	小腸	小腸粘膜から吸収	
	唾液	胃液	胆汁	膵液	腸粘膜細胞分泌液		

炭水化物 でんぷん ── アミラーゼ ↓ ──────→ アミラーゼ マルトース ── マルターゼ → グルコース ──→ 毛細血管

蛋白質 ────── ペプシン 塩酸 ─── トリプシン キモトリプシン カルボキシ ペプチダーゼ ── アミノ ペプチダーゼ ↓ ─── アミノ酸 ──→

脂肪 ────── 胆汁酸 ↓ ── リパーゼ ↓ 脂肪酸 モノアシル グリセロール ── 脂肪酸 モノアシル グリセロール ──→ リンパ管

三大栄養素の消化▶Link! p.75

胆汁酸の作用により，脂肪（油）が微粒子状になり，腸内容物（水）の中に分散することが可能となる＝乳化という。これによりトリグリセリド（＝中性脂肪，TG）は，リパーゼによる分解を受けやすくなる。

▶ 4) 各種栄養素の代謝

・代謝：体外から取り入れた物質をもとに体に必要な物質を合成してエネルギーを得る，化学反応による一連の過程。この反応は，酵素によって触媒される。
・代謝はその目的から，①異化（分解）と②同化（合成）という2つの反応に分けられる。
　→①異化：大きな分子を小さな分子に分解する反応であり，食物を分解し，体を成長あるいは維持するための材料とエネルギーを得ること。
　→②同化：生体高分子の合成反応であり，異化反応で得た材料とエネルギーを使って，生命活動に必要な大きな分子を合成すること。
・代謝：腸で消化吸収された食物は，体に必要な物質を合成するために代謝され，活動するためのエネルギーを供給する。エネルギー源となる物質は代謝されると次々に分解されていき，最後は二酸化炭素と水になる。その過程でエネルギーが放出され，そのエネルギーによって合成されるアデノシン三リン酸（ATP）が，細胞の活動エネルギーとなる。ATPが加水分解によってアデノシン二リン酸（ADP）とリン酸に分かれるときに，エネルギーが放出される。

炭水化物

・炭水化物の代謝：炭水化物は糖質と食物繊維からなる。このうち糖質は，グルコースなどの単糖類を基本分子とした栄養素であり，主に生体のエネルギー源として使用される。門脈を介して肝臓に運ばれた糖質は，①代謝されてATPが合成される，②そのまま全身の血液循環に乗って体の様々な組織や細胞でエネルギー源として利用される，③余ってしまった糖質はグリコーゲンとして貯蔵される。グリコーゲンとして貯蔵できる量には限りがあるので，それ以上に余った糖質は脂肪に変換されて皮下脂肪や内臓脂肪として蓄えられる。

・①ATPの合成：グルコースからATPを合成するには，解糖系，クエン酸回路（TCA回路），電子伝達系の３つの代謝経路を利用する。

・糖新生：乳酸，アミノ酸，グリセロールなどの非炭水化物からグルコースを生成すること。糖新生は主に肝臓で行われる。

蛋白質

・蛋白質の代謝：アミノ酸が結合してできる化合物である。体をつくる役割をもつほかに，生体内で起こる様々な反応を補助する酵素の構成成分でもある。蛋白質は消化吸収によってアミノ酸に分解され，あらゆる蛋白質の材料として使われるが，それ以上に余ると，ATP合成のためのエネルギー源として使われる。

・アミノ酸に含まれるアミノ基の代謝により，アンモニアが生じる。アンモニアは非常に毒性の高い物質であり，肝臓にあるオルニチン回路によって毒性の低い尿素に変換される→尿素はその後，腎臓で濾過されて尿中に排泄される。

・必須アミノ酸：アミノ酸のうち，体内で合成されないため食事から摂取する必要があるアミノ酸のこと。必須アミノ酸の種類は動物によって異なる。▶Link! p.76

・オルニチン回路が正常にはたらくためには，アルギニンが必要である。犬や猫ではアルギニンの体内合成量が不十分であるため，必須アミノ酸とされている。特に猫ではアミノ酸代謝が盛んであるため，不足に注意が必要である。

脂質

・脂質の代謝：脂質とは，水には溶けず，有機溶剤（エーテルやベンゼンなど）に溶解する物質の総称である。生体内ではエネルギー源として使用されるほか，皮膚や被毛の維持，細胞膜の構成，ホルモンの合成などに使用される。食事中の脂質には，トリグリセリド（中性脂肪，TG）やコレステロールなどがあり，消化により脂肪酸とグリセロールに分解される。TGやコレステロールは，吸収された後にリポ蛋白質と複合体を形成し，リンパ管と血管を介して肝臓に向かう。

・細胞のエネルギー源として脂肪酸を利用するには，β酸化などの酸化分解が必要となる。脂肪酸が分解されると，アセチルCoAという物質が生成され，これをクエン酸回路で代謝することでATPが産生される。飢餓状態などでは，不足するエネルギーを補うために蓄積していた脂肪が分解されるが，グルコースも不足している状態だとクエン酸回路の回転が低下する＝脂肪酸の分解で得られたアセチルCoAを使う場がなくなる→余剰なアセチルCoAは，肝臓にてケトン体に変換される。ケトン体はエネルギー源となるが，多くなるとケトーシスになる。

🖊 5. 内分泌とホルモン

1) 内分泌系とは

・内分泌系：神経系と並ぶ生体コントロールシステムであり，全身の組織や器官が調和してはたらくように調整している。神経系は刺激に対して瞬時に反応するが，内分泌系はゆるやかに作用する。

・ホルモン：内分泌腺から分泌される生理活性物質の総称。特定の組織(標的組織)や器官(標的器官)のみに作用する。

・ホルモンはその成分により，①アミノ酸系ホルモン，②ステロイドホルモン，③ペプチドホルモンに分けられる。
→①アミノ酸系ホルモン：アミノ酸からつくられるもの(甲状腺ホルモン，カテコールアミンなど)。
→②ステロイドホルモン：コレステロールからつくられるもの(性ホルモン，副腎皮質ホルモンなど)。
→③ペプチドホルモン：複数のアミノ酸がペプチド結合をしてつくられるもの(多くのホルモン)。

・ホルモンの伝達経路：血液による輸送，神経分泌，傍分泌がある。

・負のフィードバック：末梢から分泌されたホルモンが，視床下部からのホルモン分泌を抑制し，これによって末梢からのホルモン分泌が停止するという，生体内のホルモンバランスの調節機構の１つ。

2) 内分泌器官

・主な内分泌器官：下垂体，甲状腺，副甲状腺(上皮小体)，膵臓のランゲルハンス島，副腎，性腺(精巣＆卵巣)，松果体がある。

・視床下部-下垂体-末梢内分泌系：視床下部，下垂体，末梢にある一部の内分泌腺におけるホルモン分泌がお互いによって調節されている。

・視床下部-下垂体-末梢内分泌系のほかにも，自律神経や血中の物質濃度(カルシウムイオン(Ca^{2+})，ブドウ糖など)によってホルモン分泌は調整されている。

・視床下部：間脳の一部で，下垂体におけるホルモン分泌を調節している。

・下垂体：間脳の下方にぶら下がる形で存在し，頭蓋骨の蝶形骨にできたくぼみ(下垂体窩)に収まっている。

・甲状腺ホルモン：サイロキシン(T_4)とトリヨードサイロニン(T_3)の２つがあり，T_3の方が強い生理活性をもつ。

・エリスロポエチン：腎臓から分泌される，赤血球の産生を促進するホルモン。

・プロスタグランジン(PG)：胃酸分泌，炎症など様々な生理活性をもつホルモン。ほとんどすべての組織で産生される。

・コレシストキニン・パンクレオザイミン(CCK-PZ)：小腸から分泌され，胆汁や膵液の分泌を促進させるホルモン。

31

1 基礎動物学

主要な内分泌腺

内分泌腺	ホルモン	主な作用
視床下部	成長ホルモン放出ホルモン	成長ホルモンの分泌促進
	成長ホルモン放出抑制ホルモン	成長ホルモンの分泌抑制
	プロラクチン放出因子	プロラクチンの分泌促進
	プロラクチン放出抑制ホルモン	プロラクチンの分泌抑制
	副腎皮質刺激ホルモン放出ホルモン	副腎皮質刺激ホルモンの分泌促進
	性腺刺激ホルモン放出ホルモン	性腺刺激ホルモン (LH, FSH) の分泌促進
	甲状腺刺激ホルモン放出ホルモン	甲状腺刺激ホルモンの分泌促進
下垂体前葉	成長ホルモン (GH)	体の成長促進
	プロラクチン (乳腺刺激ホルモン, PRL)	乳汁産生促進, 母性行動を刺激, 動物種によっては黄体維持作用
	副腎皮質刺激ホルモン (ACTH)	副腎皮質ホルモンの合成, 分泌の促進
	黄体形成ホルモン (LH)	雌：排卵の誘起と卵胞の黄体化 雄：間質細胞の発達とアンドロゲンの分泌を刺激
	卵胞刺激ホルモン (FSH)	雌：卵胞の発育を刺激 雄：精細管の発達を刺激
	甲状腺刺激ホルモン (TSH)	甲状腺ホルモンの合成, 分泌促進
下垂体後葉	バソプレシン (抗利尿ホルモン, ADH)	腎臓における水の再吸収促進
	オキシトシン	子宮平滑筋の収縮 (分娩の促進), 乳汁射出 (射乳)
甲状腺	甲状腺ホルモン	基礎代謝の亢進, 心拍数の増加, 脂肪分解の促進
	カルシトニン (CT)	血漿 Ca^{2+} 濃度の低下
副甲状腺 (上皮小体)	副甲状腺ホルモン (パラトルモン, PTH)	血漿 Ca^{2+} 濃度の上昇
副腎皮質*	鉱質コルチコイド (アルドステロンなど)	腎尿細管におけるナトリウム再吸収促進
	糖質コルチコイド (コルチゾールなど)	血糖値の上昇, 抗炎症作用
	アンドロゲン	雄性二次性徴, 性行動を促進, 精子形成促進
副腎髄質	アドレナリン ノルアドレナリン	恐怖などの急性ストレスに対する闘争や逃走
性腺	エストロゲン (卵胞ホルモン)	卵胞の発育, 子宮内膜の増殖, 乳腺腺胞の発育, 雌性二次性徴
	プロゲステロン (黄体ホルモン)	妊娠の成立・維持, 乳腺細胞の発育
	アンドロゲン	雄性二次性徴, 性行動を促進, 精子形成促進
膵臓 (ランゲルハンス島)	インスリン	血糖値の低下
	グルカゴン	血糖値の上昇
	ソマトスタチン	概日リズムの調整, インスリンとグルカゴンの分泌抑制
松果体	メラトニン	性腺の発育と発情の調整

＊副腎皮質は外側から, 球状帯, 束状帯, 網状帯に分けられる。球状帯は鉱質コルチコイド, 束状帯は糖質コルチコイド, 網状帯はアンドロゲンを分泌する。

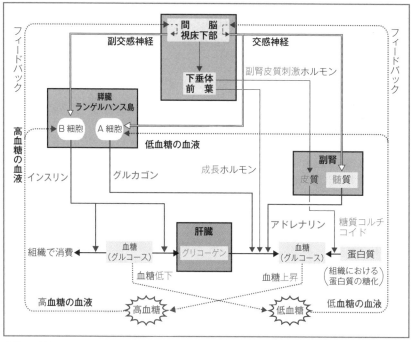

血糖の調節

⟹は低血糖時に作用する神経，⟹は高血糖時に作用する神経，──▶は低血糖時に作用するホルモン，──▶は高血糖時に作用するホルモン，……▶は低血糖の血液，……▶は高血糖の血液を示す。
高血糖時にはたらくホルモン：インスリン
低血糖時にはたらくホルモン：グルカゴン，アドレナリン，糖質コルチコイド，成長ホルモン，副腎皮質刺激ホルモン

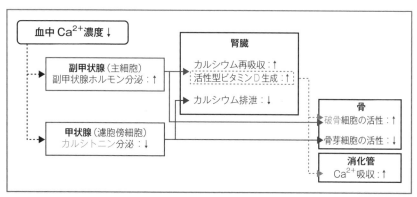

血中Ca²⁺濃度の調節（血中Ca²⁺濃度が低下したとき）

6. 泌尿器と体液調節

・泌尿器系：尿をつくる腎臓と，それ以外の尿路 (尿管，膀胱，尿道) に分けられる。

▶ 1) 腎臓

・腎臓の位置：腹膜の背側に存在するため腹膜後器官と呼ばれる。犬や猫では，右側の腎臓の頭側は肝臓と，左側の腎臓の頭側は胃と接している。
・腎臓の大きさ：長軸方向の長さは第二腰椎の約3倍，幅は約1.5倍である。
・腎門：腎臓内側面の腎動脈，腎静脈，尿管などの管が出入りする部位。
・腎臓の実質：皮質と髄質からなり，皮質は髄質を覆う。
・腎盤 (腎盂)：尿管が腎臓に入り広がったもの。髄質の突出部である総腎乳頭の先端から出てくる尿を受けて尿管に送る。髄質に向かって突出している部位を腎盤陥凹と呼ぶ。
・皮質には腎小体，曲尿細管，集合管が，髄質には直尿細管，集合管が存在する。
・腎小体：糸球体とボーマン嚢 (糸球体包) からなる，血液から原尿を生産する機能的な構造単位のこと。
・ネフロン (腎単位)：糸球体から尿細管までの尿をつくる機能的な1つの集合体。
・ネフロンループ (ヘンレループ)：近位直尿細管，薄壁尿細管，遠位直尿細管をあわせたもの。下行脚 (皮質から髄質に向かう部分) と上行脚 (髄質から皮質に向かう部分) からなる。
・集合管：遠位曲尿細管がいくつか集まって1本の管を形成したもの。合流して太い集合管となり，皮質から髄質に向かう。
・糸球体：毛細血管壁には小さな孔が開いていて，血液中の水分や電解質，ブドウ糖などの小さな分子はこのあいだを通過できる。
・尿細管の流れ：近位曲尿細管→近位直尿細管→薄壁尿細管→遠位直尿細管→遠位曲尿細管。
・近位尿細管：ブドウ糖，アミノ酸などがほぼ100%再吸収され，水やナトリウムイオン (Na^+) などの電解質も約70%再吸収される。
・薄壁尿細管の下行部：主に水の再吸収が行われる。
・遠位尿細管：尿中の Na^+ などの電解質の調節が行われる。
・集合管：尿の量や浸透圧を最終的に調節する。Na^+ の再吸収は副腎から放出されるアルドステロンによって促進される。▶Link! p.144

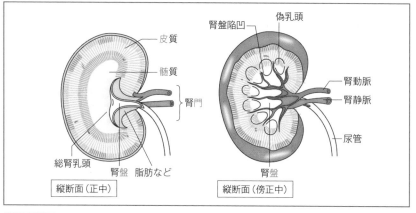

腎臓の断面

▶ 2) 尿路

・尿管：膀胱の背壁に開口し，膀胱壁内を斜めに走行している。尿が膀胱にたまり
膀胱壁が薄くなると同時に尿管が閉じ，尿の腎臓への逆流を防いでいる。
・膀胱：尿の貯留器であり，尿量に応じて，形，大きさ，位置が変化する。
・膀胱三角：左右の尿管口を結ぶ線と一対の尿管ヒダにより膀胱内面背壁に形成さ
れる三角の領域で，尿管が開口する。犬の移行上皮癌の好発部位。
・外尿道口：雌では腟と腟前庭の境界に，雄では陰茎の先端に開口している。
・雄の尿道：途中に精管や前立腺などの副生殖腺も開口しており，精液も運ぶ。

▶ 3) 体液とその調節

・体液：体重の約60％を占めており，細胞内液（体重の約40％），細胞外液（体重
の約20％），経細胞液（ごくわずか，漿液や尿など）に分けられる。
・細胞外液：血管内にある血漿（体重の約5％），細胞周囲にある組織液（体重の約
15％）などに分けられる。
・体液の調節：生体内の物質は体液によって運搬され，様々な現象により細胞や組
織間で交換がなされて，その濃度が調節されている。
　→拡散：物質が高濃度から低濃度の方へ濃度勾配に従って移動する現象。
　→浸透：半透膜の内外の溶質の濃度差によって，溶媒（動物では水）が溶質の濃
　　　度の低い方から濃度の高い方へ移動する現象。浸透が起こるとき，溶質濃度の
　　　高い方へ溶媒が移動するのを抑える力を浸透圧という。
・細胞外液のpH調節：①緩衝物質による調節，②腎臓による調節，③肺（呼吸）に
よる調節がある。

▶ 4) 尿

・尿量：犬では20〜40 mL/kg/日，猫では15〜30 mL/kg/日である。
・蓄尿と排尿の支配：橋 (脳幹の一部) にある排尿中枢と3種類の神経 (骨盤神経，下腹神経，陰部神経) によって調節されている。
・腎クリアランス：ある物質を尿中に排泄するために腎臓を流れる血液 (血漿) の量のこと。数値が高いほど，物質が尿へ効率的に排泄されていることを意味する。
  →糸球体で濾過され，尿細管での再吸収や分泌が認められない物質：腎クリアランスと糸球体濾過量 (GFR) はほぼ等しくなる。
・腎クリアランス以外の腎機能の指標：血中の尿素窒素 (BUN) やクレアチニンは，ネフロンの3/4以上に損失が起きてはじめて上昇する。

✏ 7. 脳と神経

▶ 1) 神経系とは

・神経系は，中枢神経系と末梢神経系に大きく分けられる。
・中枢神経系：脳と脊髄からなる。
・末梢神経系：中枢神経系と体の各器官を連絡する神経線維の束のことで，脳から出るものを脳神経，脊髄から出るものを脊髄神経と呼ぶ。▶Link! p.38末梢神経の神経線維は，情報の伝わる方向により，①求心性，②遠心性に分かれる。
  →①求心性：受容器から受けとった情報を中枢神経系に伝える。
  →②遠心性：中枢神経系からの指令を効果器に伝える。

▶ 2) 中枢神経系 (脳)

・中枢神経系の組織：神経細胞 (ニューロン) の細胞体が多く集まる灰白質と，有髄神経線維が多く集まる白質がある。
・脳の構成：①大脳 (終脳)，②間脳，③小脳，④脳幹からなる。
①大脳 (終脳)
・脳葉：大脳半球が解剖学的に分けられたもので，前頭葉，頭頂葉，後頭葉，側頭葉がある。
・大脳皮質：大脳の表層を薄く覆う灰白質のこと。右側の皮質は体の左側からの感覚情報を受けとり，左側の運動を制御する。同様に左側の大脳半球の皮質は，体の右側を支配している。
・大脳皮質には運動野，一次感覚野 (体性感覚野，聴覚野，視覚野) というそれぞれの感覚に対応する領域がある。
・海馬：辺縁葉にある，学習や記憶に関与する部位。
・線条体 (大脳基底核)：大脳髄質の中にある神経核であり，尾状核，被殻，淡蒼球は運動出力を適切に抑制し，扁桃体は受けとった感覚情報から情動を発現させる。

②間脳
- 間脳の位置：間脳は左右の大脳半球に挟まれており，尾側は中脳につながる。
- 間脳は背側から，①視床上部，②視床，③視床下部の3つに区分される。
- ①視床上部：内分泌腺の松果体があり，夜間に分泌が促進されるメラトニンを産生する。
- ②視床：感覚情報の中継と統合を行っており，嗅覚以外の感覚はすべてここの神経細胞に連絡してから，大脳皮質に送られる。
- ③視床下部：下垂体とつながっており，下垂体からのホルモン分泌を制御している。また，体温，摂食，飲水，睡眠，性行動などの調節を行っており，遠心性の内臓性神経系（自律神経系）の中枢でもある。

③小脳
- 小脳の位置：橋と延髄の背側に位置し，小脳脚で脳幹と連絡している。
- 小脳の構成：正中にある虫部と，その左右にある小脳半球に分けられる。鳥類では，大部分が虫部である。
- 小脳は固有感覚や平衡感覚を受けとり，体の平衡の保持や運動の協調・調節を行っている。

④脳幹
- ほとんどの脳神経は脳幹で出入りするので，脳幹内部には脳神経核がある。
- 脳幹の位置：間脳と脊髄のあいだにある。
- 網様体：循環や呼吸などの調節や大脳皮質の覚醒などをつかさどる，生命維持に必要な中枢のこと。灰白質が散在する。
- 脳幹の構成：脳幹は吻側から①中脳，②橋，③延髄に分けられる。
- ①中脳：視覚と聴覚に関係する構造がある。鳥類では中脳が特に発達しており，視葉と呼ばれる。運動や姿勢の調節を行う。
- ②橋：脳幹を腹側から見たときに大きく膨らんでいる部分。小脳とつながっていて，運動調節を行う。
- ③延髄：脊髄へ続く。呼吸や循環系の調節，嚥下など，生命の維持に関与。

3) 中枢神経系（脊髄，その他）

- 脊髄：椎骨でできた脊柱管の中にある，背腹方向にやや扁平な柱状の器官。
- 頸膨大・腰膨大：脊髄にある，頸部と腰部の太くなった部分。前肢と後肢に連絡する神経線維が出ており，その内部には多くの神経細胞が集まっている。
- 馬尾：脊髄の尾側部から出る脊髄神経が後方に伸びて形成する神経束のこと。
- 髄膜：脳と脊髄を覆う膜。外側から硬膜，クモ膜，軟膜という3つの結合組織の膜からできている。
- クモ膜下腔：クモ膜と軟膜のあいだの空間で，中に脳脊髄液を満たしている。
- 脳脊髄液：透明な液体で，蛋白質が少ない点以外は成分が血清によく似ている。脳室にある特殊な毛細血管組織（脈絡叢）で産生される。

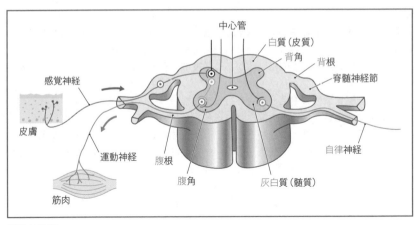

脊髄の構造

▶ 4) 末梢神経系

- 脳神経：脳に出入りする12対の末梢神経のこと。
- 特殊感覚性神経：頭部だけにある特殊な感覚器(嗅粘膜，網膜，内耳)で受けとった情報(嗅覚，視覚，聴覚と平衡覚)を伝える神経線維を含んでいるもの。
- 自律神経系を含む脳神経：動眼神経(III)，顔面神経(VII)，舌咽神経(IX)，迷走神経(X)
- 脊髄神経：脊髄と体の各器官とを連絡する末梢神経のこと。
- 犬の脊髄神経の数：吻側から，頚神経(8対)，胸神経(13対)，腰神経(7対)，仙骨神経(3対)，尾骨神経(5対)。
- 脊髄の区分：吻側から，頚髄，胸髄，腰髄，仙髄，尾髄。
- 一次感覚ニューロンは背根の脊髄神経節(背根神経節)という膨らみに存在する。

各脳神経とその機能

	脳神経	分類	機能
I	嗅神経	←	嗅覚
II	視神経	←	視覚
III	動眼神経	→	眼球の運動，瞳孔の収縮など
IV	滑車神経	→	眼球の運動
V	三叉神経	←	顔面の皮膚感覚など
		→	咀嚼運動
VI	外転神経	→	眼球の運動
VII	顔面神経	←	味覚
		→	顔面の運動，涙腺・唾液腺の分泌

(次ページに続く)

	脳神経	分類	機能
Ⅷ	内耳神経	←	聴覚と平衡覚
Ⅸ	舌咽神経	←	味覚, 咽頭の感覚
		→	嚥下運動, 唾液腺の分泌
Ⅹ	迷走神経	←	咽頭・喉頭の感覚, 胸・腹部の内臓感覚
		→	嚥下運動と発声, 胸・腹部の内臓運動
Ⅺ	副神経	→	僧帽筋の運動
Ⅻ	舌下神経	→	舌の運動

→：遠心性（運動性）
←：求心性（感覚性）

・末梢神経に含まれる神経線維：①体性神経系, ②内臓性神経系に分けられる。
・①体性神経系：皮膚や運動器に分布して外部環境と姿勢に関する情報を集めて, それに対応するよう骨格筋の運動を制御する神経系である。体性感覚性線維と体性運動性線維が含まれる。
・②内臓性神経系：内臓や血管に分布して生体内部の情報を集めて, 食物の消化, 血液の循環, 呼吸などに機能する神経系である。内臓性神経系には, 内臓性感覚性線維と内臓性運動性線維が含まれる。
・自律神経系：交感神経系と副交感神経系に分けられ, 内臓の器官は, この2つの神経系の両方から支配（二重支配）を受けている。▶Link! p.139
　→交感神経系：動物が戦ったり逃げたりするためにはたらく。呼吸量や心拍数を増やし, 消化活動を抑制する。
　→副交感神経系：動物が食事をした後などのリラックスしている状況ではたらく。心拍数と呼吸数を減らし, 消化活動を促進する。
・節前ニューロン：自律神経系のもつ, 中枢神経系（脊髄と脳幹）にある細胞体。
・節後ニューロン：自律神経系のもつ, 末梢にある自律神経節または効果器の近くにある細胞体。

5) 反射

・脊髄反射：脊髄が反射中枢となる反射のことで, 伸張反射と屈曲反射がある。
・反射弓：神経反射が伝わる経路のこと。
・伸張反射：骨格筋が受動的に引き伸ばされたときに, 筋がすぐに収縮して, その長さを一定に保つようにする反射である。感覚ニューロンが運動ニューロンに直接接続する。
　→例：膝蓋腱反射（膝蓋骨の下方をハンマーで軽く叩くと足が上がる）
・屈曲反射（引っこめ反射）：痛みの刺激が起きたときに足を引っこめる反射である。感覚ニューロンと運動ニューロンのあいだに, 介在ニューロンを1つはさむ。
・脳幹反射：脳幹が反射中枢としてはたらく反射のこと。
　→例：眼瞼反射（動物の眼周囲の皮膚を触ると瞬きをする）

✎ 8. 運動器

▶ 1) 骨の基本構造

- 骨の構造：外側の骨皮質の部分と，内側の骨髄腔（骨髄が入る）からなる。
- 骨皮質は，外側の緻密骨（緻密質）と内側の海綿骨（海綿質）に分けられる。
- 骨皮質の主な成分：ほとんどがリン酸カルシウムで，この部分では骨芽細胞や破骨細胞が，ホルモンの調節を受けながら骨にカルシウムを貯蔵している。
- 骨の分類：形によって，長骨（上腕骨，大腿骨など），短骨（手根骨，足根骨など），扁平骨（肩甲骨など）に分けられる。
- 長骨は，骨の両端にある骨端と，そのあいだをつなぐ骨幹からなる。
- 成長板（骨端板）：骨端と骨幹の境界にある，軟骨（骨端軟骨）が存在する部位。長軸方向の骨の伸長に関与し，成体になると骨端軟骨は骨組織に置き換わり，骨の伸長が止まる。

▶ 2) 骨格系

- 骨格系の構成：体の中心（正中）を通る軸性骨格，四肢を構成する付属性骨格，臓器内にある内臓性骨格（陰茎骨など）がある。
- 軸性骨格は，頭骨（頭蓋，下顎骨，舌骨装置），背中の骨（脊椎），胸の骨（肋骨，胸骨）からなる。
- 頭骨：神経部（前頭骨，側頭骨，頭頂骨，頭頂間骨，後頭骨，蝶形骨，翼状骨，篩骨）と，顔面部（鼻骨，涙骨，上顎骨，腹鼻甲介骨，切歯骨，口蓋骨，頬骨，下顎骨，鋤骨，舌骨装置）に分けられる。
- 脊椎：椎骨が多数連結したもの。個々の椎骨にある椎孔が連なって1本の長い管（脊柱管）を形成し，その中を脊髄が通る。各部位を構成する椎骨の数は動物種によって異なる。
- 形が特徴的なため，第一頚椎は環椎，第二頚椎は軸椎と呼ばれる。
- 肋骨：肋硬骨（背側の骨からなる），肋軟骨（腹側の軟骨からなる）の2つの部分に分かれている。
- 前肢の骨格：肩（肩甲骨，鎖骨），腕（上腕骨），肘（尺骨の一部），前腕（橈骨，尺骨），手首（手根骨，種子骨），手（中手骨，指骨，種子骨）を構成する。
- 犬や猫では，前肢の骨格は軸性骨格と関節せず，軟部組織によって体幹とつながっている。
- 鎖骨：犬では消失し，猫では退化している。
- 後肢の骨格：臀部（寛骨），大腿（大腿骨），膝（膝蓋骨，種子骨），下腿（脛骨，腓骨），足首（足根骨），足（中足骨，趾骨，種子骨）を構成する。
- 骨盤の構成：仙骨，尾椎，寛骨による。
- 寛骨：腸骨，坐骨，恥骨が癒合した骨であり，犬，猫，ウサギでは寛骨臼骨と呼ばれる骨も加わる。寛骨の前端を腸骨稜といい，後端を坐骨結節という。寛骨の

外側には寛骨臼があり，大腿骨頭と股関節を形成する。

- 関節：骨と骨が連結する部分のこと。可動性がある可動関節（滑膜性関節）と，ほとんど可動性がない不動関節がある。
- 可動関節：関節包によって包まれ，関節腔は関節液（滑液）によって満たされている。
- 関節液（滑液）：滑膜層で産生され，関節を曲げる際の潤滑液としてはたらく。
- 関節軟骨：骨同士が向かいあう部分を覆う軟骨。血管や神経は通っておらず，関節液により栄養が送り届けられる。
- 半月板：膝関節などの一部の関節包の骨同士のあいだにある硬い結合組織のことで，クッションの役割をしている。
- 関節の補強：靱帯（骨と骨をつなぐ結合組織）と腱（筋と骨をつなぐ結合組織）によって補強されている。

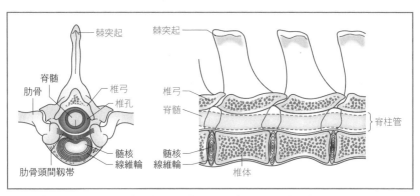

胸椎と肋骨の関節の横断図（左図）および椎骨（腰椎）の縦断面（右図）

動物種別の椎骨式

動物種	頚椎	胸椎	腰椎	仙骨（仙椎）	尾椎
犬	7	13	7	3	16～23
猫	7	13	7 (6)	3	21
ウサギ	7	12 (13)	7	4	15～18
ハト	12	7	複合仙骨		8

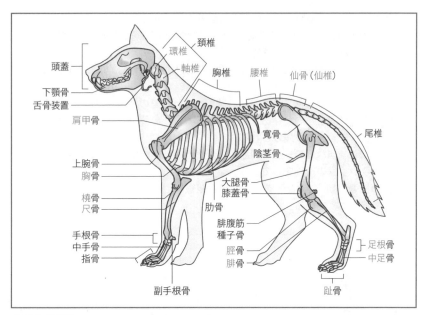

犬（雄）の骨格

主要な関節と構成骨

部位	関節名	関節を構成する骨（特殊な構造）
顎	顎関節	側頭骨-下顎骨
頚	環椎後頭関節	後頭骨-環椎
	環軸関節	環椎-軸椎
肩	肩関節	肩甲骨-上腕骨（-鎖骨-烏口骨）＊
肘	肘関節＊＊	上腕骨-尺骨-橈骨
手首	手根関節（腕節）	橈骨，尺骨-手根骨-中手骨
腰	仙腸関節	腸骨-仙骨
股	股関節	寛骨-大腿骨（大腿骨頭靱帯）
膝	膝関節＊＊	大腿骨-脛骨-腓骨-腓腹筋種子骨
足首	足根関節（飛節）	脛骨，腓骨-足根骨-中足骨

＊鳥類では肩関節に鎖骨や烏口骨が関係する。
＊＊肘関節や膝関節は複数の骨が連結した複関節である。

3) 筋系

①骨格筋

- 骨格筋：骨に付着し，関節を動かすことによって体の動きを生み出し，運動をつかさどる筋肉。関節に対するはたらきかけにより，屈筋（関節を曲げる）と伸筋（関節を伸ばす）に分けられる。
- 前肢帯筋：前肢を体幹に連結させている筋のこと。
- 股関節の屈筋には腸腰筋があり，股関節の伸筋には浅臀筋や中臀筋がある。
- 大腿二頭筋，半腱様筋，半膜様筋：太ももの尾側にある筋で，股関節を伸展させると同時に膝関節を屈曲させる。走ったり，ジャンプをするときに重要。
- 腹壁の筋の構成：側面は表層から外腹斜筋，内腹斜筋，腹横筋からなり，腹側には腹直筋がある。
- 白線：左右の腹壁の筋の連結部の結合組織で，白色に見える。頭側端は胸骨の剣状突起，尾側端は寛骨の恥骨結合で，手術の際，腹腔臓器にアプローチするときに切開される。

主要な四肢筋の機能

部位	筋の名称	筋の役割	支配神経	支配神経の脊髄分節（犬）	神経学的検査
前肢	上腕二頭筋	肘関節の屈曲	筋皮神経	C6～C8	二頭筋反射
	上腕三頭筋	肘関節の伸展	橈骨神経	C7～T1	三頭筋反射
	橈側手根伸筋	手根関節の伸展	橈骨神経	C7～T1	橈側手根伸筋反射
後肢	大腿四頭筋	膝関節の伸展	大腿神経	L4～L6	膝蓋腱（大腿四頭筋）反射
	前脛骨筋	足根関節の屈曲	総腓骨神経（坐骨神経の枝）	L6～L7	前脛骨筋反射
	腓腹筋	足根関節の伸展	脛骨神経（坐骨神経の枝）	L6～S1	腓腹筋反射

C：頚髄，T：胸髄，L：腰髄，S：仙髄

②骨格筋以外の筋

- 頭部の筋には，咀嚼筋（顎の運動に関係する筋），表情筋（眼輪筋，口輪筋など表情をつくる筋），眼の運動に関係する筋，舌の運動に関係する筋などがある。
- 咀嚼筋には，顎を閉める筋（咬筋，側頭筋，翼突筋）と，顎を開ける筋（顎二腹筋）がある。
- 横隔膜：胸腔と腹腔の境界となる筋性の構造物。
- 横隔膜には胸腔と腹腔を行き来する管を通すための穴が3つ開いていて，背側から大動脈裂孔，食道裂孔，大静脈孔という。
- 横隔膜は，筋線維の収縮・弛緩によって胸腔の容積を変えることで，呼吸に重要な役割をはたしている。▶Link! p.23

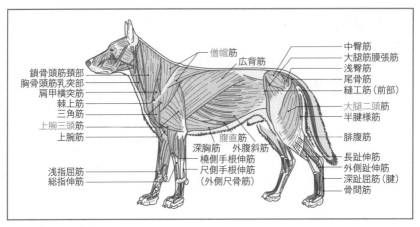

犬の全身の主な筋肉

僧帽筋
広背筋

鎖骨頭筋頚部
胸骨頭筋乳突部
肩甲横突筋
棘上筋
三角筋
上腕三頭筋
上腕筋

中臀筋
大腿筋膜張筋
浅臀筋
尾骨筋
縫工筋（前部）
大腿二頭筋
半腱様筋
腓腹筋

腹直筋
深胸筋　　外腹斜筋
橈側手根伸筋
尺側手根伸筋
（外側尺骨筋）

浅指屈筋
総指伸筋

長趾伸筋
外側趾伸筋
深趾屈筋（腱）
骨間筋

🖊 9. 血液と造血器

▶ 1) 血液とその成分

- 血液の成分：37〜45％は血球成分で，残りの55〜63％は血漿成分である。
- 血球：血液中の細胞成分で，赤血球，白血球，血小板からなり，そのほとんどは赤血球が占める。犬にくらべ，猫は血球成分が少ない。
- 血漿：血液中の液体成分で，ほとんどが水で構成される。血漿には，血漿蛋白，電解質，ホルモン，糖質，脂質など様々な物質が含まれる。
- 凝固因子：血漿に含まれる，血液が固まるために必要な物質。
- フィブリノーゲン：凝固因子の1つであり，血球成分とともにフィブリンとなって固まり，血餅となる。このときに固まらずに残ったものが血清で，血漿とは異なる。▶Link! p.46

▶ 2) 血球の種類

- 造血幹細胞：自己複製能力とすべての血球に分化する能力をもつ細胞のこと。
- 造血：造血幹細胞が分裂・増殖し，それぞれの機能をもった血球に分化・成熟していくこと。胎子期には肝臓，脾臓，骨髄で，生後は主に骨髄で行われる。成熟した血球は骨髄から出て末梢血中に入る。

赤血球

- 赤血球の構造：細胞質にヘモグロビンを含む。赤血球は中央がへこんだ円盤状の形をしている（動物種により異なる）。これにより容易に変形し，細い血管も通過することができる。

- セントラルペーラー：赤血球の中央のへこんだ部分のこと。犬では明瞭だが，猫ではあまり目立たない。
- 赤血球の核：通常，哺乳類ではみられないが，鳥類・爬虫類ではみられる。
- 赤血球の機能：主に酸素の運搬。酸素はヘモグロビンと結合して全身に運ばれる。

白血球

- 白血球とは：生体の防御機構を担っている細胞で，骨髄系（好中球，好酸球，好塩基球，単球）とリンパ（リンパ球）系に分けられる。▶Link! p.273
- 好中球，好酸球，好塩基球は細胞質に顆粒をもつため，顆粒球とも呼ばれる。
- 好中球：直径10〜15μmで，細胞質に好中性の顆粒をもつ細胞で，核は分葉する。貪食や殺菌などの機能をもち，感染防御や異物除去の役割を担っている。
- 偽好酸球（ヘテロフィル）：ウサギやモルモット，ニワトリなどがもつ，好酸性の好中球の別名。
- 桿状核好中球：分葉する前の核をもつ好中球。
- 分葉核好中球：成熟し，分葉した核をもっている好中球。
- 好酸球：細胞質に好酸性の顆粒をもつ細胞で，核は分葉する。寄生虫の除去やアレルギー反応に関与。
- 主要塩基性蛋白質（MBP）：好酸性顆粒の中にある強い傷害作用をもつ物質で，寄生虫などの大きいものも破壊できるが，正常な組織も傷害してしまう。
- 好塩基球：細胞質に好塩基性の顆粒をもつ細胞で，核は分葉する。犬の顆粒は暗い紫色に染まるが，猫の顆粒はラベンダー色に染まる。IgEがかかわる即時型のアレルギー反応に関与。
- 好塩基性の顆粒中にある物質：ヒスタミン，ヘパリン，好酸球走化因子。

単球

- 単球：好中球より大きい細胞で，核は分葉することがあり，様々な形態をとる。組織に移行するとマクロファージになる。主に免疫機能にかかわる。
- 単球と好中球の違い：単球の核は，好中球のものよりクロマチン結節が少なく，淡い紫色に染まる。また，細胞質は広いことが多く，空胞やアズール顆粒をもつことがある。
- リンパ球：好中球より小さい細胞で，核クロマチンは凝集しているため，染色すると濃い紫色に染まる。リンパ球はB細胞，T細胞，ナチュラルキラー（NK）細胞に分けられ，異なる機能をもつが，見た目では区別できない。▶Link! p.177

血小板

- 血小板：骨髄中の巨核球という細胞の細胞質がちぎれてできた細胞で，核をもたない。止血に必要な顆粒をもつ。

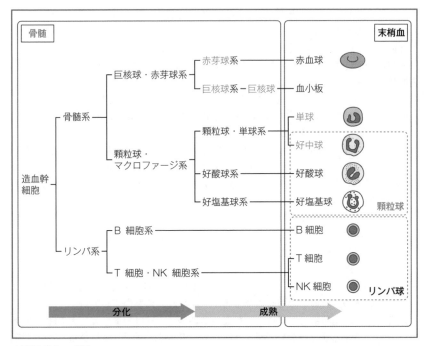

血球の分化・成熟

▶ 3) 血液凝固

・血液が細い血管に詰まることなくスムーズに流れるために，正常な血管の中では血液が固まらないような作用がはたらいている。

・血液凝固：血管が損傷して出血したとき，損傷部位に血栓が形成されて止血される現象。①血管収縮→②一次止血→③二次止血→④線溶系による血餅の溶解という流れで進む。

・①血管収縮：局所的な収縮を起こし，出血している血管の血流量を減少させる。

・②一次止血：血小板はフォン・ヴィレブランド因子（VWF）を介して血管壁のコラーゲンと結合する。結合した血小板は活性化して，形態変化を起こし，細胞内の顆粒を放出することでさらに血小板を活性化させる。血小板はフィブリノーゲンとともに凝集を起こして一次血栓を形成する。

・③二次止血：血液が組織因子と接触し，次々に凝固因子の活性化が起こる（凝固カスケード）。最終的にフィブリノーゲンが架橋形成フィブリン（安定化フィブリン）となり，強固な二次血栓が形成される。

・④線溶系：損傷した血管が修復されると，血液中のプラスミノーゲンが活性化されてプラスミンとなり，フィブリンを分解する＝血栓の溶解が起こる。このとき

に生じる分解物は，フィブリン分解産物（FDP）と呼ばれる。一方，安定化フィ
ブリンの架橋結合は壊れず，架橋した部分はそのままで分解される。安定化フィ
ブリンの分解物はD-dimerと呼ばれる。

10. 皮膚と感覚器

▶ 1) 皮膚の基本構造

- 表皮：皮膚の最表層を構成する組織。重層扁平上皮，角化細胞からなり，表層から①角質細胞層，②顆粒細胞層，③有棘細胞層，④基底細胞層に分けられる。
- 角化（ターンオーバー）：表皮深層の④基底細胞層に存在する基底細胞が細胞分裂することで新たな角化細胞が生まれ，上方へと移動しながら最表層の角質細胞へと成熟し，最終的に剥がれ落ちること。1サイクルは20〜30日である。
- ①角質細胞層と②顆粒細胞層のあいだには，淡明層（透明層）がある。
- メラニン細胞：③有棘細胞層や④基底細胞層に存在している細胞で，紫外線を吸収し細胞を保護する，黒色のメラニン色素を産生する。
- ランゲルハンス細胞：③有棘細胞層に認められることがある。この細胞は表皮を通過してきた病原体などを貪食し，免疫反応に重要な役割をはたす。
- 表皮の栄養補給：表皮には血管が分布していないため，栄養分などの輸送は組織液を介して行われている。
- 真皮：表皮の下にある組織で，表皮とは基底膜によって隔てられている。線維成分（膠原線維や弾性線維）が豊富な結合組織からなり，線維芽細胞，マクロファージ，肥満細胞などの細胞が多く存在する。
- 真皮には血管，リンパ管，神経が分布する。
- 真皮にある皮膚の付属器：毛根，毛包，皮膚腺，立毛筋
- 皮下組織：真皮の深部の層に位置づけられているが，真皮と皮下組織は入り交じっている。

▶ 2) 皮膚の付属器

- 毛の構造：毛根（皮膚に埋もれている）と毛幹（皮膚から露出している）からなる。
- 毛母基：毛根の周囲を包む毛包の基底部のことで，この部位は毛乳頭に取り巻かれ，細胞分裂により毛と毛包が新生する。
- 立毛筋：平滑筋からなり，交感神経の刺激を受けて収縮する。
- 毛の分類：体表を覆う一般的な被毛と，特殊な触毛（毛包に神経が分布している）に分けられる。
- 毛周期：成長期（毛の成長が促進される）→退行期（毛母基での細胞分裂が弱まり，毛の成長が止まる）→休止期（毛包や毛乳頭が退縮する）

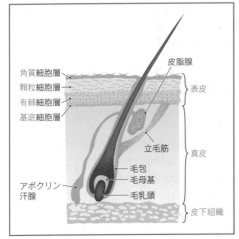

皮膚の構造

毛の分類

	被毛		触毛
	上毛（トップコート）	下毛（アンダーコート）	
毛質	直線状でかなり硬い。	柔らかく，細く波状。	太く長い剛毛。
役割	水を弾くことで保温や皮膚の感覚に関与する。	断熱効果などにより体温を調節する。	機械的刺激に対して鋭敏な感覚を得る。
分布	被毛の表層。	被毛の深層。	ほとんどが顔面にあるが，猫では手根にもある。

・爪：肢端を保護するために皮膚が特殊化した構造物で，末節骨を包む。形により，鉤爪（犬，猫，ウサギ），蹄（馬，牛），平爪（多くの霊長類）に分けられる。
・爪の構造：表皮と真皮で構成され，皮下組織はなく，真皮が直接骨に結合している。爪の表皮は，薄い角化細胞層と厚く硬く発達した角質細胞層からなる。
・皮膚腺には，①脂腺，②汗腺，③脂腺・汗腺が特殊化した腺がある。
・①脂腺：毛や表皮を覆う脂質を産生し，導管は毛包に開口する。保護作用，防水作用，殺菌作用，フェロモン作用に関与する。
・②汗腺：外分泌腺の一種であり，エクリン汗腺とアポクリン汗腺に分けられる。
・エクリン汗腺：一部の無毛部（肉球など）の真皮に存在する。水溶性の汗を分泌し，導管は皮膚表面に開口する。
・アポクリン汗腺（香腺）：全身の毛のある部位の真皮〜皮下組織に存在する。蛋白成分を含む汗を分泌し，導管は毛包に開口する。
・③脂腺・汗腺が特殊化した腺：乳腺，耳道腺，肛門傍洞，尾腺がある。
・乳腺：血液をもとに乳を分泌する。犬や猫では左右対称に一対存在し，また乳頭の数は，犬で10個，猫で8個である。

- 耳道腺：外耳道に存在し，分泌物により耳垢をつくる。アポクリン汗腺からなる。
- 肛門傍洞 (肛門嚢)：肛門の左右に一対存在し，脂腺とアポクリン汗腺からなる。分泌物は強いにおいを発し，個体識別やマーキングの役割をもつ。
- 尾腺：性成熟した雄猫で特に発達した腺で，尻尾のつけ根に存在する。脂腺とアポクリン汗腺からなる。

3) 熱産生＆熱放散，体温調節機構

- 体温調節中枢：視床下部にあり，皮膚にある外気温を感知する感覚受容器 (冷点や温点など) からの情報や，血液の温度をモニターし，変化があった場合は，自律神経系にはたらきかけたり，ホルモンの分泌を調節したりして熱産生や熱放散を行う。▶Link! p.246
- 低体温時の調節：肝臓や筋における代謝を上げることで熱産生を行う。また，皮膚の血管を収縮させる，立毛筋を収縮させるなどの反応により，熱の喪失を防ぐ。交感神経や副腎皮質刺激ホルモン，アドレナリン，糖質コルチコイド，成長ホルモン，甲状腺ホルモンなどがはたらく。
- 高体温時の調節：肝臓や筋における代謝の抑制，皮膚の血管の拡張，立毛筋の弛緩，パンティングなどにより，熱放散を行う。交感神経，副交感神経がはたらき，副腎皮質刺激ホルモン，アドレナリン，糖質コルチコイド，成長ホルモン，甲状腺ホルモンなどの分泌が減少する。
- パンティング：熱放散を助けるために，「ハーハー」と荒い呼吸をし，口の中の唾液を蒸発させること。

4) 皮膚感覚

- 皮膚感覚：皮膚に与えられた刺激により生じる感覚で，触覚，圧覚，温度覚，痛覚があり，それぞれの感覚に対応した感覚受容器が分布する。
- 感覚点：感覚受容器の存在する部分のこと。触点，圧点，冷点，温点，痛点がある。
- 機械的受容器：皮膚の伸張やゆがみに反応し，触覚・圧覚を検出する。
- 侵害受容器：極端な温度や圧力，機械的傷害などに反応し，痛覚を検出する。
- 顔面皮膚の感覚は，脳神経である三叉神経を通って伝えられる。▶Link! p.38

5) 痛覚

- 痛覚 (疼痛)：侵害受容器が刺激されて起こる不快な感覚。▶Link! p.137, 138
- 速い痛み (一次痛)：伝導速度の速い有髄線維で伝達される痛覚。
- 遅い痛み (二次痛)：伝導速度の遅い無髄線維で伝達される痛覚。

6) 視覚器

- 眼：視覚の感覚器であり，眼球と副眼器（眼球の保護や運動にかかわる付属物）からなる。眼球は眼球壁に包まれ，その中に眼球内容物が含まれる。
- 鳥類は視覚が発達しており，体に対する眼球の割合が哺乳類と比較して大きい。

眼球壁

- 眼球壁：外側から①眼球線維膜（外膜），②眼球血管膜（中膜，ぶどう膜），③眼球神経膜（内膜）の3つからなる。
- ①眼球線維膜：犬では，前方1/4は角膜，後方3/4は強膜からなる。
- 角膜：光を通過，屈折させ，網膜に集める役割を担い，正常な場合，血管を含まない。角膜に刺激を与えると，瞬目反射，流涙反射が起こる。
- 強膜：密な線維性結合組織からなり，眼球の形状を保つ。強膜には眼筋（眼球を動かす筋）が付着し，後方には視神経や動脈などが貫通する穴があいている。
- ②眼球血管膜：脈絡膜，毛様体，虹彩によって構成される。
- 前部ぶどう膜：虹彩と毛様体をあわせたもの。
- 脈絡膜：強膜と網膜のあいだにあるメラニン細胞が豊富な膜。
- タペタム（輝板）：脈絡膜の背側面にある光を反射する構造のこと。暗所で猫などの眼が光る現象は，この構造によるものである。
- 毛様体：眼球血管膜が肥厚して眼球内に突出したもので，内部に毛様体筋（平滑筋）が存在する。水晶体の厚みを調整し，光の焦点を合わせる役割を担う。
- 毛様体小帯（チン小帯）：水晶体に付着しているひも状の構造物。
- 近くを見るときの調節：毛様体筋緊張→毛様体小帯弛緩→水晶体が厚くなる。
- 遠くを見るときの調節：毛様体筋弛緩→毛様体小帯緊張→水晶体が薄くなる。
- 瞳孔：虹彩の中心にあいている孔。平滑筋の収縮により瞳孔の大きさが変わり，眼内に入る光の量が調節される。
- ③眼球神経膜：＝網膜。外層にはメラニン色素を含んだ色素上皮細胞が存在し，光の乱反射を防止する。内側には視細胞（錐体細胞と桿体細胞）が存在し，視細胞が感知した光刺激は視神経を介して中枢神経へ伝えられる。また，視細胞へ視物質（ロドプシン）を供給する。
- 視細胞が感知した光刺激は，視神経を介して中枢神経へと伝えられる。
- 視神経円板（盲点）：視神経が強膜，脈絡膜を貫通し，網膜に広がる部分。視細胞が分布していないため，ここに結ばれた像は見ることができない。

眼球内容物

- 水晶体：両面凸の透明な構造物で，レンズとして眼の中に光を通す。
- 硝子体：水晶体の後方を満たすゼリー状の物質で，90％以上が水分である。眼圧や眼球形状の維持，外力に対するクッションとしての役割を果たす。
- 眼房水：角膜と水晶体のあいだの眼房内を満たす液体。毛様体上皮で産生され，虹彩と角膜の結合部である隅角にある静脈洞に吸収される。角膜や水晶体に栄養を補給し，眼圧を維持する役割がある。

副眼器（眼球付属物）

・涙器：涙液の分泌や排出にかかわる器官で，涙腺，涙路からなる。
・涙腺：漿液性の涙液を常に結膜表面に分泌する腺組織。
・涙路：涙液の排出路。涙液は内眼角（目頭の部分）にある涙点から入り，涙小管，涙嚢，鼻涙管を経て，鼻腔に排出される。
・眼瞼：まぶたのことで，上眼瞼と下眼瞼がある。
・マイボーム腺：眼瞼の縁にある脂腺。涙液の表層に油層を形成することで，涙液の蒸発を防ぐ。
・結膜：眼瞼の内側を覆う粘膜で，眼瞼結膜と眼球結膜がある。
・第三眼瞼（結膜半月ヒダ，瞬膜）：涙丘（内眼角の膨らみ）と眼球のあいだに存在し，水平方向に突出する結膜のヒダ。眼球を保護する。
・外眼筋：眼球の外側に付着する眼を動かすための筋肉で，7種類の横紋筋からなる。

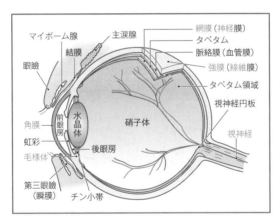

眼球の基本構造

▶ 7) 平衡聴覚器

・耳は，①外耳，②中耳，③内耳からなる。
・①外耳：耳介と外耳道からなる。
・耳介：漏斗状の耳介軟骨によって形成される。音を集めやすい形をしており，耳介筋によって耳介を動かすこともできる。鳥類には存在しない。
・犬の外耳道：垂直耳道→水平耳道と方向が変わる。
・②中耳：耳小骨，鼓室，耳管から構成される鼓膜よりも内側の領域。
・耳小骨：鼓膜側からツチ骨，キヌタ骨，アブミ骨の3つの骨からなる。外耳から受けた音の振動を拡大し，雑音を減らし，内耳へ伝える。
・耳管：鼓室の中にあり，咽頭とつながる。▶Link! p.22通常は閉じているが，あ

　くびや嚥下をすると一時的に開き，鼓室内と外界の圧力を均等にする。
- ③内耳：外耳，中耳に続いて最も奥にある。骨迷路と膜迷路という構造からなり，前庭部と蝸牛部に分けられる。
- 骨迷路：複雑な形をした骨の空洞。
- 膜迷路：骨迷路の中にあり，骨迷路と同様の形をしている。平衡覚と聴覚の受容器が存在し，神経を通じて脳に向かう。
- 前庭部：平衡覚の受容器が存在する。前庭，半規管という骨迷路と，その中にある球形嚢，卵形嚢，半規管（三半規管）という膜迷路からなる。球形嚢，卵形嚢では体の傾きを，半規管では回転を感知する。
- 蝸牛部：聴覚の受容器が存在する。蝸牛という骨迷路の中に，蝸牛管という膜迷路がある。蝸牛管の上下にはリンパ液で満たされた前庭階と鼓室階がある。
- コルチ器：蝸牛管と鼓室階を隔てる基底膜の上にある感覚器官。音の振動を感知する。

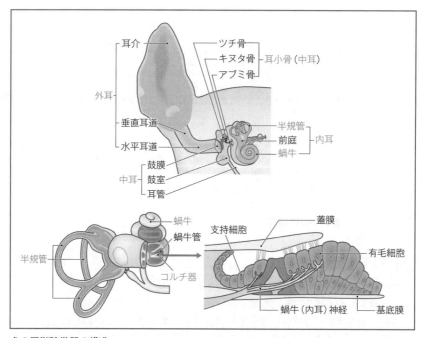

犬の平衡聴覚器の構造

■ 8) 嗅覚器・味覚器

- 嗅覚器：においを感知する感覚受容器。感覚上皮細胞，支持細胞，基底細胞の3つの細胞からなる。
- においの伝達経路：感覚上皮細胞→嗅神経→脳(嗅球)
- 味蕾：味覚を感知する感覚受容器。
- 副嗅覚器(鋤鼻器)：フェロモンを感知する感覚受容器。猫や牛のフレーメンに関与。
- 舌乳頭：舌粘膜上にある多くの小突起で，舌を保護する役割をもつ。葉状乳頭，茸状乳頭，有郭乳頭には味蕾が存在するが，糸状乳頭，円錐乳頭には味蕾が存在しない。
- 味蕾の構造：タマネギ型の構造をしており，味細胞，支持細胞，基底細胞の3つの細胞からなる。
- 味蕾では，味孔に食物が触れることで，味細胞が興奮し神経へと刺激を伝える。
- 辛みは味覚ではなく，体性感覚の一種である痛覚にあたる。

3　動物繁殖学

✎ 1. 生殖器の形態と機能

■ 1) 生殖器の基本構造

雄

- 精巣：精子の産生，ホルモンの分泌を担う，雄の生殖腺。左右一対存在する。・精巣の温度：精子形成は体温よりも低い環境で効率よく行われるため，成体の精巣は腹腔の外にある陰嚢内に収まっており，精巣の温度が体温よりも高くならないよう調節されている。
- 精巣下降：精巣は胎子期には腹腔に存在しており，徐々に陰嚢内に移動してくる(鼠径管を通って出てくる)。精巣下降は，犬や猫では生後1ヵ月ごろまでに完了するといわれている。精巣が陰嚢内に移動しない場合，潜在精巣となる。腹腔内では温度が高く正常な精子が形成されないため，両側の精巣が潜在精巣の場合，無精子症となる。ただし，ホルモンは産生されるため，発情は誘起される。潜在精巣は遺伝性であるため，繁殖に用いることは避けた方がよい。▶Link! p.69

1　基礎動物学

・精巣の中身：精巣の中には精細管という，精子がつくられる管が張りめぐらされている。この管の壁のことを，精上皮という。精上皮には，精子，精子のもとになる細胞（精祖細胞，精母細胞など），セルトリ細胞（支持細胞）などが存在している。また，精細管のあいだを埋める結合組織の中には，間質細胞（ライディッヒ細胞）がみられる。
　→セルトリ細胞（支持細胞）：精子，精子のもとになる細胞に栄養を与える。
　→間質細胞（ライディッヒ細胞）：アンドロゲンを分泌する。
・生殖管：①精巣上体，②精管からなる。
・①精巣上体：頭部，体部，尾部に分かれる。頭部から入ってきた精子は，精巣上体を通過する過程で受精能の一部などを発達させて成熟した精子となり，尾部で貯蔵される。
・②精管：精子を尿道に届ける管。
・蔓状静脈叢：精巣に近い部分にある精巣静脈は，精巣動脈を取り巻くように多数の細い枝を出していることから，このように呼ばれる。この構造は，精巣に向かって流れる精巣動脈内の血液を冷やすのに役立っている。
・副生殖腺：精漿（＝精液の精子以外の液体成分）を産生する。もっている副生殖腺の種類は，動物種により異なる。
・陰茎：陰茎根，陰茎体，陰茎亀頭からなり，尿道，海綿体（＝勃起の際の血液貯留に特殊化した血管），筋組織などが存在する。
・陰茎骨：犬，猫ともに陰茎骨をもつが，猫の陰茎骨は非常に小さく，X線画像でも確認が難しい。
・精管の尿道への開口部：前立腺が尿道を取り巻く，前立腺体部の位置にある。

動物ごとの副生殖腺

動物種	精嚢腺	前立腺	尿道球腺	膨大部腺
犬	―	○	―	○
猫	―	○	○	○*
牛	○	○	○	○
豚	○	○	○	―
馬	○	○	○	○

＊猫は膨大部腺をもつが，未発達である。

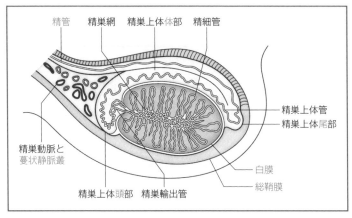

精巣の構造

雌

- 卵巣：卵子の産生，ホルモンの分泌を担う，雌の生殖腺。左右一対存在する。
- 体内での卵巣：卵巣は，卵巣嚢（卵巣間膜と卵管間膜からなる）と脂肪などの結合組織に包まれている。卵巣嚢は頭側へ伸びる卵巣提索によって腹壁に，尾側では短い固有卵巣索によって子宮の先端に固定されている。
- 卵巣の中身：卵巣内には，卵胞（＝卵子〔卵母細胞〕の発育の場）や黄体が存在する。卵胞の数は出生時に最も多く，年齢とともに減少する。卵胞は，発達の度合いによって，原始卵胞→一次卵胞→二次卵胞→三次卵胞（胞状卵胞）→成熟卵胞（グラーフ卵胞）と徐々に大きくなり，卵胞内に卵胞液を貯留するようになる。
- 生殖管：①卵管，②子宮，③腟からなる。
- ①卵管：卵巣嚢の中を走る細い管であり，卵子を子宮に運ぶ。卵管は卵巣に直接つながっているわけではなく，卵巣の表面から排卵される卵子を受け止めるように卵管の先端が漏斗状に広がっている。この部分を卵管漏斗部と呼び，膨大部，峡部と続いて子宮に連結する。
- ②子宮：受精卵の着床〜分娩するまで，胎子の発育の場となる。犬や猫の子宮は卵管側から，左右に一対存在する子宮角，左右の子宮角が合流した子宮体，子宮体の尾側で筋が厚く発達している子宮頚からなり，双角子宮と呼ばれる。
- ③腟：雄の陰茎を受け止める交尾器であり，産道でもある。腟は，尿道が開口する外尿道口の直前で，横に走る粘膜ヒダ（＝腟弁）によって腟前庭と分かれる。
- 胎子期の発生過程において，雌では雄の生殖器に関係する部分が退行する。雌の成体には雄の総鞘膜に相当する部分が残っており，腹膜鞘状突起と呼ばれる。
- 外陰部：陰唇と陰核（＝雄の陰茎に相当）からなる。陰唇は，発情中の雌犬では腫脹するが，雌猫では大きな変化を確認することはできない。

・外尿道口は腹側に開いているため，腟粘膜を採取するために綿棒などを挿入する
　際は，背側に沿って入れる。

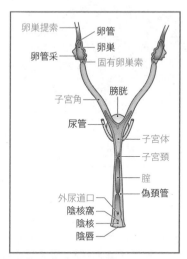

雌性生殖器の構造（猫）

▶ 2) 精子と卵子の形成

・精祖細胞（精子のもとになる細胞）：胎生期に形成されるが，性成熟に近づくま
　で休眠しており，性成熟に近づくと分裂を開始する。生殖能力があるあいだは分
　裂し続ける。
・卵祖細胞（卵子のもとになる細胞）：胎生期に形成されるが，原始卵胞内で一次
　卵母細胞となって減数分裂の第一分裂前期で休眠に入る。性成熟に達すると，卵
　胞の発育とともに一次卵母細胞の減数分裂が再開され，減数分裂の第一分裂を終
　えて二次卵母細胞となる。一般的には，二次卵母細胞で排卵され（犬では一次卵
　母細胞），排卵された卵子は卵管内で分裂を進める。最終的な減数分裂＊の終了
　は，精子の進入の刺激によってもたらされる。
・理論的には，減数分裂によって1つの細胞から4つの生殖子がつくられることに
　なる。
　→精子：すべてが精子となる＝1つの精祖細胞から4つの精子
　→卵子：減数分裂で細胞質が均等に分かれない＝1つの卵祖細胞から1つの卵子

＊体細胞分裂（生殖細胞以外の細胞）では，分裂前に染色体が2倍に増えてから2つの細胞に分かれ
　るため，分裂後も染色体の数はもとの細胞と変わらない。生殖細胞では，分裂するとき染色体は
　増えずにそのまま分かれ，それぞれ別の細胞に入るため，染色体の数はもとの細胞の半分になる
　（＝減数分裂）。▶Link! p.67

精子と卵子の形成過程

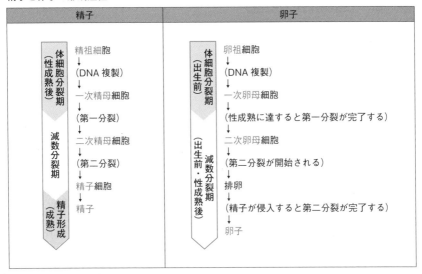

精子	卵子

3) 生殖器系に関係するホルモン

生殖器系に関係する主なホルモンとその作用，標的部位

分泌部位		ホルモン	主な作用
視床下部		性腺刺激ホルモン放出ホルモン(GnRH)	下垂体前葉からのLHとFSHの分泌を刺激
下垂体	前葉	プロラクチン(乳腺刺激ホルモン)	乳腺における乳汁生産促進，母性行動の刺激，動物種によっては黄体維持作用
		黄体形成ホルモン(LH)	雌：卵巣に作用して排卵の誘起，卵胞の黄体化 雄：精巣の間質細胞の発達とアンドロゲンの分泌を刺激
		卵胞刺激ホルモン(FSH)	雌：卵巣での卵胞の発育を刺激 雄：精巣にある精細管の発達を刺激
	後葉	オキシトシン	雌：子宮平滑筋の収縮(分娩の促進)，乳腺からの乳汁射出(射乳) 雄：精管や前立腺の平滑筋の収縮
精巣	間質細胞	アンドロゲン	毛包などに作用し雄性二次性徴を発現，性行動の促進，精巣における精子形成の促進
卵巣	卵胞	エストロゲン(卵胞ホルモン)	卵巣での卵胞の発育，子宮内膜の増殖，乳腺腺胞の発育，雌性二次性徴の発現
	黄体	プロゲステロン(黄体ホルモン)	子宮などに作用して妊娠の成立・維持，乳腺細胞の発育

2. 性周期と交配

1) 性成熟と性周期

性成熟

- 性成熟：雄では十分な数の精子が産生され，雌を受胎させることが可能になる状態をいい，雌では受精・妊娠・分娩・授乳の一連の生殖機能を全うできる状態になることをいう。性成熟の時期は，栄養状態，飼育環境，血統などの影響も受けるため，同じ犬種や猫種でも個体差がみられる。
- 犬の性成熟の時期：一般的に，雄で生後7〜12ヵ月，雌で生後8〜16ヵ月である。ただし犬種によって差がみられ，小型犬で早く，大型犬で遅い傾向にある。
- 猫の性成熟の時期：一般的に，雄雌ともに生後6〜10ヵ月である。雌猫は季節繁殖動物であるため，出生の季節によっては性成熟が遅れる場合がある。また，猫種によって差がみられ，長毛種の方が短毛種よりも性成熟が遅い傾向にある。
- 雄犬と雄猫の性行動：性成熟に達すると，精巣からアンドロゲン（テストステロン）の分泌が開始し，様々な性行動がみられるようになる。
  →例：尿によるマーキング（雄犬では後肢を上げて排尿するようになる），攻撃性の上昇，雄犬のマウント行動（雌犬だけでなくクッションなどに対しても腰を振る）

発情周期

- 雌犬の発情周期：犬は，繁殖期に1回だけ発情を示す単発情動物であり，およそ6〜10ヵ月の間隔で発情が起こる。犬の発情は，季節の影響を受けない。犬の発情周期は，①発情前期，②発情期，③発情休止期，④無発情期に区分される。
- ①発情前期：発情出血の開始から雄犬に交尾を許すようになる前までの期間のこと。エストロゲンの作用によって外陰部が腫大，充血し，血様分泌物の排出（＝発情出血）が起こる。この時期の雌犬は，落ち着きがなくなり，頻尿になる。
- ②発情期：雄犬に交尾を許容する期間のこと。発情期の3日目に排卵が起こり，排卵後も1週間程度は発情期が持続する。排卵後，数日経ったころから外陰部は縮小しはじめ，発情出血も減少していく。
- ③発情休止期：黄体期でプロゲステロンの分泌が終わるまでの期間のこと（約2ヵ月）。犬では妊娠をしていなくても，妊娠した場合と同様の期間，黄体からプロゲステロンが分泌される。
- ④無発情期：卵巣が休止している期間のことで，4〜8ヵ月続く。この時期の長さによって，発情周期の長さが決定される。
- 雌猫の発情周期：猫は，ある特定の時期に数回の発情を繰り返す多発情動物であり，季節繁殖動物*である。季節繁殖動物とは，繁殖行動が活発になる季節（＝繁殖季節）がある動物のことである。猫の発情は，光によって調節されていることが知られており，1日の日照時間が長い時期に発情が起こる。しかし，完全室内飼育の場合は，人工照明に当たる時間が長くなることで繁殖季節がなくなり，

1年中発情徴候を示すことがある。

・雄犬と雄猫の繁殖周期：精子をつくる機能（造精機能）に季節性はあまりなく，1年中繁殖が可能である。

＊繁殖季節をもたず，1年を通して繁殖が可能な動物を周年繁殖動物という。代表的な例を挙げると，豚，牛は周年繁殖動物であり，馬，羊，山羊は季節繁殖動物である。

雌犬と雌猫の発情徴候

雌犬	雌猫
・落ち着きがなくなる ・排尿回数が増える（少しずつ排尿する） ・フェロモンで雄を引き寄せる ・雄犬を許容する ・外陰部から発情出血がみられる ・外陰部が腫大する	・独特な声で鳴く（騒がしい） ・人にすり寄る ・排尿回数が増える（少しずつ排尿する） ・背を低くして足踏みする（足踏み行動） ・床に転がる（ローリング） ・臀部を叩いて軽く刺激すると，交尾の姿勢をとる

▶ 2) 交配

・交配場所：原則的に，テリトリー以外では雄が十分な能力を発揮できないことがあるため，交配は雄のテリトリーで行う（雌が雄のところへ行く）。雄に主導権をもたせた方が，交配はうまくいく。

・排卵とホルモンの関係：性成熟期に達すると，卵巣にある原始卵胞は発育を開始して大きくなり，エストロゲンを分泌するようになる。犬では卵胞が完全に成熟すると，下垂体から黄体形成ホルモン（LH）が一過性に分泌され（＝LHサージ），排卵が促される。排卵後の卵胞には黄体が形成され，黄体からはプロゲステロンが分泌される。妊娠が成立しなかった場合は，また新しい卵胞ができて成長し，排卵されるという一連の過程が繰り返される。猫では，交尾によってLHサージが誘起されるので，交尾がないと排卵は起こらない（＝交尾排卵動物）。

・犬の交配適期：交配適期とは，妊娠する可能性が最も高い期間のことである。雌犬の受胎可能な交尾期間は，排卵前48時間（2日）〜排卵後120時間（5日）までの7日間程度であり，交配適期は，排卵後3〜5日（＝卵子が受精能を保有している期間）である。

・雌猫の交配適期：猫では交尾刺激を受けた後に排卵が起こるため（＝交尾排卵動物），発情していれば交配は可能である。よって交配適期は，発情開始後3〜5日の発情徴候が強い時期となる。排卵は，交配から28〜36時間後に起こる。

・腟スメア（腟垢）検査：腟垢に出現する細胞は発情周期により異なるため，犬では，採取した腟垢を鏡検することで発情の進行状況を確認することができる。

　　→発情前期（初期〜中期）：赤血球と有核上皮細胞が主体で，角化上皮細胞，好中球が少量みられる。進行するにつれて，角化上皮細胞の割合が増え，好中球は少なくなっていく。

　　→発情期中期（＝交配適期）：ほとんどが核のない角化上皮細胞となる。

　　→発情期末期：角化上皮細胞の割合が減り，再び有核上皮細胞が増えてくる。

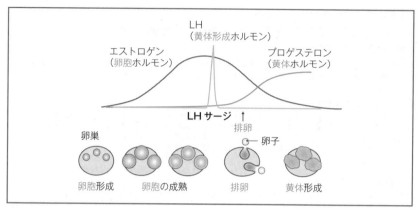

犬の排卵とホルモンの関係

犬では，排卵前から卵胞の黄体化が起きるため，排卵前から少量のプロゲステロンが分泌される。また，妊娠の有無にかかわらずプロゲステロンの分泌が約2ヵ月間持続する。

犬と猫の交尾様式

犬	猫
①雄犬が雌犬に乗駕する。 ②突き運動，陰茎の挿入をする。 ③勃起（遅延勃起）と亀頭球の膨張が起こる。 ④射精を開始し*，回転する（→雄と雌は反対方向を向く）。 ⑤結合が起こる（コイタルロック）。結合時間は犬により異なるが，10〜30分ほど続く。 ⑥精液の射出が終わり，結合が分離する。	①雌猫が体を低くし，足踏みをして雄猫を誘う。 ②雄猫が雌猫に乗駕し，雌猫の頚部の皮膚を噛んでつかむ。 ③陰茎を挿入し（3〜30秒間程度），射精する。 ④陰茎の刺激で雌猫は鳴き叫び**，交尾後は床に転がって体をこすりつける（交尾後反応）。 ⑤10〜20分後に再び雄猫を受け入れ，交尾が行われる。1回の交配で複数回の交尾行動を行うが，これはLHサージを起こすための刺激として，また十分量の精子を腟内に送りこむために重要である。

＊犬では雄と雌が結合する前から精液が射出されており（前立腺液〔第1分画液〕＝精子を含まない），精子を含む精液（第2分画液）は陰茎が完全に勃起してから射出される。その後，勃起が収まるまで透明な液（前立腺液〔第3分画液〕）を射出し続ける。
＊＊猫の陰茎亀頭の表面には棘があり，痛い。しかし，この棘の刺激は排卵の誘起に重要である。

🖊 3. 妊娠と分娩

▶ 1）着床〜妊娠

着床

・着床：卵子と精子が融合することを受精という。犬や猫の受精は卵管内で起こり，数時間後には細胞分裂が開始する。受精卵は発育（細胞分裂，卵割）しながら成熟して子宮に入り，子宮内膜に接着する（＝着床）。
・1回目の体細胞分裂が終了した後の受精卵は，胚と呼ばれる。

・犬や猫は一度に2頭以上の新生子を産む多胎動物である。左右で受精卵の数が異なる場合であっても，左右の子宮角で着床する数が同じになるように胚が子宮の中を移動し，等間隔で着床する。
・胚がある程度発育してくると，胚を囲むように胎膜が形成される。胎膜は，外側から絨毛膜，尿膜，羊膜からなる。胎膜の表面には絨毛（＝絨毛膜と尿膜からなる）と呼ばれる突起が発達し，これが子宮粘膜に入りこんで胎盤が形成される。
・犬と猫の胎盤：子宮内膜上皮が消失し，上皮下にあった毛細血管の血管内皮と絨毛が密着する＝内皮絨毛膜胎盤と呼ばれる。また，絨毛が胎膜の中央を帯状に取り囲んでいることから，帯状胎盤とも呼ばれる。
・胚は発生過程で，外胚葉，中胚葉，内胚葉の3つに分かれ，それぞれの胚葉から組織，器官がつくり出されていく（＝器官発生）。器官発生が終わると，胚は胎子と呼ばれる。
・母体と胎子のあいだでは，臍帯を通る血管を介して，栄養素や老廃物，酸素や二酸化炭素のやりとりが行われている。胎盤から胎子に動脈血を運ぶ血管を臍静脈，胎子から胎盤に静脈血を運ぶ血管を臍動脈と呼ぶ。

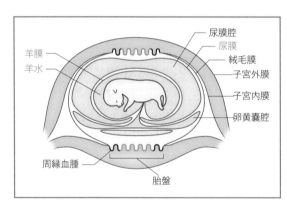

犬の胎盤の構造

尿膜は，尿膜管によって胎子の膀胱とつながっており，中には尿膜水（＝胎子の排泄物）が貯留している。羊膜は胎子を囲み，内側には羊水（羊膜上皮から分泌される）が貯留している。胎子は羊水に浮かんで発育する。

各胚葉から発生する組織と器官

胚葉	組織と器官
外胚葉	神経，感覚器，表皮，毛などの表皮の付属物
中胚葉	骨，軟骨，筋，血液，心臓，血管，リンパ節，生殖器，泌尿器（膀胱と尿道の上皮以外）
内胚葉	消化管，呼吸器，肝臓，膵臓，甲状腺，副甲状腺（上皮小体）

妊娠

・妊娠期間：交配から分娩までの期間のこと。
　→犬：約63±7日，猫：約67±2日
・妊娠の維持に必要なホルモン：プロゲステロン（黄体ホルモン），プロラクチン

1 基礎動物学

- 犬においては妊娠していなくても長期間プロゲステロンが分泌されるため、妊娠していない犬においても、乳腺がある程度腫大する（＝生理的な偽妊娠）。妊娠していないにもかかわらず、著しい乳腺の腫大、乳汁分泌や営巣行動などの症状がみられる場合、偽妊娠と診断される。持続的な乳汁分泌は、吸引刺激や自分でなめることによる刺激によってプロラクチンの分泌が持続してしまうと消失しないため、エリザベスカラーをつけるなどの対応が必要となる。
- 猫では、妊娠していない場合のプロゲステロンの分泌期間は短く、偽妊娠の徴候を示すことはほとんどない。
- 妊娠診断：妊娠を診断する方法として、①腹部触診、②超音波検査、③X線検査、④血中リラキシン（胎盤で産生されるホルモン）測定がある。
- 妊娠中の薬物投与：ほとんどの薬物は胎盤を通過するので、胎子に影響を及ぼす可能性がある。特に、催奇形性、胎子毒性があるものには注意が必要である。なお、妊娠中のワクチン接種は禁忌だが、フィラリア予防薬は投与可能である。
  →例：アミノグリコシド系抗菌薬（耳毒性、腎毒性）、テトラサイクリン系抗菌薬（骨と歯の発育障害）、クロラムフェニコール（胎子死亡）
- 流産を誘起する薬物：エストロゲン（卵胞ホルモン）、副腎皮質ステロイド、プロスタグランジンなど

犬と猫の妊娠診断

方法	概要
腹部触診	子宮の膨らみを触診する方法。胎子を圧迫しないよう注意が必要である。 →犬：排卵後25～35日、猫：交配後20～30日
超音波検査	着床後に診断が可能となるため、最も早期に妊娠診断ができる。 **着床確認** →犬：交配後25日以降、猫：交配後20日以降 胎子の心臓の動きを確認できるため、胎子の生死を確認できる。胎子数が多い場合、正確な胎子数を確認するのは難しい。 **胎子心拍確認** →犬：排卵後28～30日以降、猫：交配後20～25日以降
X線検査	骨が骨化した後の胎子を確認できる。胎子数を数えることができる。 →犬：交配後45日前後、猫：交配後40日以降
血中リラキシン測定	リラキシンを用いた犬の妊娠診断キットは、国内では販売されていない。

2) 分娩

- 分娩過程：子宮頚管が開口する→陣痛が始まる→陣痛が強くリズミカルになり、破水が起こる→破水は、一次破水（胎膜である尿膜が破裂して尿膜水が排出される）、二次破水（羊膜が破裂して羊水が排出される）の順で起こる→さらに陣痛が強くなり、胎子が娩出される。次の胎子の分娩の陣痛が開始されるまでの時間は、個体によって異なるが、平均約1時間（1～4時間）である。ただし、猫では正常でも半日ほどかかることがある。

・検温の重要性：分娩直前（約10時間前）には直腸温が37.2℃以下になるため，予定日の1週間前から1日3回の検温を行うようにする。なお，猫では犬のような体温低下は顕著にみられないことが多い。

・分娩への介入：強い陣痛がみられるようになると，15〜20分の強いりきみが生じ，やがて最初の胎子が娩出される。胎子の娩出前には，羊膜に包まれた胎子がみられる（＝足胞と呼ぶ）。りきんでいても1時間以上娩出されない場合は，何らかの問題があると考え，早めに対応をとれるように備える。

・臍帯の処置：臍帯からの感染は非常に多く，死亡の原因になりうるので，以下の手順で臍帯を処置する。

→新生子の腹部から0.5〜1 cm離れたところを1ヵ所結紮し，切断する。結紮時と切断時は，ほかの組織を巻きこまないように十分に注意する。その後，濃度の高いヨードを用いて消毒する。

・異常分娩：①早産，②死産，③妊娠期間の延長（分娩の遅延），④難産がある。

・①早産：妊娠期間満了前に，生活能力を備えた胎子を娩出すること。最低でも妊娠期間の約90％（約57日）を胎内で過ごす必要がある。

・③妊娠期間の延長：犬では排卵日から，猫では最終交配日から70日を超えているにもかかわらず，出産の徴候がみられない場合は，長期在胎と考えられる。

・④難産：困難な出産のことで，母体側の原因（肥満，栄養不足，陣痛微弱など），または胎子側の原因（失位 *，奇形胎子，過大胎子など）により起こる。

・帝王切開：母体に対して胎子が大きすぎる場合など，難産の対処法として，最終的に選択される。犬種や猫種によっては計画的に行われる場合もある。

＊娩出の際，正常な胎子の姿勢（＝正常位，図を参照）とは異なる，異常な姿勢で娩出されること。

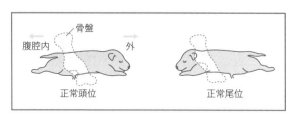

骨盤
腹腔内　　外
正常頭位　　　　　　正常尾位

娩出される胎子の正常位

難産が起こりやすい犬種と猫種

犬		猫
・チワワ	・狆	・ヒマラヤン
・ボストン・テリア	・ブルドッグ	・ペルシャ
・スコティッシュ・テリア	・フレンチ・ブルドッグ	・シャム　など
・ペキニーズ	・シー・ズー　など	

📂 3) 不妊手術

・不妊手術 (避妊・去勢手術)：望まれない妊娠を避けることや，性ホルモンに関連した様々な問題行動を抑制することのほかに，性ホルモンに関連した疾患の発症を予防できるメリットがある。

・不妊手術の時期：雌犬，雌猫ともに，性成熟前に避妊手術を行うと，それ以降に手術を行ったものに比較して乳腺腫瘍の発症率が低くなることが知られている。猫では，生後6ヵ月ほどで手術を行う場合が，乳腺腫瘍を発症する危険性が最も低いことが知られている。雄犬，雄猫についても，性行動が始まる時期，つまりは性成熟前に手術を実施することが推奨されている。

・性成熟後に雌の避妊手術を行う場合には，発情周期を考慮する必要がある。発情周期のうち，発情前期，発情期 (発情徴候を示している時期) では，子宮や卵巣の血管が太くなっており，出血が多くなる可能性がある。また，犬で発情休止期 (黄体期) に手術を行うと，血中プロゲステロン値の減少に伴って血中プロラクチン値が上昇し，乳腺の腫大 (偽妊娠) が起こる可能性がある。

不妊手術のメリットとデメリット

メリット	デメリット・注意点
・望まれない交配による妊娠の回避 ・性ホルモンに関連した問題行動の抑制 　→例：発情徴候 (出血，鳴き声など)， 　　　スプレー行動，攻撃性，逃走 　　　癖，マウント行動 ・性ホルモンに関連した疾患の予防 　→例：雌では子宮蓄膿症，乳腺腫瘍， 　　　卵巣腫瘍 　　　雄では前立腺肥大症，精巣腫瘍， 　　　会陰ヘルニア，肛門周囲腺腫	・全身麻酔のリスク (麻酔薬アレルギーなども含む) ・不完全な結紮による腹腔内出血 (特に大型犬，肥満の動物で注意) ・尿管の結紮 ・術創の癒合遅延，離開，自己損傷 ・陰嚢の腫脹 (雄犬で陰嚢を切開した場合) ・子宮・卵巣の断端の肉芽腫 ・縫合糸の感染，アレルギー反応 (特にミニチュア・ダックスフンドで注意) ・尿失禁 (特に大型犬で注意) ・皮膚病 (脱毛)，被毛の外観の異常 ・体重の増加傾向 (肥満)

📂 4) 人工授精

・人工授精：自然交配の代わりに，精液を人為的に腟内 or 子宮内に注入する繁殖技術。猫では精液を採取することが難しく，一般的に人工授精は行われない。

・ジャパンケネルクラブ (JKC) による血統登録：2015年10月以降，全犬種において，人工授精に用いられた精液が新鮮精液，低温精液，凍結精液のいずれであっても，子犬の登録を認めている。

4. 新生子管理

1) 新生子の生理機能と発育過程

新生子の生理機能と起こりうる異常

新生子の生理機能	起こりうる異常
体温調節機能が未熟	低体温症など
排便と排尿の随意調節ができない	便秘
腎機能が未発達	脱水
肝機能が未発達（グリコーゲン貯蔵能力が低い）	低血糖症
免疫機能が未発達	感染症
肺機能が未熟	低酸素血症
消化機能が未熟	下痢

犬や猫における新生子の生理機能

	新生子犬	新生子猫
体温（直腸温）	出生時～1週：35.0～37.2℃ 4週：37.2～39.0℃	出生時：35.0～36.5℃ 4週：38.0～39.0℃
呼吸数	15～35回/分	15～35回/分
心拍数	200回以上/分	220回以上/分
目が開く（開眼）時期	10～12日，視力は21～28日	7～10日，視力は20日前後
耳道が開く時期	13～15日，聴力は13～17日	6～15日，聴力は21日前後
起立する能力が備わる時期	約10日	約10日
しっかりとした歩調で歩けるようになる時期（運動機能）	約3週間で姿勢反射，約4週間ですばやく釣り合いのとれた動き	14～20日でよちよち歩き，21日ごろからバランス感覚がもてるようになる
排便と排尿の随意調節ができるようになる時期	約21日	約21日
乳歯が生える時期	3～6週（28本）	3～6週（26本）
永久歯が生える時期	3～7ヵ月（42本）	3.5～6.5ヵ月（30本）
離乳時期	6～8週	6～8週

生後3～12週齢の時期は社会化期と呼ばれ，脳が急速に発達する重要な時期である。▶Link! p.286, 313

▶ 2) 初乳の意義

- 移行抗体：新生子は抗体を自分で産生することができないため，母体内で胎盤を介して，または分娩後の母乳(初乳)を通して抗体を受けとることによって，様々な感染に対して防御機能を得ている。これらの抗体を移行抗体と呼び，移行抗体によって起こる免疫を，移行免疫という。離乳後に移行抗体は徐々に減少し，12週齢ごろまでにその効果は消失する。8週齢ごろになると，自分で抗体をつくれるようになるので，この時期にワクチンの投与を開始する。▶Link! p.181
- 移行抗体の受けとり方：胎盤の構造の違いにより，動物種によって異なっている。犬や猫では胎盤を介して得られる移行抗体は約5～10%のみで，90%以上は母乳から獲得する。
- 初乳：生後約1週間以内に分泌される母乳のことをいう。初乳はエネルギーや栄養が豊富で，多くの抗体(免疫グロブリン)を含んでいる。初乳を介する移行抗体の中で，主要な成分はIgGとIgAであり，IgM抗体も含まれている。
- 新生子の小腸粘膜は，免疫グロブリンを分解することなく吸収できる能力をもっている。しかし，この吸収能力は生後8時間以上が経過すると50%以下に減少し，24時間以上経過すると腸の上皮細胞から吸収されなくなる(＝受動免疫移行不全という)。すなわち，初乳は生後1週間程度分泌されているが，生後24時間以内に必ず飲ませないと移行抗体を送ることができない。また初乳は，新生子の腸内細菌叢を正常に保つはたらきももつ。

▶ 3) 新生子の管理

- 新生子の管理として最も大切なのは，体重測定である。個々の体重の増加を確認，記録することで，発育に異常はないか確認することができる。また，新生子は体温調節が未熟であるため，環境温度の調節も重要である。低体温症や高体温症，湯たんぽなどによる火傷に注意する。
- 新生子の体重の推移：出生直後(生後2日以内)は，一般的に少し体重が減少する(＝生理的体重減少)。正常な犬と猫の新生子であれば，毎日体重は増加し，生後7～10日前後で出生時体重の2倍になる。
- 人工哺乳時の注意：新生子が哺乳瓶の乳首を吸引してミルクが勢いよく出た場合，誤嚥(→誤嚥性肺炎)を起こすことがある。そのため，哺乳の際は母親から自然な状態で授乳されているのと同じ形で，哺乳瓶と新生子を一直線にして，ゆっくりとミルクを与えるようにする。
- 新生子に起こりやすい疾患：新生子進行性衰弱症候群(明確な原因が分からないまま次第に衰弱し，突然死亡してしまう疾患の総称)，誤嚥性肺炎，新生子眼炎(急性化膿性結膜炎)，新生子同種溶血(猫)がある。
- 猫の新生子同種溶血：B型の母猫の母乳には強い抗A抗体が含まれるため，A型の新生子(B型の母猫×A型の父猫)が初乳を飲むと，新生子の体内で母乳中の抗A抗体が反応し，血液中の赤血球が破壊されてしまう(溶血)。多くは初乳を飲ん

だ数時間後から元気消失し，黄疸，貧血，血尿 (血色素尿) がみられる。もし症状を示す新生子猫がいたら，すぐに隔離して人工哺乳に切り替える。

・猫の血液型にはＡ型，Ｂ型，ＡＢ型があり，ほとんど (約80%) の猫はＡ型である。▶Link! p.213 しかし，まれにＢ型 (約20%)，ＡＢ型 (数%) の猫が存在する。なお，Ａ型の母猫がもつ抗Ｂ抗体は弱いため，新生子溶血は起こらない。

猫の品種によるＢ型の出現頻度

Ｂ型の割合	猫の品種
ほぼ0%	サイアミーズ (シャム)，ロシアンブルー，オリエンタルショートヘア，アメリカンショートヘア，バーミーズ，トンキニーズ，日本猫 (雑種)
1～10%	ヒマラヤン，ノルウェージャンフォレストキャット，メインクーン，マンクス
11～20%	アビシニアン，ソマリ，ペルシャ，スコティッシュフォールド，バーマン，スフィンクス，ジャパニーズボブテイル
20%以上	ブリティッシュショートヘア，エキゾチックショートヘア，デボンレックス，コーニッシュレックス

5. 遺伝学概論

1) 遺伝の基礎知識

・遺伝：親のもつ形質 (体の特徴や性質など) が子に受け継がれていくことをいう。これらの形質は遺伝子によって決定されており，遺伝子は細胞の核の中の染色体に含まれる (遺伝子の本体＝DNA)。▶Link! p.13

・体細胞分裂と減数分裂：体細胞分裂 (生殖細胞以外の細胞) では，分裂前に染色体が２倍に増えてから２つの細胞に分かれるため，分裂後も染色体の数はもとの細胞と変わらない。減数分裂 (生殖細胞) では分裂するとき，対となる染色体は分かれ，それぞれ別の細胞に入る (＝分離の法則)。▶Link! p.56

・メンデルの法則：メンデルにより発見された，親の形質がある規則性をもって子や孫に伝わるという遺伝法則。エンドウを使った実験にて，相反する形質 (対立形質) をもつエンドウ同士をかけあわせ，種子の形や色，さやの形などを子，孫の代まで観察すると，現れる形質には一定の法則がみられる。

・顕性の法則：メンデルの時代には明らかではなかったが，上記の規則性はその形質を現す遺伝子によるものである。子に伝わる形質を顕性 (優性) 形質といい，それを現す遺伝子を顕性 (優性) 遺伝子という。また，子に伝わらない形質を潜性 (劣性) 形質といい，それを現す遺伝子を潜性 (劣性) 遺伝子という。遺伝子を記号で表すとき，顕性遺伝子は大文字のアルファベット，潜性遺伝子は小文字のアルファベットで表される。

・伴性遺伝：性染色体上にある遺伝子による遺伝様式のこと。一般的に，雄の染色体はXY，雌はXXからなる。X染色体上に潜性遺伝子をもっている場合，雌で

1　基礎動物学

は対立する染色体の顕性遺伝のために異常が発現しないが，雄では対立遺伝子がないためＸ染色体の異常が発現してしまう。

遺伝の基本法則

	犬③ 茶毛で巻毛（aabb）
犬① 黒毛で直毛（AABB）	発生する遺伝型の組み合わせ ・黒毛（Aa）×直毛（Bb） ＝黒毛・直毛（AaBb）のみ発現する（顕性の法則）
犬② 黒毛で直毛（AaBb）	発生する遺伝型の組み合わせ ・黒毛（Aa），茶毛（aa）×直毛（Bb），巻毛（bb） ＝黒毛・直毛（AaBb），黒毛・巻毛（Aabb），茶毛・直毛（aaBb），茶毛・ 　巻毛（aabb）が，「1：1：1：1」で発現する

犬の黒毛の遺伝子Aは茶毛の対立遺伝子aに対して顕性（優性）であり，直毛の遺伝子Bは犬の巻毛の対立遺伝子bに対して顕性であるとする。黒毛・直毛（AABBの犬①，またはAaBbの犬②）と，茶毛・巻毛（aabb）の犬③をかけあわせたときの，生まれてくる子犬の表現型の割合を示す。

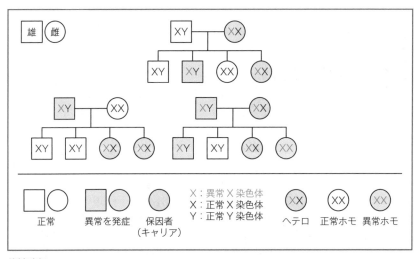

伴性遺伝

Ｘ染色体潜性遺伝である伴性遺伝の例を，図に示す。異常Ｘ染色体をもつ母犬と，もたない父犬から生まれた子犬の場合，雌の子犬は異常な遺伝子をヘテロとしてもっていることになるが，見かけは正常である（＝キャリア）。しかし，異常Ｘ染色体をもつ雄の子犬のすべてで，潜性遺伝形質を発現する。

68

▶ 2) 遺伝性疾患, 発生異常

・先天異常 (奇形)：出生時に確認することができる形態的な異常。▶Link! p.127
・遺伝性疾患：遺伝子の異常が原因で起こる疾患の総称。幼犬や幼猫のときには診断できず，ある程度成長しないと明らかにならないことが多い。遺伝性疾患をもつ個体は，繁殖に供するべきではない。また犬種によっては，ある毛色の組み合わせで，遺伝的に異常な個体が生まれることが知られている。

→例：コリーやシェットランド・シープドッグの，ブルーマールやセーブルマール (まだら模様の毛色) には，マール遺伝子 (潜性遺伝子) がかかわる。マールカラーの犬同士を交配した場合，一定の確率でマール遺伝子を2つもつ子ができるが，この状態は致死的で，胎子期に死亡して死産となることが多い。

犬や猫でみられる遺伝性疾患

疾患	概要
股関節形成不全	・股関節の形成不全と変性を示す。 ・大型犬で多い (ゴールデン・レトリーバー，ラブラドール・レトリーバーなど)。
臍ヘルニア	・臍帯輪から腸管や脂肪などの組織の一部が飛び出し，皮下が膨隆している状態のこと (いわゆる "でべそ")。 ・好発犬種：ポメラニアン，マルチーズ，シー・ズーなど。
鼠径ヘルニア	・内鼠径輪から腸管，子宮，膀胱などの臓器の一部が飛び出し，皮下が膨隆している状態のこと。事故など，後天的にも起こりうる。
進行性網膜萎縮症	・網膜の発育障害と変性がみられ，進行性に視覚が低下していき，最終的には失明してしまう疾患。 ・好発犬種：ミニチュア・ダックスフンド，トイ・プードルなど。
血友病	・X染色体の異常により，血液凝固異常が起こる疾患 (伴性遺伝)。 ・好発犬種：ミニチュア・プードルなど。
膝蓋骨脱臼	・膝蓋骨が正常な解剖学的位置から内方または外方へ脱臼する疾患。
潜在精巣 (陰睾) ▶Link! p.53	・好発犬種：チワワ，トイ・プードル，マルチーズ，ポメラニアン，パピヨン，ヨークシャー・テリア，ミニチュア・ダックスフンドなど。 ・好発猫種：ブリティッシュショートヘア，ベンガル，アメリカンショートヘア，スコティッシュフォールドなど。
眼球異常	・犬ではまれに，先天性の白内障などがみられる。
水頭症	・頭蓋内に脳脊髄液が過剰に貯留する疾患で，頭が大きく見える。 ・好発犬種：チワワ，ポメラニアン，フレンチ・ブルドッグなど。
先天性心疾患	・犬では心室中隔欠損症，動脈管開存症など，猫では肥大型心筋症などの先天性心疾患が多く発生する。 ・動脈管開存症の好発犬種：ポメラニアン，コリー，マルチーズ，シェットランド・シープドッグなど。 ・肥大型心筋症の好発猫種：メインクーン，ラグドールなど。
半陰陽	・外観の性別と生殖腺の性別の不一致が起こっている状態をいう。 ・好発犬種：アメリカン・コッカー・スパニエルなど。
遺伝性骨形成異常症 (骨瘤)	・軟骨の形成異常で，腫瘤 (骨瘤) ができたり，四肢や尻尾の骨に変形が起こったりする。 ・好発猫種：スコティッシュフォールドなど。

（次ページに続く）

疾患	概要
多発性嚢胞腎症	・腎臓にできた多発性の嚢胞が徐々に大きくなり，腎機能が進行性に低下する。 ・好発猫種：アメリカンショートヘア，スコティッシュフォールド，ヒマラヤン，ペルシャ，ブリティッシュショートヘアなど。
門脈体循環シャント	・門脈系と全身性静脈系とのあいだに短絡血管が生じ，異常な交通路が形成された状態のこと。 ・好発犬種：ヨークシャー・テリア，シェットランド・シープドッグなど。
異所性尿管	・尿管が正常な位置（膀胱三角）に開口せずに，腟，子宮，尿道に開口してしまう先天性異常のこと。雌での発症が多く，多くは片側性に発症する。 ・好発犬種：シベリアン・ハスキー，ニューファンドランド，ゴールデン・レトリーバーなど。
椎間板ヘルニア	・椎体間にある椎間板物質が突出し，脊髄が圧迫される疾患。 ・好発犬種：ダックスフンド，ウェルシュ・コーギー・ペンブロークなど。

表に挙げたもののほか，脂漏症やアトピー性皮膚炎などの皮膚疾患▶Link! p.263 やアレルギー疾患も遺伝性疾患に含まれる。また，性格（攻撃的な性格，伴侶動物として適さない性格）も遺伝的な影響も受けると考えられているため，繁殖しないことが望ましい。

4 動物行動学

 ## 1. 動物行動学の基礎

1) 動物行動学の４つの問い

・行動：動物が様々な刺激に対しはたらきかけるときに示す動きのこと。この刺激は外部刺激（光など）と内部刺激（血糖値の低下など）に分かれる。
・動機付け：目的や目標などのある要因によって行動を起こし，それを持続させる過程や機能のこと。個体の生命維持にかかわるものや情動的なものなど，いくつもの種類に分けられる。
・動物行動学：①機構，②発達，③適応，④進化の４つの視点を主軸として研究を行う（1973年，ティンバーゲン提唱）。

2) 動物でみられる行動とその分類

・遊戯行動：捕食欲を満たすための狩りの行動を模倣した遊びで，オオカミでは幼獣のときだけに，犬では生涯みられる。

- 幼形成熟（ネオテニー）：動物が，形態的 or 行動的に幼獣じみた特徴をもったまま成獣になるという現象。
  →例：犬の垂れ耳，短い吻（マズル）
- 生得的行動：生まれながらにもっている行動のこと。学習や環境からの影響を受けずに発現するため，個体差が少ない。
  →例：個体維持行動：生命を維持するためにとる行動。
  　　　社会維持行動：動物の社会を維持するためにとる行動。
- 習得的行動：各個体が経験を通した学習により獲得した行動。
- 大脳辺縁系：脳幹の上部にある部位で，記憶，本能行動や情動行動，動機付けに関与しており，問題行動との関連性がある。
- 視床下部：恐怖や不安，怒り，食欲による行動に関与する。
- 情動に影響を与える神経伝達物質：ドパミン，ノルアドレナリン，セロトニンなどが関与する。▶Link! p.143
- 動物の基本的な行動は，大きく個体行動と社会行動に分けられ，さらに機能ごとに，生命，生体の恒常性などを維持するための維持行動，子孫を残すための生殖行動，動物が葛藤状態に追いこまれた際に示す失宜行動に分けられる。
- 護身行動：パンティングなど，体の保護や，生理的恒常性維持のために示す行動のこと。

個体行動と社会行動の機能別分類

機能による分類		個体数による分類	
		個体行動	社会行動
機能による分類	維持行動	・摂食行動 ・飲水行動 ・休息行動 ・排泄行動 ・護身行動 ・身づくろい行動 ・個体探査行動 ・個体遊戯行動	・社会空間行動 ・敵対行動 ・親和行動 ・社会探査行動 ・社会遊戯行動
	生殖行動		・性行動 ・母性行動
	失宜行動	・葛藤行動 ・異常行動	

2. 発達過程と社会行動

- 犬・猫の発達過程 (発達ステージ)：新生子期, 移行期, 社会化期, 若齢期, 成熟期, 高齢期の過程に分けられる。▶Link! p.286
- 犬のコミュニケーション：聴覚刺激によるもの (鳴き声を使う)，嗅覚刺激によるもの (体のにおいや排泄物を用いる)，視覚刺激によるもの (ボディランゲージを用いる) という３つに分けられる。
- 猫のコミュニケーション：基本的に単独で生活をするため，コミュニケーションをとる場面は，発情期の性的な交渉や敵対をするとき，母子関係に限られる。
- 敵対行動：繁殖相手や安心な休息場所，または餌などの資源を獲得するために，個体間で争う際に示す行動のこと。相手に対する攻撃，威嚇だけでなく，敵意がないことを示す，逃げるなどの行動も含まれる。
- 親和行動：主に群れの仲間同士でみられる，互いが安心できる存在だと認識しあうために行う行動のこと。
  →例：相互グルーミング (身づくろい行動)，犬同士で遊ぶ

犬と猫の表情の変化

		攻撃の状態	恐怖の状態
犬	耳	前方に傾く	垂れ下がり後方に引かれる
	口	開き，歯が見える	閉じている
猫	耳	後方に傾く	横に傾く
	口	開き，歯が見える	閉じている
	ひげ	前方に向く	後方に向く

 ## 3. 学習理論

 ### 1) 馴化と感作

- 馴化：刺激に繰り返し曝されることで，動物がその刺激に慣れ，かつて引き起こされていた反応がだんだん小さくなること。痛みの刺激には起こらない。
- 氾濫法：動物に嫌悪刺激 (不快と感じる刺激) を繰り返し曝露することで，馴化を生じさせる手法。
- 系統的脱感作法：動物に嫌悪刺激だと認識しない程度の刺激を曝露し，慣れが生じていることを確認しながら，徐々に刺激の強度を高めていく手法。
- 感作 (鋭敏化)：強い刺激に曝露された結果，刺激に敏感に反応するようになること。

▶ 2) 古典的条件付けとオペラント条件付け

- 古典的条件付け：動物に何ら反応を引き起こさなかった刺激 (中性刺激) が，特定の反応 (無条件反応) を引き起こす刺激 (無条件刺激) と同じタイミングで繰り返し与えられると，結果的に反応を誘発する刺激 (条件刺激) となること。
  →例：パブロフの犬，人が梅干を見るだけで唾液が分泌される現象
- 消去：条件付を行った動物に対して，条件刺激の後に無条件刺激を呈示しないこと (消去の手続き) を繰り返すと，無条件反応が弱くなり消失すること。これを行っても，その反応が完全に消失することはない (自発的回復)。
- 拮抗条件付け：特定の刺激 (条件刺激) により嫌悪反応 (条件反応) を起こす古典的条件付けが起こった後に，新たに嬉しい反応 (条件反応) を結びつけること。
- オペラント条件付け：刺激 (先行刺激) →反応→結果のうち，結果を快刺激または嫌悪刺激にして反応頻度を操作する条件付のこと。
  →例：「オスワリ」(音の刺激) →犬が座る (反応) →ご褒美を与える (快刺激) の手続きを繰り返すと，「オスワリ」の合図で座る頻度が増えていく。
- 三項随伴性：オペラント条件付けにおいて，刺激 (先行刺激) →反応→結果の3つの要素が結びつくことで条件付けが成立すること。
- 正の強化子：与えることによって反応の頻度を増やす刺激のこと。
- 負の強化子：取り去ることによって反応の頻度を増やす刺激のこと。
- 正の罰子：与えることによって反応の頻度を減らす刺激のこと。
- 負の罰子：取り去ることによって反応の頻度を減らす刺激のこと。
- 消去バースト：オペラント条件付けがされた動物が，強化子が得られなくなることでフラストレーションを抱き，反応の頻度が増えること。
- 消去抵抗：消去の手続きをする前に，消去と強化の手続きを繰り返している場合，反応が消去されるまでに時間がかかる現象。
- 学習に影響を与える因子：遺伝的要因 (品種による，発現する生得的行動の程度の違い) とホルモン (性ホルモンによる，生理＆行動面の変化) による要因がある。
- 一次 (無条件) 強化子：遊び，食べ物，恐怖，痛みなど，動物が生得的にもっている強化子のこと。
- 二次 (条件) 強化子：一次強化子と関連づいた経験によって得た強化子のこと。一次強化子を与える際に伴う「ほめ言葉」や「ホイッスル音」などがこれにあたる。
- プレマックの原理：発現頻度の低い行動の後に，行動頻度の高い行動を伴わせることで，前者の行動の頻度が増えるという考え方。
- 強化スケジュール：ある行動を強化するときにどのような頻度で強化子を与えるかを示すもので，連続強化スケジュール (反応するたびに強化子を与える)，部分 (間歇) 強化スケジュール (反応の後ときどき強化子を与える) がある。
- 獲得した反応を失わないようにするには，連続強化スケジュールから部分強化スケジュールへ変更していくのがよい。

・クレートトレーニング：クレートを自分の部屋，寝床，一番安心できる空間と認識し，クレートの中でリラックスできるようにするためのトレーニング。
・甘噛みの対策：犬では社会遊戯行動への欲求，猫では捕食行動への欲求を満たす必要がある。

4. 問題行動と行動治療

1) 問題行動とその対応

・問題行動とは，飼い主や第三者を困らせる，動物の正常または異常な行動のこと。問題行動の定義は，人の価値観やまわりの生活環境に左右される。
・問題行動の要因：遺伝的要因，生得的要因，環境要因（問題行動につながる学習を含む），獣医学的疾患，性ホルモンによる影響，社会化不足がある。
・攻撃行動：他個体に対して，威嚇や危害を与える行動。
・攻撃行動の種類：縄張り性，遊び関連性，母性，特発性，自己主張性，疼痛性，転嫁性がある。
・攻撃行動がみられた際は，対象動物の飼育環境が，5つの自由▶Link! p.7 に沿っているか，生物として最低限の条件が満たされているかを確認する。
・行動修正法：学習理論に基づき，問題行動を望ましい行動に変化させる方法。短期的な対処法である環境修正法と，長期的な対処法である投薬，外科的処置，古典的条件付けやオペラント条件付けを用いた馴化，行動の強化がある。
・問題行動に対する外科的処置：避妊・去勢手術は，性的な欲求に起因する問題行動を防ぐことが期待されるが，すべての個体が改善されるわけではない。
・問題行動に対する投薬：▶Link! p.143
・恐怖反応：不安や恐怖を感じたときに大きな声を発したり，その場から逃走したりする正常な反応。
・常同障害：ストレスを起因とする精神疾患。恐怖症や分離不安，さらに自傷行動などがみられる。
・恐怖症：大きな音や特定の場所に対して過度な恐怖反応を示し，パニック状態になったり家から逃げ出したりする行動がみられる。
・分離不安：群れの仲間である飼い主や同居する動物が不在になることで不安が募り，破壊行動や無駄吠えなど，様々な行動がみられる。
・不適切な排泄行動：まずは疾患を疑い，獣医師による診断を受ける。異常がない場合，性成熟に伴うマーキング，加齢によるホルモン変化，筋肉の衰え，過度な恐怖反応などの原因が考えられる。
・高齢性認知機能不全：高齢になることによって生じ，トイレの場所を忘れたり，室内で同じ場所をグルグルと回り続けたり，不安感を抱くことが増えたりする。適度な運動をする，規則正しい生活リズムをつくるなどの対策がある。

▶ 2) 行動治療

- 行動治療の進め方：まず，飼い主から対象動物の基本情報や行動の詳細を問診しつつ，飼い主の生活環境，問題行動の経緯，経歴などを確認する。そして，客観的に問題行動を捉えて原因を究明し，必要に応じて獣医学的検査や，行動修正プログラムの作成と行動修正指導などを行い，治療を進めていく。
- 行動コンサルテーション：問題行動の改善に向けて専門家が行動修正プログラムを作成する作業のこと。訪問型（生活環境に訪問する）と診療型（飼い主と動物に病院へ来てもらう）がある。
- 行動治療に用いられる道具：吠え防止首輪，音が鳴る道具，食べ物を詰められるおもちゃ，ひっぱり防止ハーネス，バスケットマズル，クレートなどがある。
- 問題行動を予防するために，飼い主に求められること：犬や猫の入手前に品種や入手先を選定すること，将来のライフイベントを考えること，入手後には社会化トレーニングを行うこと，社会化教室の意義について理解することが求められる。▶Link! p.313

5 動物栄養学

1. 基礎栄養学

▶ 1) 5大栄養素

- 消化：生物が食物を吸収しやすいように変化させるはたらきのこと。▶Link! p.28
- 代謝：生命維持のために生物が行う，外界から取り入れた物質をもとにした合成や化学反応のこと。代謝における反応には，異化と同化がある。▶Link! p.29
- 三大栄養素：糖質（炭水化物），蛋白質，脂質のこと。これらはエネルギーを生む栄養素（熱量素）である。
- 五大栄養素：三大栄養素に，体の調子を整えるビタミン，ミネラル（調整素）を加えたもの。
- 六大栄養素：五大栄養素に水分または食物繊維を加えたもの。

蛋白質

- 蛋白質：筋肉，内臓，皮膚，血液，ホルモンなど，体の様々な器官や組織をつくる材料となる栄養素。エネルギー源としても利用される（1gあたり4kcal）。
- 蛋白質の代謝：▶Link! p.30, 153

1 基礎動物学

- 必須アミノ酸：アミノ酸のうち，体内で合成されず，食事から摂取する必要があるアミノ酸のこと。猫では，特にアルギニンとタウリン*が重要であり，不足すると健康面で重大な障害が生じることがある。
  - →猫でアルギニンが不足：高アンモニア血症▶Link! p.253
  - →猫でタウリンが不足：網膜変性，拡張型心筋症
- 蛋白質の過剰摂取：肥満や腎臓病の悪化につながる。
- 蛋白質の摂取不足：成長率の低下，被毛と皮膚の脆弱化，貧血，脱毛，繁殖力の低下，母乳産生能の低下（哺乳中），筋肉萎縮，血漿蛋白質濃度の低下など
- アミノ酸スコア：蛋白質の栄養価を示す指標のこと。必須アミノ酸はそれぞれ必要量が提唱されており，その必要量をどの程度満たしているかによって食品のアミノ酸スコアは算出される。スコアが100に近い数値であるほど，理想的なバランスであるといえる。
- アミノ酸の桶の概念：アミノ酸スコアにおいては，含まれるアミノ酸のバランスが重要である。これを考える概念として，1つの必須アミノ酸を1つの板にみたてた桶として考える「アミノ酸の桶」がある。

＊タウリンは厳密にはアミノ酸ではない。

必須アミノ酸の比較

犬	猫
計10種類 バリン，ロイシン，イソロイシン，スレオニン，メチオニン，フェニルアラニン，トリプトファン，リジン，ヒスチジン，アルギニン	**計11種類** バリン，ロイシン，イソロイシン，スレオニン，メチオニン，フェニルアラニン，トリプトファン，リジン，ヒスチジン，アルギニン，タウリン

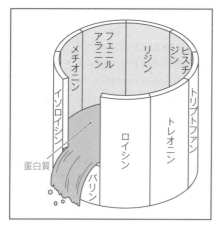

アミノ酸の桶の概念

バリンが不足しており，バリンの高さまでしか水（蛋白質）をためることができない。つまり，板の長さが1枚でも短いと（＝1つでも含有量が少ないアミノ酸があると），十分な蛋白質を合成できないことを示している。必須アミノ酸のすべてがバランスよく含まれていることで，アミノ酸スコアは高くなる＝肝臓で十分な蛋白質を合成することができる，ということを意味する。

炭水化物

- 炭水化物：糖質と食物繊維からなる。
- 炭水化物の代謝：▶Link! p.29, 30, 153
- 糖質：グルコースなどの単糖類を基本分子とし，その構造（結合数）により，単糖類，少糖類（二糖類，オリゴ糖），多糖類に分けられる。糖質はエネルギー源として使用される（1gあたり4kcal）。
- 食物繊維：水への溶解性により，水溶性食物繊維（ペクチン，アルギン酸ナトリウムなど）と，不溶性食物繊維（セルロース，ヘミセルロースなど）に分けられる。
- 水溶性食物繊維：腸内の善玉菌を活性化したり，コレステロールの吸収や血糖値の上昇を防いだりする。
- 不溶性食物繊維：大腸を刺激して便通を整え，便秘を防ぐ整腸効果がある。
- 糖質の過剰摂取：過剰な糖質は脂肪に変換されて，脂肪組織に蓄積する。
- 糖質の摂取不足：脂質や蛋白質からグルコースが合成されるので，糖質不足になることはあまりない。
- 食物繊維の過剰摂取：腸内細菌の発酵作用により，ガスの過剰産生（＝鼓腸），軟便，下痢などが起こる。

脂質

- 脂質：体を構成する基本成分であり，エネルギー源として使用される（1gあたり9kcal）。
- 脂質の代謝：▶Link! p.29, 30, 122, 153
- 食品中の脂質は，動物由来の動物性油脂（＝脂），植物由来の植物性油脂（＝油）に分けられる。
- トリグリセリド（中性脂肪，TG）：「脂肪酸×3」とグリセロールが結合したもの。
- 脂肪酸：脂質の構成成分である。含まれる炭素の数や，炭素二重結合の位置などにより，様々な分類がある。
- 必須脂肪酸（EFA）：体内で合成されないため，食事から摂取する必要がある脂肪酸のこと。犬や猫では，二重結合を2つ以上もつ脂肪酸を体内合成できないため，多価不飽和脂肪酸は食事から必ず摂取しなければならない。
  - →犬のEFA：リノール酸（n-6），α-リノレン酸（n-3）
  - →猫のEFA：リノール酸，α-リノレン酸，アラキドン酸
- 脂質の過剰摂取：肥満など
- 脂質の摂取不足：発育不良，創傷治癒の遅延，皮膚炎，脱毛，皮膚や被毛の艶が悪くなる，衰弱，免疫力の低下など

ビタミン

- ビタミン：体内の正常な生理機能を維持するために必要な有機化合物のこと。水溶性により，脂溶性ビタミンと水溶性ビタミンに分けられる。
  - →脂溶性ビタミン：ビタミンA，D，E，K
  - →水溶性ビタミン：ビタミンB群，Cなど

ビタミンの種類と概要

	ビタミン	機能	摂取源	欠乏症	過剰による中毒
脂溶性ビタミン	ビタミンA（レチノール）	網膜色素の成分であり，細胞の分化や構造の維持にはたらく。	肝臓，タラ肝油，卵黄	夜盲症，発育不全，被毛脂漏がみられ，感染しやすくなる。	肝障害，関節の硬直症（特に頸椎，前肢長骨）。
	ビタミンD（カルシフェロール）	腸からのカルシウムの吸収，骨からのカルシウムの再吸収に関係している。	魚油，卵黄	低カルシウム血症が起こり，幼齢ではくる病，成犬や成猫では骨軟化症がみられる。	高カルシウム血症が起こり，持続すると軟部組織，肺，腎臓などに過剰な石灰化を起こす。
	ビタミンE（トコフェロール）	酸化障害から細胞膜を保護する。	肝臓，脂肪，小麦胚芽	黄色脂肪症，骨格筋萎縮，繁殖障害，犬では免疫反応不全がみられる。	発症はきわめてまれである。
	ビタミンK	凝固因子の形成（第Ⅱ，Ⅶ，Ⅸ，Ⅹ因子）を管理する。	腸内で細菌が合成。緑色野菜にも含まれる。	通常起こりにくいが，ビタミンK拮抗薬（ワルファリン）を摂取していると，出血が起こる。	幼齢動物では貧血などの血液異常が起こる。
水溶性ビタミン	ビタミンB₁（チアミン）	炭水化物代謝，神経系の維持にはたらく。	酵母，魚類，卵黄，穀物，緑色野菜	食欲不振，神経症状がみられる。生魚（チアミン分解酵素を含む）の給与で起こりうる。	中毒性は低い。
	ビタミンB₂（リボフラビン）	細胞の成長，炭水化物，脂質，蛋白質代謝に必要である。	肝臓，腎臓，ミルク，卵，穀物。腸内で少量合成される。	眼・皮膚病変，精巣の低形成がみられる。	報告されていない。
	パントテン酸	コエンザイムAの構成物質であり，炭水化物とアミノ酸の代謝に必要。	肝臓，腎臓，卵，小麦胚芽	脂肪肝，消化器障害，けいれん，成長障害がみられる。	報告されていない。
	ナイアシン（ニコチン酸アミド，ニコチン酸）	2つの補酵素の構成物質で，多くの酸化還元反応に必要。	肉，肝臓，魚，米，ジャガイモ，豆	舌潰瘍，口内炎がみられる。	中毒性は考えられない。
	ビタミンB₆（ピリドキシン）	窒素，アミノ酸代謝にかかわる多くの酵素系に必要。	肉，卵，穀物，野菜	食欲不振，体重減少，貧血がみられる。	中毒性は考えられない。
	ビオチン	被毛，爪を維持する。脂質，アミノ酸の代謝にも必要である。	腸内で細菌が合成。食事供給源として肝臓，卵黄，ミルク，酵母	皮膚炎，脱毛，成長低下がみられる。通常起こりにくいが，アビジンを含む生卵白の給与で起こりうる。	報告されていない。
	葉酸	骨髄内における赤血球の分化，核酸合成，細胞複製にかかわる。	魚，肝臓，腎臓。腸内で合成される。	貧血，白血球減少症がみられるが，通常起こりにくい。	報告されていない。

（次ページに続く）

	ビタミン	機能	摂取源	欠乏症	過剰による中毒
水溶性ビタミン	ビタミンB$_{12}$（コバラミン）	葉酸の機能に密にかかわる。脂肪と炭水化物の代謝にも関連。	肝臓，腎臓，心臓	致命的な貧血と神経症状がみられる。	報告されていない。
	ビタミンC（アスコルビン酸）	創傷治癒，血管と粘膜の維持にかかわる。	多くの動物は体内でグルコースから合成できる。人とモルモットは合成できない。	壊血病がみられる。	報告されていない。

ミネラル

- ミネラル：酸素，炭素，水素，窒素以外の元素の総称。体内に存在する量により，主要（多量）ミネラルと微量ミネラルに分けられる。体内では合成できないため，食事などから摂取する必要がある。
  - →多量ミネラル：カルシウム (Ca)，塩素 (Cl)，マグネシウム (Mg)，リン (P)，カリウム (K)，ナトリウム (Na)
  - →微量ミネラル：銅 (Cu)，ヨウ素 (I)，鉄 (Fe)，マンガン (Mn)，セレン (Se)，亜鉛 (Zn) など

ミネラルの種類と概要

	ミネラル	機能	摂取源	欠乏症	過剰による中毒
多量ミネラル	カルシウム(Ca)	骨，歯の硬い構造を維持。血液凝固，筋肉と神経機能，酵素活性	ミルク，卵，緑色野菜	栄養性二次性副甲状腺機能亢進症。哺乳中の犬で子癇を起こす	成長期の過剰な摂取による骨格異常，骨軟骨症，ウォブラー症候群
	塩素(Cl)	浸透圧，酸塩基，水分平衡の維持	塩	水分平衡の維持不全，発育遅延，疲労	水分の取りこみ増加→多飲多尿
	マグネシウム(Mg)	健康な歯，骨に必要。エネルギー代謝，酵素活性	肉，緑色野菜	筋肉虚弱	きわめて多量の摂取で猫下部尿路疾患の発症に関連
	リン(P)	歯と骨の成長，エネルギー利用，細胞膜内のリン脂質，核酸の構成	ミルク，卵，肉，野菜	骨成長阻害	カルシウム濃度が関連しており，低値になると低カルシウム血症が起こる
	カリウム(K)	神経，筋肉機能，エネルギー代謝，酸塩基平衡，体液の浸透圧維持に必要	肉，果実，野菜	筋肉虚弱，成長遅延，水分の吸収減少，水分平衡の維持不可，皮膚の乾燥，脱毛	水分の取りこみ増加→多飲多尿
	ナトリウム(Na)	筋肉，神経活動，浸透圧，酸塩基，水分平衡の維持	塩，ミルク，肉，卵，野菜	疲労，水分平衡の維持不可	水分の取りこみ増加→多飲多尿

（次ページに続く）

ミネラル		機能	摂取源	欠乏症	過剰による中毒
微量ミネラル	銅 (Cu)	赤血球の形成，多くの酵素系の補因子，皮膚と被毛の正常色素沈着（メラニン）	肝臓，肉，魚	貧血，ヘモグロビン合成減少，骨疾患も起こりうる	銅中毒，肝炎
	ヨウ素 (I)	甲状腺ホルモンの構成成分	魚，貝	甲状腺腫，甲状腺機能低下症，皮膚，被毛の異常，カルシウム代謝異常，繁殖不全	中毒は甲状腺ホルモン合成を阻害し，中毒性甲状腺腫を起こす
	鉄 (Fe)	ヘモグロビンとミオグロビンの必須成分	肝臓，肉，緑色野菜	元気消失，疲労を伴う貧血	食欲消失，体重減少（犬）
	マンガン (Mn)	炭水化物と脂質代謝に必須。骨成長における成長因子，酵素活性因子，結合組織の成分	肝臓，腎臓	成長，繁殖不全，代謝異常（特に脂質）	報告されていない
	セレン (Se)	グルタチオン酸化酵素の必須成分。ビタミンEと関連しており，ある程度まで置換できる	肉，内臓，穀物	骨格筋，心筋の変性（犬）。ほかの動物種では繁殖疾患，水腫	高用量で高い中毒性
	亜鉛 (Zn)	蛋白質と炭水化物の代謝にかかわる	肝臓，魚，貝	成長不良，食欲減退，精巣萎縮，皮膚病変，皮膚と被毛状態の悪化	報告されていない

2) 食性，嗜好，嗜好性

・食性：食物を体内に取り入れる方法のことを食性といい，雑食性，草食性，肉食性などに分けられる。何をどのように獲得し食べるかの習性を表すもので，歯の形や消化管の大きさなど消化器構造にも反映される。
　→犬：食肉目に属するが，家畜化の過程で雑食性になってきた
　→猫：食肉目に属し，現在も肉食性
・嗜好と嗜好性：食事に対する好みを嗜好といい，食事の好ましさのことを嗜好性という。動物の嗜好性には味とにおいが重要であり，温度，歯触り，舌触りなどもかかわる。
　→味：犬，猫ともに苦みを嫌い，犬は甘みが好きで，猫は甘みを感じない（味蕾がはたらかない）
　→におい：猫は動物性油脂のにおいを好み，植物性油脂のにおいを嫌うが，犬はどちらも好む
　→温度：犬より猫の方が特に，温かい食事を好む

2. 栄養要求量

1) 栄養基準に関する団体と規制

- AAFCO（アメリカ飼料検査官協会）：全米の動物用飼料の品質を統一的で公正な管理のもとに置くために，1909年に設立された法人組織。ペットフードの表示内容を裏づける「養分基準」を作成している。栄養基準以外にも製造販売にかかわる様々な規制を提示しているが，製品の検査や証明を行う団体ではない。
- NRC（アメリカ国家研究協議会）：1916年にアメリカで設立された民間の団体。農業および天然資源部会に動物栄養委員会があり，世界各国の研究評価を取りまとめて各種動物の飼養標準を作成している。
- 日本でのペットフードの規制：1974年にペットフード公正取引協議会が設立された。この協議会は，「ペットフードの表示に関する公正競争規約」と「ペットフード業における景品類の提供の制限に関する公正競争規約」を円滑かつ適正に運営することを目的として活動している。2009年には農林水産省と環境省の共管で「愛がん動物用飼料の安全性の確保に関する法律（ペットフード安全法）」が施行され，より一層，ペットフードの安全性と品質の向上が重視されるようになっている。▶Link! p.111

2) エネルギー要求量と水分必要量

- 正常な犬と猫の1日あたりの水分必要量：体重1kgあたり約50～60 mLで，1日あたりのエネルギー要求量（＝DER，kcal/日）とほぼ同量となる。
  →犬：1.6×30×体重（kg）＋70，猫：1.2×30×体重（kg）＋70

食事中のエネルギー

エネルギー	概要
総エネルギー（GE）	食事に含有されるエネルギーのこと。動物は摂取した食事すべてを体内に取りこむことはできず，吸収できなかったエネルギーは糞中に排出される。 **求め方**：GE＝可消化エネルギー＋糞中排泄エネルギー
可消化エネルギー（DE）	動物が食事を消化・吸収し，利用できるようになったエネルギーのこと。動物は，GEから糞中排泄エネルギーを引いた残りのエネルギー（＝DE）を体内に吸収することができる。ただし，このエネルギーもすべてを使うことはできず，利用されなかったエネルギーは尿中に排出される。 **求め方**：DE＝代謝エネルギー＋尿中排泄エネルギー
代謝エネルギー（ME）	実際に動物が利用できるエネルギーのこと。ただし，食事の吸収や消化の際に，いくらかのエネルギーは消費される。MEからこれらを引いたものが，動物が体の維持のために利用するエネルギー（＝正味エネルギー）となる。 **求め方**：ME＝正味エネルギー＋消化・吸収，代謝過程で生じたエネルギー

エネルギー要求量

エネルギー要求量	概要
基礎エネルギー要求量（BER）	健康な動物が適温の環境下で，食後12時間起きている以外には運動をしないときに必要とされるエネルギー量のこと。基礎代謝に必要な最小限のエネルギー消費量を表す。
安静時エネルギー要求量（RER）	健康な動物が適温の環境下で，食事をしているが安静にしているときに必要なエネルギー量のこと。BERと異なり，消化・吸収・代謝，採食に際しての運動からの回復に必要なエネルギーを含む。 求め方： ①体重が2kg未満の場合 　RER（kcal/日）＝70×体重（kg）$^{0.75}$ ②体重が2〜45kgの場合 　RER（kcal/日）＝30×体重（kg）＋70
維持エネルギー要求量（MER）	中程度に活動する動物が適温下で必要とするエネルギー量のこと。最適な体重を維持するための採食，消化・吸収に対するエネルギーを含む。 求め方：犬の平均MER＝RER×2倍，猫の平均MER＝RER×1.4
1日あたりのエネルギー要求量（DER）	1日に必要な平均エネルギー要求量であり，ライフステージや活動性によって変化する。DERは，ライフステージ因子（係数）とRERから計算される。 求め方：RER×係数

3) 栄養状態の評価法

・ボディ・コンディション・スコア（BCS）：動物の栄養状態を客観的に把握するために用いられる指標。BCSの評価法には5段階評価と9段階評価がある。腹部，腰部，肋骨の皮下脂肪の状態から評価する。
・体脂肪率：測定方法には，体脂肪率を測定する器械での測定（犬），第九肋骨周囲の腹囲（ウエスト）と膝蓋骨〜足根部の長さで評価する方法（猫）がある。
・肥満の影響：肥満とは体脂肪が過剰に増加した状態のことで，様々な疾患のリスク増大に関与する。例えば，呼吸器疾患を悪化させるリスク要因，関節炎などの整形外科疾患の原因，悪化要因となりうる。また，糖尿病（猫），泌尿器疾患，急性膵炎（犬），麻酔覚醒遅延の危険因子にもなるため，肥満状態を改善し，犬や猫の生活の質（QOL）を向上させるよう努める。

犬と猫のボディ・コンディション・スコア (BCS) の基準

	BCS	1 削痩	2 体重不足	3 理想体重	4 体重過剰	5 肥満
犬	理想体重との差(%)	≦85	86〜94	95〜106	107〜122	123≦
	体脂肪(%)	≦5	6〜14	15〜24	25〜34	35≦
	肋骨	脂肪に覆われず,容易に触ることができる。	ごく薄い脂肪に覆われ,容易に触ることができる。	薄い脂肪に覆われ,容易に触ることができる。	脂肪に覆われ,触ることは難しい。	厚い脂肪に覆われ,触ることは非常に難しい。
	腰部	脂肪がなく骨格が浮き出している。	脂肪はわずかで,骨格が浮き出ている。	薄い脂肪に覆われ,なだらかな輪郭をしており,骨格に触ることができる。	やや厚みがあり,骨格はかろうじて触ることができる。	厚みがあり,骨格に触ることは非常に難しい。
	体型	横から見ると腹部のへこみは深く,上から見ると極端な砂時計型をしている。	横から見ると,腹部にへこみがあり,上から見ると顕著な砂時計型をしている。	横から見ると腹部にへこみがあり,上から見ると腰に適度なくびれがある。	横から見た腹部のへこみや,上から見た腰のくびれはほとんどなく,背面はわずかに横に広がっている。	腹部は張り出して垂れさがり,上から見た腰のくびれはなく,背面は顕著に広がっている。
猫	理想体重との差(%)	≦85	86〜94	95〜106	107〜122	123≦
	体脂肪(%)	≦5	6〜14	15〜24	25〜34	35≦
	肋骨	脂肪に覆われず,容易に触ることができる。	ごく薄い脂肪に覆われ,容易に触ることができる。	わずかな脂肪に覆われ,容易に触ることができる。	脂肪に覆われ,触ることは難しい。	厚い脂肪に覆われ,触ることは非常に難しい。
	骨格	容易に触ることができる。	容易に触ることができる。	なだらかな隆起を感じられる。	やや厚い脂肪に覆われている。	厚く弾力のある脂肪に覆われている。
	体型	横から見ると腹部のへこみは深く,上から見ると極端な砂時計型をしている。	腰にくびれがある。	腹部はごく薄い脂肪に覆われ,腰に適度なくびれがある。	脂肪は丸みを帯び,やや厚い脂肪に覆われ,腰のくびれはほとんどない。	非常に厚い脂肪に覆われ,腰にくびれはない。

▶ 4) ライフステージごとの栄養管理

・犬と猫のライフステージ:成長段階にあわせて「成長期(幼犬,幼猫)」「維持期(成犬,成猫)」「高齢期(高齢犬,高齢猫)」「妊娠・授乳期」に分けられる。成長には個体差があるが,一般的に,成長期は0〜12ヵ月齢以下,維持期は1〜7歳,高齢期は7歳以上とされる。

3. ペットフード

▶ 1) ペットフードの基礎知識

・ペットフードの定義：ペットフードとは，穀類，いも類，でん粉類，糖類，種実類，豆類，野菜類，果実類，きのこ類，藻類，魚介類，肉類，卵類，乳類，油脂類，ビタミン類，ミネラル類，アミノ酸類，その他の添加物等を原材料とし，混合機，蒸煮機，成型機，乾燥機，加熱殺菌機，冷凍機等を使用して製造したもの，又は天日干し等簡易な方法により製造したもので，一般消費者向けに容器に入れられた又は包装されたもので，犬の飲食に供するもの又は猫の飲食に供するものをいう（ペットフードの表示に関する公正競争規約）。

・ペットフードの分類：ペットフードの分類には，①対象となる成長段階（ライフステージ），②目的，③水分含有量による分類がある。

・①対象とする成長段階（ライフステージ）による分類：対象とするライフステージによって，離乳食，幼犬・幼猫（パピー・キトン用）食，成犬・成猫食，高齢期食*などに分かれている。

・②目的による分類：総合栄養食（そのフードと新鮮な水だけで健常動物の健康を維持することができるフード），特別療法食（特定の疾病に対応するために栄養構成されたフード），間食（ジャーキーやガムといった，おやつやスナックなどのこと），その他の目的食（特定の栄養素の調整，カロリー補給，嗜好の増進を目的とした，総合栄養食と間食のどちらにもあてはまらないフード）に分けられる。
→ペット用サプリメント：その他の目的食に含まれる。

・③水分含有量による分類：ドライフード（水分含有量が12%以下のフード），セミモイストフード（水分含有量25〜35%の，いわゆる半生タイプのフード），ウェットフード（水分含有量が75%程度のフード）に分けられる。様々なタイプが発売されており，最近では明確な分類が難しくなっている。

*「高齢」の定義はペットフード製造各社で異なっているので，使用前に確認する必要がある。

ペットフードのラベル表示

> ペットフード安全法
> ①販売用ペットフードの名称（犬用，猫用）
> ②原材料名（原則的に，添加物を含むすべての原材料を表示）
> ③賞味期限
> ④事業者の氏名または名称および住所
> ⑤原産国名（最終加工工程を完了した国）
>
> ペットフードの表示に関する公正競争規約
> ⑥ペットフードの目的（総合栄養食，間食，特別療法食，その他の目的食）
> ⑦内容量
> ⑧給与方法
> ⑨成分

①〜⑤の項目の記載は，ペットフード安全法にて義務づけられている。⑥〜⑨の項目の記載は，ペットフードの表示に関する公正競争規約にて定められている（会員でなければ表示は任意）。

2) 犬や猫に与えてはいけない食べ物

	食べ物	原因物質	起こりうる異常
与えては いけない	チョコレート，ココア，コーヒー，紅茶	メチルキサンチン類 (テオブロミン，カフェイン，テオフィリン)	嘔吐，下痢，動悸，けいれん，死亡
	ネギ類(タマネギ，長ネギ，ニラ，ニンニク)	有機チオ硫酸化合物	血色素尿，溶血性貧血，死亡
	アルコール	アルコール	嘔吐，下痢，運動失調，死亡
注意が 必要	生の卵白	アビジン	ビオチン欠乏症
	レバー	ビタミンA	ビタミンA過剰症
	生のマグロ	不飽和脂肪酸	ビタミンE欠乏症
	生のコイ，ニシン	チアミナーゼ	チアミン欠乏症
	肉*	脂肪	嘔吐，下痢，急性膵炎
	調味料	塩，砂糖，香辛料	嘔吐，下痢，腹痛，口渇，利尿
	骨	骨(特に加熱したもの)	歯が折れる，喉や消化管を傷つける
	アボカド	ペルシン，種，脂肪	膵炎，消化管に種が詰まる
	ガム，飴，菓子類	キシリトール	低血糖，肝機能障害

＊高脂肪の肉や肉の脂身は，特に犬で嗜好性が高い。また，生の豚肉は，トキソプラズマに汚染されている危険性があるため，与える際には加熱する必要がある。

🖉 4. 疾患と栄養

1) 疾患ごとの食事療法

・特別療法食(療法食，食事療法食)：疾患時の食事管理に用いられる，疾患の悪化抑制，回復サポート，再発予防を目的としてつくられたペットフードのこと。療法食は薬ではないが，獣医師の診断のもとで使用される。

疾患ごとの食事療法

疾患	食事療法
がん	高蛋白質，高脂肪，低糖質の食事が推奨されるが，十分量を摂取できないとエネルギー不足が生じ，がん性悪液質を生じる。体重が維持できるよう，十分なエネルギー量を確保できる食事を優先する。
心疾患	ナトリウムとクロールを制限し，高血圧，浮腫などを軽減する。心臓への負担を増加し病態を悪化させるため，肥満の場合は減量を試みる。
腎疾患	腎臓の負担を軽減するため，リン，ナトリウムを制限する。また，尿毒症の症状がみられる場合，蛋白質の制限が症状の軽減に役立つ。
肝疾患	肝臓での代謝機能が低下すると，高アンモニア血症などが起こりうる。肝性脳症の症状がみられる場合，アンモニアの産生量を少なくするため，蛋白質を制限し，脂質と糖質からのエネルギー確保を中心とする。

(次ページに続く)

疾患	食事療法
関節疾患	関節の炎症，負担を軽減するため，肥満の場合は減量を試みる。サプリメントも多く発売されており，炎症軽減効果のあるn-3脂肪酸（エイコサペンタエン酸〔EPA〕，ドコサヘキサエン酸〔DHA〕），ビタミンEなどの抗酸化物質，関節の構成成分であるグルコサミン，コンドロイチン硫酸などが含まれている。
皮膚疾患	食物アレルギーの場合は，アレルゲンとなる蛋白質源，炭水化物源の原材料または食品が含まれないフードを使用する。アレルゲンが不明な場合は，加水分解蛋白質で構成されたフードを選択する。
尿路結石症	尿路結石のうち，ストルバイトは尿pHがアルカリ性で，マグネシウムが多いときに発生リスクが高くなる。ストルバイトは尿の酸性化により溶解することができるが，ストルバイト尿石溶解用のフードは尿の酸性化作用が強いため，長期間の使用はできない。尿路結石症では，十分な量の水分摂取と，下部尿路疾患用の療法食による尿pHの適正化が重要となる。

2) 栄養療法

・栄養療法：適切な栄養摂取により，体力をつけて病気を回復させる自然治癒の基礎的治療法である。栄養不良を改善することで，各種疾患の予防や治療，全身状態とQOLを改善する。

・動物の状態によっては，経口以外の栄養補給ルートを確保し，生命維持と病態からの回復に必要な栄養素とエネルギーを供給する必要がある。栄養補給ルートは，消化管が利用可能な場合の「経腸栄養法」と，利用できない場合の「非経腸栄養法（経静脈栄養法）」に大別される。

・経腸栄養法：消化管は，栄養素による刺激を受けない状態が続くと，栄養素を吸収する絨毛が萎縮してしまい，吸収機能が低下するため，消化管が正常に機能している場合はできるだけ消化管を使う。経腸栄養法には，①経口栄養法，②経管栄養法がある。

・①経口栄養法：補助的給与法（食べやすいようサポートする），強制給与法（食事を口に入れて食べさせる）がある。

・②経管栄養法：消化管の機能は正常だが，口からは摂取できない場合に，鼻，食道，胃，空腸のいずれかからチューブやカテーテルを挿入し，栄養素とエネルギーを供給する。

・非経腸栄養法（経静脈栄養法）：消化管からの栄養吸収ができない場合や，機能的に消化管を利用できない場合に，静脈から栄養（高カロリー輸液剤）を注入する方法。使用する血管，輸液製剤によって，中心（完全）静脈栄養法（TPN）と，末梢静脈栄養法（PPN）に分けられる。長期的に使えて，1日に必要なエネルギーと栄養素の確保が可能なのはTPNであるが，長期間にわたりTPNを行い，消化管を使用しない状態が続くと，腸内環境の再建が難しくなるため，可能であればPPNを選択し，早期に経腸栄養法を再開するのが望ましい。

・経静脈栄養法では，輸液チューブのトラブル（血管外漏出による血管炎，血栓性静脈炎，感染など）や，代謝トラブル（高血糖，高血糖に伴う脱水，高脂血症，電解質異常，アシドーシスなど）が起こりうる。

経管栄養法の種類とそれぞれの利点と欠点

種類	利点	欠点
経鼻食道チューブ	・設置が容易である。 ・侵襲性が低い。 ・安価である。 ・全身麻酔が不要である。 ・合併症が少ない。	・10日間以上の使用は不可。 ・チューブの径が細い（液体食のみ）。 ・不快感がある（食欲を阻害する可能性）。 ・エリザベスカラーが必要である。 ・鼻炎，咽頭炎を起こしやすい。 ・嘔吐によりチューブが反転することがある。
食道瘻チューブ	・設置が比較的容易である。 ・数ヵ月以上の使用が可能である。 ・合併症が少ない。 ・太い径のチューブも使用可能。 ・エリザベスカラーが不要である。 ・不快感が少ない。	・設置時，全身麻酔，気管挿管が必要。 ・強く引くと抜けてしまう。 ・チューブが細いと嘔吐により反転することがある。
胃瘻チューブ （PEG）	・チューブの径が太い。 ・維持管理が比較的容易である。 ・長期間（半年以上）の使用が可能である。	・設置時，全身麻酔，気管挿管が必要。 ・設置には内視鏡，特別な器具，チューブが必要である。 ・設置後，最低2週間は抜去できない。 ・設置に注意が必要な病態が比較的多い。 ・重篤な合併症が比較的多い。

6　比較動物学

 ## 1.　人とかかわりのある動物の種類

・家畜化による変化：野生動物とくらべて，攻撃性・警戒心の減弱，繁殖能力の向上，成長速度の向上，行動の可塑性（柔軟性），人への依存度の向上などの変化がある。

人の活動からみた身近な動物の分類と飼養管理に関する主な基準

分類		定義	動物の例	飼養管理に関する主な基準
飼養動物	愛玩動物	個人が占有し，その行動や形態などを愛でるために飼育される動物	家庭で飼育される犬や猫，そのほかの家庭動物	家庭動物等の飼養及び保管に関する基準
	産業動物	肉，乳，卵，皮，毛，労働力などの生産物を得ることを目的に飼育される動物	牛，豚，馬，めん羊，山羊，家禽（鶏など）など	産業動物の飼養及び保管に関する基準
	実験動物	創薬や医科学研究，教育などのための，実験，検査，実習などを目的に飼育される動物	研究や検査，教育に供されるマウスやモルモットなど	実験動物の飼養及び保管並びに苦痛の軽減に関する基準
	展示動物	動物園，水族館などで展示することを目的に飼育される動物	動物園のアジアゾウ，ニホンザルなど	展示動物の飼養及び保管に関する基準
野生動物		自然の中に生き，人による積極的な加護を生育の必須条件としない動物	野生のイリオモテヤマネコ，カラスなど	

2. 産業動物

1) 産業動物の種類と家畜化の歴史

・馬：6,000年前のカザフスタンを起源とし，かつては農耕馬（農地を耕す馬），ばん用馬（ばん馬ともいい，木材を輸送する馬）が盛んだった。現在日本では乗馬，競馬などの娯楽として親しまれ，また一部の地域では，馬肉を食用として供する食文化がある。品種としては，全世界で200種類いるといわれている。主な品種として，アラブ，サラブレッド（競走馬），クォーターホース（競走馬），ブルトン（ばん用馬），ペルシュロン（ばん用馬），日本在来馬などが挙げられる。

・牛：1万年前のメソポタミアを起源とし，用途によって，乳用牛（ホルスタイン種，ジャージー種など）と肉用牛（黒毛和種，褐毛和種，日本短角種など）に分けられる。

・豚：紀元前7,000年ごろのアジアを起源とし，イノシシから改良された。豚は用途によって，肥育豚（食肉として生産される）と繁殖豚（肥育豚となる肥育素豚を生産する）に分けられる。食肉としての利用が最も多い動物で，様々な品種がいる。肥育素豚の出生時の体重は約1～2kgで，6ヵ月後の出荷時には約120kgまで達する。

・めん羊：1万年前の南西アジアを起源とする。日本のめん羊の飼育頭数は，1957年の94万頭をピークに減少し，2018年には約2万頭まで激減した。めん羊は用途によって，肉用種（サフォーク種，テクセル種など），毛用種（メリノー種など），毛肉兼用種（コリデール種など）に分けられる。

・山羊：1万年前の南西アジアを起源とする。かつて山羊乳は高価な牛乳の代替品

だったが, 牛の生産量が増えた現在では需要は減り, 人乳と成分が近いことから, 主に試験研究に用いられている。山羊の用途は, 食肉(沖縄地方), 毛皮, 耕作放棄地や鉄道線路脇の草刈りなどである。

・鶏:1万1,000年前の東南アジアを起源とする。鶏は用途によって, 採卵鶏(白色レグホーンなど)と肉用鶏(ブロイラー, 地鶏など)に分けられる。ブロイラーは, 孵化してから約50〜55日飼養して, 体重が2.5〜3.5 kgに成長するよう改良されている。地鶏の基準は「農林物資の規格化及び品質表示の適正化に関する法律」で規定されており, 会津地鶏, 青森シャモロック, 比内地鶏など多くの品種が存在する。

2) 産業動物の解剖と生理

・馬, 牛, めん羊, 山羊は草食性動物で, 豚は雑食性動物である。
・牛, めん羊は切歯をもたず, 上顎に歯肉が固く角化した歯床板をもつ。
・牛, めん羊, 山羊の胃は4室に分かれた複胃(反芻胃)であり, 腹腔内容積の約70%を占める。第一〜四胃のうち, 第一胃が最も大きい。第一胃, 第二胃内には微生物が存在し, 食物繊維が分解される。第四胃は腺胃であり, 機能は人の胃に相当する。
・馬と豚は, 1つの胃をもつ単胃動物である。
・鶏には歯がなく, 食物は食道の途中にあるそ嚢に一時的に保存され, 腺胃(前胃)に送られる。腺胃では胃液が分泌される。続く筋胃(砂嚢)には砂礫と呼ばれる小さな石が含まれ, 食物が細かくすりつぶされる。
 ・遊走腎:牛, めん羊, 山羊の腎臓のことで, 第一胃の容積により移動することからこう呼ばれる。

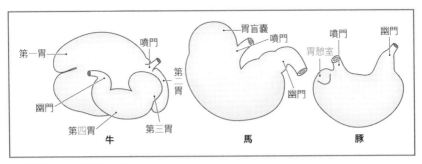

産業動物の胃の形態の比較
豚は胃の食道側に, 胃憩室という袋状の部位がある。

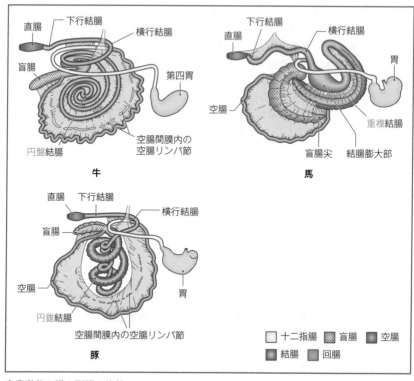

産業動物の腸の形態の比較

牛は円盤結腸，馬は重複結腸，豚は円錐結腸をもっている。

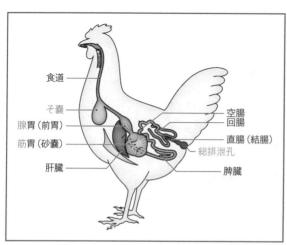

ニワトリの消化器系

総排泄孔：鶏のもつ，直腸と
尿管，卵管が一緒になり，外
界へと開口している部位。

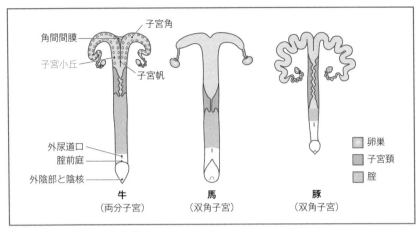

産業動物の子宮の形態の比較

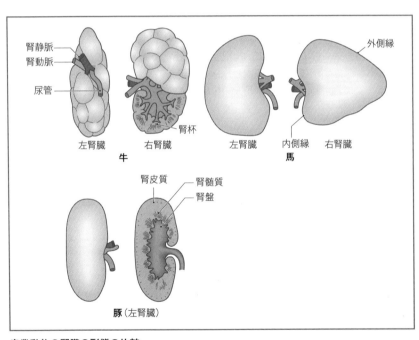

産業動物の腎臓の形態の比較

1　基礎動物学

主な産業動物（哺乳類）の繁殖の違い

動物種	馬	牛	豚	めん羊	山羊
発情期	春〜秋	周年	周年	秋〜冬	秋〜冬
性成熟（ヵ月齢）	12〜24	6〜18	6〜10	10	8
繁殖適齢（ヵ月齢）	36	14〜22	9〜10	9〜18	12〜18
発情周期（日）	21	21	21	17	20
妊娠期間（日）	338	280	114	150	151

▶ 3) 産業動物の飼養管理

- 5つの自由：産業動物における福祉について，国際的に知られている理念。
  ▶Link! p.7
- 飼養衛生管理基準：家畜伝染病予防法によって定められており，産業動物の所有者に遵守を義務づけている。
- 一個体あたりの必要最小面積：乳用牛では2.4 m²（単飼），5.5 m²（群飼），肉用牛では2.0 m²（単飼），5.4 m²（群飼），豚では0.8 m²（肥育豚），1.2 m²（母豚），肉用鶏では60羽/坪，採卵鶏では0.04〜0.06 m²/羽である（アニマルウェルフェアに関する基準，畜産技術協会）。
- 牛の繁殖方法：日本では，95%以上が人工授精である。牛の人工授精では，まず優秀な種雄牛から精液を採取し，液体窒素で凍結保存する。授精時は，35〜37℃の湯で融解し，衛生的に子宮の中に注入する。

動物種別の飼養管理

種類	飼養管理の特徴
馬	・粗飼料を中心に，運動量や健康状態に応じて濃厚飼料を給与する。 ・豆類の給与は，消化管内でガスが発生し疝痛（腹痛）を起こすおそれがあるため，注意が必要である。 ・カルシウムとリンは最も重要なため，必ず給与する。 ・乗馬では，蹄鉄（U字型の馬蹄）を装着し，蹄の摩耗を防止する（装蹄）。 ・1日1回は外に出して運動させる。 ・馬伝染性貧血ウイルス（法定伝染病）の定期的な抗体検査を行う。
牛	・粗飼料を中心に，牛の健康状態，妊娠・泌乳の状態に応じて濃厚飼料を給与する。 ・乳用牛の施設環境：繋ぎ飼い牛舎（タイストール牛舎，スタンチョン牛舎など）やフリーストール牛舎がある。 ・乳牛は泌乳するために妊娠・分娩する必要があり，泌乳の有無により泌乳期と乾乳期がある。 ・分娩後は低カルシウム血症の予防のため，高カルシウム飼料に切り替える。 ・泌乳の最盛期（分娩後3〜4ヵ月ごろ）には乳用牛が痩せないように気をつける。 ・年に2回削蹄することが推奨されている。 ・肥育牛は可能な限り飼料を摂取させる（飽食）目的で，食事量を制限しない不断給餌が行われる。
豚	・発育ステージに応じて，粗飼料と濃厚飼料を給与する。 ・繁殖豚の飼養形態はストール飼養である。 ・夏は涼しく，冬は暖かい環境をつくることが重要である。 ・湿度が高いと，呼吸器系や消化器系の病気の発生が増加するため，豚舎の換気には十分に注意する。

種類	飼養管理の特徴
めん羊 山羊	・寒さに強く，暑さや湿気に弱い。 ・粗飼料を中心に，健康状態に応じて濃厚飼料を給与する。 ・長く放牧を続けると，内部寄生虫により貧血症状を起こすことがあるため，定期的な糞便検査が重要である。
鶏	・飼料は穀物が主体である。また動物性蛋白資源として魚紛を添加する。 ・雛の時期は約150日で，初生雛，幼雛，中雛，大雛に区分される。 ・幼雛期は体温の調整機能が未発達であるため，給温する必要がある。 ・施設環境：肉用鶏や地鶏は平飼い（鶏舎内の床で飼育する），採卵鶏はケージ飼い（ケージ内で飼養する）が一般的である。

4) 畜産業と酪農業

・畜産業：動物を利用して動物性蛋白質（乳，肉，卵など）を生産する産業。
・肉用牛の農家は，子牛を生産する繁殖農家と，繁殖農家で生産された子牛を飼養して食肉として育てる肥育農家に分かれる。
・酪農業：牧草を栽培して乳牛などを飼養し，牛乳やバター，チーズといった乳製品を生産する産業。
・日本で飼われている産業動物の飼料の大半は，海外から輸入されている。
・経営コストにおける飼料費の割合：乳牛では46％，肉用牛では41％，肥育豚では66％，養鶏では65％を占めている。
・乳用牛の飼育頭数：1980年代は200万頭以上だったが，2022年は137万頭まで減少している。
・畜産環境問題：産業動物の飼育に伴って起こる，周囲の環境汚染や，悪臭，害虫といった人にとって不快な問題のこと。そのほとんどが，産業動物から出る糞や尿を原因として起こる。
・家畜排せつ物の管理の適正化及び利用の促進に関する法律（家畜排せつ物法）：1999年に制定された，産業動物から出た糞や尿を適正に管理し，堆肥化して積極的に耕種農家（畑作農家，稲作農家など）と連携して利用をはかっていくための法律である。

3. 実験動物

1) 実験動物とは

・実験動物学：試験研究，生物学的製剤の製造，実習などの教育活動，そのほか科学上の目的に用いられる動物に関する学問のこと。
・実験動物の扱いに必要なもの：育種(遺伝，繁殖，生理)，衛生，疾病，飼育管理，実験手技，生命倫理，法律など実験動物に関する多くの分野の知識や技術。
・実験動物の対象：主に実験用に繁殖・供給されている動物を対象とするが，広義には産業動物や野生動物を含む実験用動物のすべてを対象とする。
・実験動物の定義：実験等の利用に供するため，施設で飼養又は保管をしている哺乳類，鳥類又は爬虫類に属する動物(施設に導入するために輸送中のものを含む)(動物の飼養及び保管並びに苦痛の軽減に関する基準，環境省)。
・実験動物の福祉：3Rと5つの自由という理念が含まれている。▶Link! p.7, 10
・動物実験は，人類の福祉，環境の保全と再生などの課題の解決のために必要なやむを得ない手段であるが，動物愛護の観点から適正に行わなければならない(研究機関等における動物実験等の実施に関する基本指針，文部科学省)。

2) 実験動物の種類と特徴

・スンクス：真無盲腸目(トガリネズミ，ジャコウネズミ，ハリネズミ，モグラの仲間)の中で唯一の実験動物であり，げっ歯類ではない。
・コモンマーモセット：霊長類の実験動物として，カニクイザルやアカゲザルよりも小型で安全に取り扱いやすく，繁殖力が高いという特徴がある。
・疾患モデル動物：人や動物の疾患の発症メカニズムの解明や，予防法，治療法の開発などの目的で使用される特定の異常形質をもつ動物のこと。疾患モデル動物は，作出方法の違いによって①自然発症モデル動物と②実験発症モデル動物に分けられる。
・①自然発症モデル動物：ある疾患が偶発的に，繁殖・飼養動物の中で発見された際に，その症状を呈する動物を選択交配し，系統化した動物のこと。
・②実験発症モデル動物：病原体を感染させる(感染モデル動物)，薬物を投与する，外科的処置を行う，免疫学的手法を用いるなどの人為的操作によって，目的とする疾患と類似する症状を実験的に誘発し，作製される動物のこと。さらに，発生工学や遺伝子工学の技術を用いた実験発症モデル動物として，人為的突然変異モデル動物や遺伝子改変モデル動物も作出されている。
・げっ歯類の交尾成立判定：同居翌日に，雄が射精後に分泌する凝固腺の分泌物によって，雌の腟に腟栓(腟プラグ)が形成されていたかをもって確認する。
・げっ歯類の交配適期：発情前期の夕方からを交配適期とする。
・分娩のタイミング：マウス・ラットの場合は夜間に，ハムスターは夜間から早朝にかけて，ウサギでは早朝に分娩することが多いとされている。

動物実験に用いられる動物種と実験目的　▶Link! p.288

動物種	実験目的
マウス	医薬品の開発，毒性・安全性試験，遺伝学，免疫学，腫瘍学，一般生物学などの研究
ラット	医薬品の開発，安全性試験，遺伝学，免疫学，腫瘍学，一般生物学などの研究
スナネズミ	コレステロール代謝，水分代謝，糖尿病，てんかん発作などの研究
シリアンハムスター	がん移植，精子侵入試験，日本脳炎，狂犬病，ジステンパーなどの研究
モルモット	皮膚，粘膜の過敏性試験，アレルギー，聴覚，ジフテリアなどの研究
ウサギ	皮膚，粘膜の過敏性試験，発熱性試験，ポリクローナル抗体の作製，生殖毒性試験，催奇形性試験
フェレット	インフルエンザ，ジステンパー，嘔吐性試験
スンクス	嘔吐性試験，乗り物酔い（動揺病）の研究
犬（ビーグル）	新薬の開発，毒性試験
豚	臓器移植，循環器，消化器，皮膚，免疫系の実験
コモンマーモセット	医薬品や医療技術の有効性・安全性の試験，脳科学，発生学，感染症学などの生命科学研究
鳥類（鶏，ウズラなど）	飼料添加物，農薬，動物用医薬品などの毒性・安全性試験，有精卵でのインフルエンザなどのワクチン製造
両生類（アフリカツメガエルなど）	発生学の研究，遺伝子改変動物の作出
魚類（メダカ，ゼブラフィッシュなど）	発生学や生理学，感覚器・運動器などの基礎研究

3) 実験動物の管理

- ・実験動物の管理：飼養する動物の特性にあわせて倫理的かつ動物福祉的に管理すること，実験に供される動物の研究対象としての特性や品質を損なわないよう管理することが重要である。実験動物の品質に影響を与え，実験成績を左右する要因には，遺伝因子と環境因子がある。
- ・実験動物の健康を守り，人獣共通感染症▶Link! p.187, 288の人への感染事故を未然に防ぐためには，実験動物の保有する微生物などを監視するための微生物モニタリングを定期的に行うことが重要である。
- ・ハンドリング：動物を安全に取りあげる，運ぶ，観察や投与などの際に一時的に動きを制限するなど，実験動物を直接取り扱う作業全般のこと。
- ・実験動物への投与方法：経口投与，静脈内投与，皮下投与，皮内投与，筋肉内投与，腹腔内投与（単回投与でよく使われる）がある。▶Link! p.133
- ・実験動物からの採血方法：局所麻酔の利用が推奨され，主に頸静脈が使われるが，ウサギでは耳介辺縁静脈や耳介中心動脈が使われる。メダカやカエルでは全身麻酔下で心臓採血が行われることもある。
- ・実験動物の個体識別法には，ケージラベル法，色素塗布法，耳標やイヤーパンチによる標識法，マイクロチップ，首輪，入れ墨などがある。

1　基礎動物学

- ・動物実験 (*in vivo* 実験) の代替法：実験動物を用いず無生物へ代替する方法 (*in silico* 実験や *in vitro* 実験への置き換え) と，認知能力に優れた動物の代わりに，比較的苦痛を感じにくいと考えられている中枢神経のシンプルな動物に研究モデルを置換する方法 (動物種の置き換え) がある。
- ・*in silico* 実験：過去の *in vivo* 実験の成果のデータベースをもとにしたコンピュータープログラムによる実験。
- ・*in vitro* 実験：フラスコ容器の中で培養される細胞株などを対象とした実験。

実験動物として維持される系統

系統	性質	系統の作出・維持のしかた
近交系	・各個体の遺伝的特性が同一である。 ・集団内では免疫拒絶が起こらず，移植実験なども可能である。	・近親交配を 20 世代以上繰り返す。
クローズドコロニー動物	・一定の比率で遺伝的ばらつき (遺伝的な個性) を維持している。	・一定の期間 (マウスでは 5 年以上)，限られた繁殖集団の中でのみ，意図的にランダムに交配を継続する。
交雑群	・両親の近交系よりも強健性をもつことが多い (雑種強勢)。 ・F1*内の各個体の遺伝的特性は均一である。	・異なる近交系同士を交配させる (交雑)。
ミュータント系	・特定の遺伝的特性 (変異) が維持されている。	・コアイソジェニック系：突然変異が生まれた元系統と変異個体を交配させる。 ・コンジェニック系：突然変異個体とは別の近交系に突然変異遺伝子を導入する。
モングレル (雑種)	・世代を通じて集団自身の遺伝的特性が安定していない。	・遺伝的コントロールをせずに交配させる。

＊F1 (交雑子)：異なる近交系同士の交雑によって生まれた 1 代雑種動物のこと。

実験動物の微生物モニタリングによる分類

カテゴリー	微生物の保有状況	飼養環境
無菌動物	なし (検出できない)。	アイソレーター*
ノトバイオート動物	特定の微生物をもち，その微生物はすべて明らかである。	アイソレーター
SPF 動物	検査対象の微生物を保有せず，検査項目以外の微生物に関しての保有は不明である。	バリアシステム**
コンベンショナル動物	微生物モニタリングがなされておらず，不明である。	通常の実験室

＊アイソレーター：無菌環境下で飼育するための設備。
＊＊バリアシステム：物品，動物，人の動線や，消毒・滅菌法が管理されたエリア。

4. 野生動物

1) 野生動物の分類と生物多様性

- 野生生物の分類：生物を大きく動物界，植物界，菌界，原生生物界，モネラ界の5つの界に分け，さらに界の下を門，綱，目，科，属，種で細分化して表すホイタッカーの5界説が最もよく知られている。
- 生物多様性：遺伝子，生物種，生態系それぞれのレベルで多様な生物が存在していること。
- 野生動物の保全を目的とした条約には，①ワシントン条約，②ラムサール条約，③ボン条約がある。▶Link! p.111
- ①ワシントン条約（絶滅のおそれのある野生動植物の種の国際取引に関する条約，1973年）：国際取引の規制を目的とする。
- ②ラムサール条約（特に水鳥の生息地として国際的に重要な湿地に関する条約，1971年）：渡り鳥の保全を念頭においた地球規模での湿地保全を目的とする。
- ③ボン条約（移動性野生動物種の保全に関する条約，1983年）：陸上，海洋，空を移動する生物の保護を目的とする。
- 生物多様性条約（生物の多様性に関する条約，1992年）：ブラジルのリオ・デ・ジャネイロにおける国連環境開発会議（地球サミット）で調印された。生物多様性の保全，生物多様性の構成要素の持続可能な利用，遺伝資源の利用から生ずる利益の公正かつ衡平な配分を目的としている。
- 種の保存法（絶滅のおそれのある野生動植物の種の保存に関する法律，1993年）：日本に生息する希少な野生生物を指定し，保全するために必要な措置を定めている。
- 絶滅危惧種の査定：自然保護連合（IUCN）による野生生物の調査結果に基づいて査定される。また，それをまとめたデータをレッドリストという。
- 日本における絶滅危惧種の査定：環境省によって査定され，それをまとめたデータを環境省レッドリストという。
- IUCNのレッドリストの中の絶滅危惧種にあたるものは，絶滅危惧ⅠA類（CR），絶滅危惧ⅠB類（EN），絶滅危惧Ⅱ類（VU）に分類された種で，哺乳類で約1,300種，鳥類では約1,400種が記載されている（2022年）。
- 絶滅の原因には，開発に伴う生息地の減少，外来生物による影響，地球温暖化による影響，密猟や密輸などによる乱獲，里地里山の利用の変化などがある。
- 絶滅危惧種の保全方法：生息域内保全と生息域外保全がある。
- 生息域内保全：保護区の設置，モニタリング調査など，野生動物の生息域において保全を行う。
- 生息域外保全：飼育下での繁殖など，生息域でない場所において保全を行う。

環境省レッドリスト2020

カテゴリー		定義	種数	例
絶滅種	絶滅 (EX)	過去に日本に生息し，すでに絶滅したと考えられるもの	110	ニホンオオカミ，ニホンカワウソ，リュウキュウカラスバト
	野生絶滅 (EW)	飼育・栽培下でのみ存在し，野生では絶滅したと考えられるもの	14	クニマス
絶滅 危惧種	絶滅危惧ⅠA類 (CR)	ごく近い将来において，野生での絶滅の危険性がきわめて高いもの	2,110	ツシマヤマネコ，ジュゴン，エトピリカ，トキ
	絶滅危惧ⅠB類 (EN)	近い将来において，野生での絶滅の危険性が高いもの		アマミノクロウサギ，ライチョウ，イヌワシ
	絶滅危惧Ⅱ類 (VU)	絶滅の危険性が増大しているもの	1,606	ウズラ，アホウドリ，タンチョウ，オオサンショウウオ
準絶滅危惧種 (Near Threatened)		現時点での絶滅の危険性は低いが，個体数の減少がみられ，今後，絶滅危惧種とされる可能性が高いもの	1,364	エゾナキウサギ，ゼニガタアザラシ，トド，オオタカ，アカハライモリ

2) 鳥獣害の現状と保全の意義

・鳥獣害：野生鳥獣による農林水産業などへの被害のこと。

・鳥獣害の現状：2018年の農作物への被害額は158億円であり，その6割は獣類，4割は鳥類による。また，獣類による被害の多くは，ニホンジカ，ニホンイノシシ，ニホンザルによるものであり，鳥類では圧倒的にカラスが多い。

・ニホンジカ：日本だけでなく，ベトナムから東南アジアにかけて分布している。日本では北海道から鹿児島まで広く分布しているが，雪地域では分布が制限されるため，西日本を中心に多く生息している。非繁殖期では，雄と雌はそれぞれ同性の群れをつくり，繁殖期である秋になると雄が雌の群れに移動してくる。草食性で，主にイネ科植物やドングリ，ササなどを食べる。

・ニホンイノシシ：アジアからヨーロッパまで広く分布している。日本では九州，四国，福島県以南の本州まで広く分布しているが，近年では分布が北上している。雄の成獣は単独生活するのに対し，雌はその年に生まれた子を連れていることが多い。雑食性で，植物の根茎，果実，ドングリ類などの植物，昆虫類やカエルなどを食べる。

・ニホンザル：分布は日本のみであり，日本の固有種である。本州，四国，九州に分布している。普段は10〜100頭ほどの群れをつくり生活している。雑食性で，植物の根茎，果実や種子などを食べる。

・野生動物の増加要因：狩猟者の激減，中山間地域での人口減少，耕作放棄地の増加，草地造成や森林伐採に伴う生息環境の改変などがある。

鳥獣害対策を実施する上で重要なこと

被害防除	様々な被害防除対策を用いて被害軽減をはかる	・柵の設置 ・追い払い
生息地管理	野生動物の生息地を適切に整備する	・人工林の間伐による下層植生の生育 ・分断された地域間をつなぐコリドー（移動経路）の設置
個体数管理	野生動物の個体数，分布域，群れの構造などを把握する	・モニタリング調査

3) 外来生物

- 外来生物（外来種）の定義：分布していなかった場所に，人によって意図的・非意図的に導入された生物のこと（環境省）。
- 国内起源の生物においても，分布していなかった地域に導入されれば外来生物として扱われる。
  - →例：ホンドテン（もともと本州に生息していたものが，太平洋戦争末期に北海道へ導入された）
- 侵略的外来生物：在来生態系や人間社会に害を与える外来生物。
- 特定外来生物：外来生物法（特定外来生物による生態系等に係る被害の防止に関する法律，2005年）において指定された，様々な深刻な問題を引き起こす外来生物のこと。この外来生物は飼育，輸入，譲渡などが禁止され，保管，運搬，野外へ放つことも原則禁止されている。また，学術目的での捕獲や飼育などの際は許可を得る必要がある。
- 外来生物法の改正：2013年に改正され，生態系被害防止外来種リストが作成された。このリストでは，導入の予防として定着予防外来種，防除・遺棄の防止として総合対策外来種というカテゴリーを設けている。また，産業に利用されている生物（セイヨウオオマルハナバチ，ニジマスなど）も産業管理外来種と指定し，適切に管理することを呼びかけている。
- 外来生物による影響：生態系への被害，農林水産業の被害，人への被害など。
- 外来生物の対策の目的：生物多様性の保全，人間社会の健全化。
- 外来生物の対策の目標：生態系，生息地，若しくは種を脅かす外来種の導入を阻止し，又はそのような外来種を制御し，若しくは撲滅すること（IUCN）。
- 予防三原則：入れない，捨てない，拡げないという外来種による被害の拡大を防ぐための原則。
- 外来生物の侵入段階には，①導入，②定着，③拡大がある。
- ②定着の段階の対策：早期発見・拡大防止を徹底して，根絶を目指した管理が重要となる。
- ③拡大の段階の対策：外来生物の根絶は実現しづらく，個体数，分布域，被害を減少させる，もしくは地域的な根絶を目指した対策を講じる。

海外より導入された外来生物の例

分類群	種名	原産国	特定外来生物の指定
哺乳類	タイワンザル	台湾	○
	ヌートリア	南米	○
	クマネズミ	東南アジア	×
	クリハラリス	台湾やインドなど	○
	アライグマ	北米	○
	ハクビシン	中国や台湾など	×
	フイリマングース	ミャンマーやインドなど	○
	キョン	中国や台湾	○
	カイウサギ（アナウサギ，ヨーロッパアナウサギ）	イベリア半島，アフリカ北西部	×
鳥類	コブハクチョウ	ヨーロッパやモンゴルなど	×
	カナダガン	北米	○
	ガビチョウ	中国や台湾など	○

✎ 5. 展示動物

・日本動物園水族館協会に加盟する動物園は89園，水族館は51館である（2023年10月時点）。

・動物園の役割：レクリエーション，種の保存，調査・研究，教育の4つ。

・展示動物とは，動物園や水族館，植物園，公園などの施設で飼養保管される哺乳類，鳥類，爬虫類に属する動物のことであり，飼養，管理の方法や施設の構造，逸出時の対策などについて基準が定められている（展示動物の飼養及び保管に関する基準，環境省）。

・動物園における個体・群管理：日本動物園水族館協会や世界動物園水族館協会が行っている，国内血統登録や国際血統登録により，厳重に管理されている。

・動物園における個体管理：動物種により耳標，カラーリング，烙印，刺青，マイクロチップなど，様々な方法で個体管理を行う。魚類のように，個体ごとに群れをつくり，個体で管理することが向いていない種は群ごとに管理する。

・個体管理に必要な情報：種類，性別，個体識別情報，出生年月日，転入年月日，出生地，転入元，繁殖情報，医療情報，死亡年月日，転出年月日。

・動物園における行動管理では，環境エンリッチメントやハズバンダリートレーニングが重要である。▶Link! p.10

・動物園における施設管理：多様な展示方法によって工夫されており，また逸出や侵入の防止には特に気を配らなければならない。

・特定動物：動物愛護管理法の規定に基づいて定められた，逸出の際に人に危害を加えるおそれのある種のこと。これらの動物を飼養または保管する場合，動物種や飼養施設ごとに都道府県知事または政令指定都市の長の許可が必要となる。

様々な展示方法

種類	特徴
生態展示	動物が本来生息している環境を再現し，生息環境と動物の関係を見せる。
行動展示	動物がそれぞれもつ行動習性を引き出す。
分類展示	分類学的に近縁な動物たちをまとめて配置する。
地理展示	同所的に生息する動物たちを比較できるようにまとめて展示する。
形態学的展示	形態学的に類似する種を並べて展示する。
生息場所別展示	類似する生息環境をもつ動物をまとめて展示する。

7　動物看護関連法規

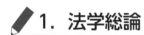

1. 法学総論

1) 法律の意義と特質

- 社会規範：法，道徳，慣習，宗教上の戒律などの，社会生活において人間同士が定めたルールのこと。時代や地域によって変化する。
- 法：国家権力によって定められ，強制されるという性質をもつ社会規範のこと。
- 法を体系づけると，成文法と不文法，一般法と特別法，強行法規と任意法規，公法と私法，のように4つの基準で分類することができる（法の4分類）。

2) コンプライアンスとアカウンタビリティ

- コンプライアンス（法令遵守）：単に法令を守る（遵守）だけでなく，他人の利益や社会全体への影響に配慮しながら行動し，他人に損害を与えた場合は，その責任を負うべきであるという考え方。
- アカウンタビリティ（説明責任）：違法な行為や社会倫理に違反する不祥事により他人の安全や財産に損害を与えた場合，その違法な活動や不祥事の原因，事件の経緯の事実関係などの情報を公開する責任のこと。
- 動物の飼育者の責任：動物が他人に与えた損害の賠償，適正飼養，終生飼養，逸走防止，感染症の知識の修得などの責任がある。

▶ 3) 法律における動物と愛玩動物看護師

- 日本における動物の地位：民法上では動物は有体物であり動産，すなわち物であるため，法的な権利や義務はない。ただし，動物は命あるものとして机や椅子といった単なる物とは区別されている。
- 動物が他人に損害を与えたときに適用される民法：動物の占有者は，その動物が他人に加えた損害を賠償する責任を負う。ただし，動物の種類及び性質に従い相当の注意をもってその管理をしたときは，この限りでない（動物の占有者等の責任）。
- 飼育する動物に危害を加えられたときに適用される民法：故意又は過失によって他人の権利又は法律上保護される利益を侵害した者は，これによって生じた損害を賠償する責任を負う（不法行為による損害賠償）。
- 器物損壊罪：他人の財物を損壊したり傷害したりして，その財物の効用を喪失させる犯罪のこと。ただし，その財物が愛護動物である場合は動物愛護管理法が適用され，自己のものであっても，みだりに殺したり，傷つけたり，遺棄したりしたときは処罰の対象となる。
- 愛玩動物看護師が知っておくべき法律：愛玩動物看護師法，獣医師法，獣医療法，感染症予防法，狂犬病予防法，薬機法，麻薬取締法，毒劇物取締法など。

✎ 2. 愛玩動物看護師法

- 動物看護職の確立までの歴史：▶Link! p.116
- 愛玩動物看護師の資格：愛玩動物看護師の国家試験に合格し，農林水産大臣，環境大臣の免許を受ける。
- 愛玩動物看護師の任務：診療の補助，疾病にかかったり，負傷したりしている愛玩動物の世話，そのほかの愛玩動物の看護，愛玩動物を飼養する者やそのほかの者に対する愛護，適正な飼養にかかわる助言や支援などがある。
- 愛玩動物看護師は獣医学的判断と技術に関する専門教育を受け，一定の獣医学的な能力を有するため，一定の診療行為（診療の補助）については，獣医師の獣医学的判断を前提として実施することができる。
- 愛玩動物看護師ができない業務：疾病の診断・治療，指示書・処方せん・診断書の交付，動脈注射，気管挿管，放射線照射，手術，麻酔といった診療行為は，獣医師の監督・指導のもとでも行うことができない。また，獣医師の診療対象動物であるが愛玩動物でないものの診療の補助についても，同様である。
- 獣医師の指示なく愛玩動物看護師ができない業務：静脈・皮下注射，採血，マイクロチップの装着，投薬（経口，点眼，塗布など），血液や糞便などの検体検査。
- 愛玩動物看護師の名称独占：愛玩動物看護師でない者は，愛玩動物看護師やこれに紛らわしい名称を使用してはならない。違反した場合，20万円以下の罰金が科される。

・愛玩動物看護師の試験：国家試験は，農林水産大臣と環境大臣によって毎年1回以上行われる。

愛玩動物看護師の免許取得ができない者

> ・罰金以上の刑に処せられた者
> ・愛玩動物看護師の業務に関し，犯罪もしくは不正の行為があった者
> ・心身の障害により愛玩動物看護師の業務を適正に行うことができない者として農林水産省令と環境省令で定める者
> ・麻薬，大麻またはあへんの中毒者

3. 獣医療関連行政法規

1) 獣医師法

・獣医師の任務：飼育動物の診療，保健衛生の指導，畜産業の発達をはかること，公衆衛生に寄与すること，公衆衛生業務，畜産関連業務，動物医薬品や動物疾病の研究，希少動物の人工繁殖などがある（獣医師法）。

・獣医師の名称独占と業務独占：獣医師でない者が獣医師の名称や紛らわしい名称（動物医，家畜医など）を使うことは禁止されている。それに違反する者は，懲役2年以下もしくは罰金100万円が科される。

・獣医師の診療対象動物：牛，馬，めん羊，山羊，豚，犬，猫，鶏，うずら，オウム科全種，カエデチョウ科全種，アトリ科全種の動物の診療を獣医師以外の者が業務とすることは禁止されている（獣医師法第17条）。

・獣医師でない者が，所有する動物に対して自ら診療を行うことや，獣医師法第17条で定める以外の動物を診療する行為は，獣医師法上で違法性があるとはいえない。

・ペットショップなどが販売を目的として一時的に所有する動物に対して行うワクチン接種や投薬などは，反復・継続性があるとみなされ，獣医師以外が行った場合，獣医師法違反となる可能性がある。

・無診察診療の禁止：獣医師は，自ら診察しないで，診断書や処方せん（指示書）を交付したり，劇毒薬や生物学的製剤（ワクチン，血清，診断液など），要指示医薬品，処方せん医薬品，使用規制対象医薬品などの医薬品を投与したり，処方したりすることはできない。

・診療を業務とする獣医師は診療を求められたとき，法令に根拠がある場合や，獣医師自身が病気・不在・治療中であるといった正当な理由がなければ，診療を拒んではいけない。

・診断書などの交付義務：自ら診療，出産の立ち会いや検案をした獣医師は，診断書，出生証明書，死産証明書，検案書の交付を求められたとき，正当な理由がない限りこれを拒んではならない。

1 基礎動物学

・保健衛生の指導：獣医師は診療をしたとき，動物の飼育者に対して，感染性疾病の発生予防・早期発見・まん延防止対策，動物に給与する飼料，薬剤の残留防止，人獣共通感染症の注意喚起などについて助言，指導，啓発を行い，飼育動物に関する保健衛生の向上に必要な指導をする。
・診療簿の作成・保存義務：獣医師は，動物を診察した場合は診療簿（カルテ）に，検案した場合は検案簿に，診療，検案内容を記載しなければならない。また，診療簿，検案簿を，牛，水牛，シカ，めん羊，山羊の場合は8年間，そのほかの動物は3年間保存しなければならない。

2) 獣医療法

・獣医療法：獣医師法を受けて，飼育動物の診療施設の開設，管理に加え，獣医療を提供する体制整備に必要な事項を定めている。
・診療施設の開設の届出：診療施設を開設する者は獣医師でなければならず，開設者が自身で管理しない場合はほかの獣医師に管理させなければならない。また，診療施設の開設，変更，廃止などの届出は10日以内に行わなければならず，催事など短期間の開設であっても届出が必要となる。
・広告の制限：獣医師や診療施設は，農林水産省が広告しても差し支えないとした事項（専門科目，学位など）以外の技能や療法，経歴に関する広告をしてはならない。

診療施設の基準

構造基準	・飼育動物の逸走を防止するために必要な設備を設ける。 ・伝染性疾病にかかっている疑いのある飼育動物を収容する設備には，ほかの飼育動物への感染を防止するために必要な設備を設ける。 ・手術を行う施設が，その内壁，床が耐水性のもので覆われたものであり，清潔を保つことができる構造である。 ・放射線に関する構造設備の基準を守る。 **調剤を行う施設の基準** ・採光，照明，換気を十分にし，清潔を保つ。 ・冷暗貯蔵のための設備を設ける。 ・調剤に必要な器具を備える。
管理基準	・収容可能な頭数を超えて飼育動物を収容しない。 ・収容設備でない場所に飼育動物を収容しない。 ・飼育動物の逸走を防止するために必要な措置を講ずる。 ・収容設備内におけるほかの飼育動物への感染を防止するために必要な措置を講ずる。 ・覚醒剤取締法，麻薬取締法，薬機法の規定に違反しない。 ・採光，照明，換気を十分にし，清潔を保つ。 ・放射線に関し遵守すべき事項を守る。

制限を受ける広告，受けない広告

制限を受ける広告	制限を受けない広告
・提供される獣医療の内容がほかの獣医師または診療施設と比較して優良である旨の広告 ・提供される獣医療の内容に関して誇大な広告 ・提供される獣医療に要する費用を併記している広告	・来院した飼育者のみが確認できる院内の掲示やパンフレット ・飼育者の求めに応じて行う説明や配布物，診療施設のホームページ（バナー広告を除く）

4. 公衆衛生行政法規

1) 感染症予防法

・感染症予防法の目的：感染症の予防，感染症の患者に対する医療に関し，必要な措置を定めることで，感染症の発生予防，そのまん延防止をはかり，これによって公衆衛生の向上，増進をはかること。
・感染症予防法における感染症とは：一類感染症，二類感染症，三類感染症，四類感染症，五類感染症，新型インフルエンザ等感染症，指定感染症，新感染症のことである。▶Link! p.188
・指定動物：感染症を人に感染させるおそれが高い動物のこと（感染症の予防及び感染症の患者に対する医療に関する法律施行令）。
・獣医師の届出：指定動物が該当する感染症にかかったり，その疑いがあると診断されたときは直ちに，その動物の所有者の氏名とそのほか厚生労働省令で定める事項を，最寄りの保健所長を経由して都道府県知事に届け出なければならない。
・動物の輸入届出制度：①生きたげっ歯目，ウサギ目，そのほかの陸生哺乳類，②生きた鳥類，③げっ歯目，ウサギ目の動物の死体を日本に輸入する際には，届出書の提出，検疫所での審査，税関での審査の3つの手続きが必要である。
・家畜伝染病予防法，狂犬病予防法などで検疫の実施が定められている動物については，感染症予防法における輸入届出の対象から除かれている。

指定動物と対象の感染症

指定動物	対象の感染症
サル	エボラ出血熱，マールブルグ病
プレーリードッグ	ペスト
イタチアナグマ，タヌキ，ハクビシン	重症急性呼吸器症候群（SARS）
コウモリ	ニパウイルス感染症，リッサウイルス感染症など
ヤワゲネズミ	ラッサ熱

輸入検疫にかかわる法律とその対象動物

法律	対象動物
家畜伝染病予防法	・偶蹄目 (牛, めん羊, 山羊, キリンなど) ・奇蹄目ウマ科 (馬, しまうまなど) ・ウサギ目ウサギ科 (いえうさぎなど) ・家禽 (鶏, ダチョウ, あひるなど)
感染症予防法	・生きたげっ歯目, ウサギ目, そのほかの陸生哺乳類 (ただし, サル*, コウモリ, イタチアナグマ, タヌキ, ハクビシン, プレーリードッグ, ヤワゲネズミは輸入禁止) ・生きた鳥類 ・げっ歯目, ウサギ目の動物の死体
狂犬病予防法	犬, 猫, アライグマ, キツネ, スカンク

＊利用目的によっては一部の地域からのみ輸入可能。

2) 狂犬病予防法

・1950年に狂犬病予防法が制定されるまで日本には狂犬病の犬が多数存在したが, 現在の日本は世界でも数少ない狂犬病清浄国の1つである。▶Link! p.192
・犬の登録：犬の所有者は, 犬を取得した日 (生後90日以内の犬を取得した場合には, 生後90日を経過した日) から30日以内に, その犬の所在地を管轄する市町村長に, 犬の登録を申請しなければならない。犬の登録の申請がなされると, 市町村長から鑑札が交付されるので, 犬の所有者は鑑札をその犬に付けておかなければならない。
・狂犬病の予防注射：犬の所有者は, その犬に, 狂犬病ワクチンの接種を毎年1回受けさせることが義務づけられている。市町村長は, ワクチンを接種した犬の所有者に注射済票を交付し, 犬の所有者は注射済票をその犬に付けておかなければならない。
・狂犬病予防員：狂犬病予防法によって定められ, 都道府県知事によって任命された, 獣医師である都道府県の職員のこと。登録を受けていない犬, 鑑札を付けていない犬, 狂犬病の予防接種をしていない犬や注射済票を付けていない犬がいた場合, これを抑留する。また, 抑留を行うため, 都道府県知事が指定した捕獲人を使用して, その犬を捕獲することができる。

3) 家畜伝染病予防法

・家畜伝染病予防法の目的：家畜の寄生虫病を含む伝染性疾病の発生を予防し, またまん延を防止することを通じて, 畜産の振興をはかること。
・家畜が伝染性疾病にかかったか, その疑いがあるとき, この家畜を診断またはその死体を検案した獣医師は, 直ちに都道府県知事に届け出なければならない。
・届出が義務づけられている伝染性疾病には家畜伝染病 (法定伝染病) と届出伝染病がある。
・疑似患畜：病原体に触れた, または触れたおそれがあり, その病原体に感染している可能性のある動物のこと。

- 通行の制限と遮断：緊急に家畜伝染病のまん延を防止する必要があるとき，72時間以内の期間を定め，口蹄疫や豚熱，高病原性鳥インフルエンザなどの家畜伝染病の患畜，または疑似患畜がいる場所とそのほかの場所との通行を制限，または遮断することができる。
- 家畜防疫員：各都道府県に配置されている家畜保健衛生所に勤務する，獣医師免許をもった公務員のこと。
- 牛疫，牛肺疫，口蹄疫，豚熱，アフリカ豚熱，高病原性鳥インフルエンザ，低病原性鳥インフルエンザの患畜と疑似患畜の所有者は，家畜防疫員の指示に従い，直ちにその家畜をと畜（殺処分）しなければならない（牛肺疫の疑似患畜は除く）。

法定伝染病

伝染性疾病の種類	家畜の種類
牛疫	牛，めん羊，山羊，豚
牛肺疫	牛
口蹄疫	牛，めん羊，山羊，豚
流行性脳炎	牛，馬，めん羊，山羊，豚
狂犬病	牛，馬，めん羊，山羊，豚
水疱性口内炎	牛，馬，豚
リフトバレー熱	牛，めん羊，山羊
炭疽	牛，馬，めん羊，山羊，豚
出血性敗血症	牛，めん羊，山羊，豚
ブルセラ症	牛，めん羊，山羊，豚
結核	牛，山羊
ヨーネ病	牛，めん羊，山羊
ピロプラズマ症*	牛，馬
アナプラズマ症*	牛

伝染性疾病の種類	家畜の種類
伝達性海綿状脳症	牛，めん羊，山羊
鼻疽	馬
馬伝染性貧血	馬
アフリカ馬疫	馬
小反芻獣疫	めん羊，山羊
豚熱	豚
アフリカ豚熱	豚
豚水疱病	豚
家きんコレラ	鶏，あひる，うずら
高病原性鳥インフルエンザ	鶏，あひる，うずら
低病原性鳥インフルエンザ	鶏，あひる，うずら
ニューカッスル病*	鶏，あひる，うずら
家きんサルモネラ症**	鶏，あひる，うずら
腐蛆病	ミツバチ

＊農林水産省令で定める病原体によるものに限る。
＊＊病原性が高いものとして農林水産省令で定めるものに限る。

5. 薬事行政法規

1) 薬機法

- 薬機法（医薬品，医療機器等の品質，有効性及び安全性の確保等に関する法律）：医薬品や薬剤，調剤などに関する基本法のこと。2014年に改正されるまで，薬事法と呼ばれていた。

- 薬機法の目的：医薬品等の品質や有効性，安全性の確保，保健衛生上の危害の発生と拡大の防止，規制・指定薬物の規制措置，必要性が特に高い医薬品や医療機器，再生医療等製品の研究開発促進に必要な措置を通じて保健衛生の向上をはかること。
- 医薬品等関連事業者：医薬品などの製造販売，製造，販売を業として行う者，薬局，病院，診療所，飼育動物診療施設の開設者など。
- 医薬関係者：医師，歯科医師，薬剤師，獣医師などを指す。
- 医薬関係者の責務：医薬品などの有効性や安全性など，医薬品の適正な使用に関する知識と理解を深めるとともに，それらを使用・購入する人に対し，適正な使用について正確で適切な情報を提供するよう努めること。
- 医薬品の販売業の許可：薬局開設者または医薬品の販売業の許可を受けた者でなければ，業として医薬品を販売，授与してはならない。また販売，授与を目的として医薬品を貯蔵，陳列してはならない。
- 指定薬物：中枢神経系の興奮，抑制や幻覚の作用をもつ確実性が高く，かつ，人の身体に使用された場合に保健衛生上の危害が発生するおそれがあるものとして，厚生労働大臣が指定する薬物のこと。
- 毒薬・劇薬の指定：厚生労働大臣が指定する。▶Link! p.134
- 毒薬と劇薬の販売ができない相手：品名，数量，使用目的，購入年月日と購入者の氏名，住所，職業が記入された文書が提出できない者，14歳未満の者，安全な取り扱いに不安があると認められる者など。
- 処方せん医薬品：厚生労働大臣が医師，歯科医師，獣医師による処方せんの交付が必要であると指定した医薬品のこと。直接の容器または直接の被包に「注意-医師等の処方せん・指示により使用すること」の文字が記載されていなければならない。
- 処方せん医薬品の販売：薬局開設者または医薬品の販売業者は，処方せん医薬品を正当な理由なく，処方せんをもたない者に販売したり授与したりすることはできない。
- 処方せん医薬品を販売，授与した場合は，記録を作成し，2年間保存しなければならない。
- 正当な理由なく処方せん医薬品を販売した場合は，3年以下の懲役もしくは300万円以下の罰金，またはその両方が科される。

薬物ごとの規定，表示，保管の違い

規定	薬機法		麻薬取締法	
区分	毒薬	劇薬	麻薬	向精神薬
ラベル表示*	**毒**	劇	**麻**	**向**
保管	・ほかの医薬品と区別する ・貯蔵，陳列する場所には鍵をかける	・ほかの医薬品と区別する	・覚醒剤を除く医薬品と区別する ・鍵をかけた堅固な設備（専用重量金庫）内で保管する	・盗難防止に必要な注意をしているときを除き，鍵をかけた設備内で保管する

＊麻薬および向精神薬のラベル表示では色の指定はない。

2) 麻薬取締法

・麻薬取締法（麻薬及び向精神薬取締法）の目的：麻薬，向精神薬の輸入，輸出，製造，製剤，譲り渡しなどについて必要な取り締まりや，麻薬中毒者に必要な医療を行うなどの措置をすることにより，麻薬や向精神薬の濫用による保健衛生上の危害を防止し，公共の福祉の増進をはかること。

・麻薬：精神と行動の著しい変化，依存性と耐性の可能性を伴う強力な鎮痛作用をもつもの。

・向精神薬：中枢神経に作用して精神機能に影響を及ぼし，乱用のおそれと乱用された場合の有害性の程度が麻薬や覚醒剤より低いもの。

・麻薬施用者：都道府県知事の免許を受けて，疾病治療の目的で業務上麻薬を施用する者や，施用のために交付，あるいは麻薬を記載した処方せんを交付する者のこと。医師，歯科医師，獣医師でなければなることができない。

・麻薬管理者：都道府県知事の免許を受けて，麻薬診療施設で施用，あるいは施用のため交付される麻薬を業務上管理する者のこと。医師，歯科医師，獣医師，薬剤師でなければなることができない。

・麻薬診療施設：麻薬施用者が診療に従事する病院，診療所，飼育動物診療施設のこと。その開設者でなければ麻薬を譲り受けることはできない。麻薬の譲り受けは，麻薬を施用したり，施用するために交付したりする場合を除いてできない。

・麻薬卸売業者から麻薬を譲り受ける場合，麻薬譲渡証，麻薬譲受証の交換が必要である。

・麻薬の管理：麻薬管理者（いない場合は麻薬施用者）が管理しなければならない。

・麻薬の施用，交付時の診療録の記載事項：患畜では，その種類，その所有者か管理者の氏名または名称，住所，病名，主症状，麻薬の品名，数量，施用または交付の年月日など。これらの記載は，最終の記載日から2年間保存しなければならない。

・麻薬中毒の概念：麻薬中毒とは，麻薬（ヘロイン，モルヒネ，コカインなど），大麻，あへんの慢性中毒のことであり，麻薬に対する精神的，身体的欲求が生じ，これらを自分で抑制することが困難な状態，すなわち麻薬に精神的，身体的

に依存している状態になる。必ずしも自覚的または他覚的な禁断症状が認められるわけではない。

3) 毒劇物取締法, 覚醒剤取締法

- 毒劇物取締法 (毒物及び劇物取締法) の目的：毒物, 劇物について, 保健衛生上の見地から必要な取り締りを行うこと。
- 覚醒剤取締法の目的：覚醒剤の濫用による保健衛生上の危害を防止するため, 覚醒剤や覚醒剤原料の輸入, 輸出, 所持, 製造, 譲渡, 譲受, 使用に関して必要な取り締りを行うこと。
- 覚醒剤を所持できる者：覚醒剤施用機関において診療に従事する医師, 覚醒剤施用機関において診療に従事する医師から施用のため覚醒剤を交付された者。
- 覚醒剤施用機関において診療に従事する医師は, 診療以外の目的で覚醒剤を施用したり, 施用のために交付したりしてはならない。
- 覚醒剤の保管：病院や診療所の鍵をかけた堅固な場所で保管しなければならない。

4) 薬剤師法

- 飼育動物診療施設での医薬品の調剤は, 獣医師自ら行うこと以外は許されていない (薬剤師法)。
- 調剤の規制：薬剤師以外の者が, 販売, 授与するために医薬品を調剤することはできない。これを違反した場合は, 3年以下の懲役もしくは100万円以下の罰金, またはこれら両方の刑が科される。ただし, 医師, 歯科医師, 獣医師が自分で交付した処方せんに基づき, 自分で調剤することは可能である。
- 薬剤師は, 原則, 薬局以外の場所で販売や授与を目的とした調剤をしてはならないが, 病院や診療所, 飼育動物診療施設の調剤所において, 従事する医師, 歯科医師や獣医師の処方せんによって調剤する場合は, 調剤が可能である。

8 動物愛護・適正飼養関連法規

1. 愛護・適正飼養関連行政法規

- 動物愛護管理法 (動物の愛護及び管理に関する法律) ▶Link! p.305：1999年に動物保護管理法の一部が改正され, 動物愛護管理法となった。2012年の改正の際, 犬と猫の販売時の日齢に関する規制, マイクロチップ装着の義務, 動物の所有者に対する終生飼養の義務などが明記された。

- ペットフード安全法（愛がん動物用飼料の安全性の確保に関する法律）：動物愛護の観点から，ペットフードの製造，輸入，販売に関する規制を行い，安全性の確保をすることを目的として2009年に制定された法律。2008年にアメリカにおいて，有害物質（メラミン）が混入した愛玩動物用飼料（ペットフード）が原因となって多数の犬や猫が死亡したことがきっかけとなった。

対象となるペットフード

法律の対象であるもの	法律の対象ではないもの
総合栄養食，おやつ，スナック，ガム，生肉，ミネラルウォーター，ペット用サプリメント　など	医薬品，おもちゃ，ペットフードの容器，またたび，猫草，調査研究用フード　など

 ## 2. 社会福祉行政・環境衛生法規

- 身体障害者補助犬法：▶Link! p.285
- 廃棄物処理法（廃棄物の処理及び清掃に関する法律）：廃棄物の排出の抑制や廃棄物の適正な分別，保管，収集，運搬，再生，処分などの処理を行い，生活環境を清潔にすることにより，生活環境の保全および公衆衛生の向上をはかることを目的とした法律。
- 産業廃棄物：▶Link! p.195
- 化製場等に関する法律：化製場，死亡獣畜取扱場を設置しようとする者は許可を受けなければならないという法律。ここでの獣畜とは，牛，馬，豚，めん羊，山羊，犬，鶏（ひなを除く），あひる（ひなを除く），そのほか都道府県の条例で定める動物である。
- 化製場の定義：獣畜の肉，皮，骨，臓器などを原料として皮革，油脂，にかわ，肥料，飼料，そのほかのものを製造するために設けられた施設。
- 死亡獣畜取扱場の定義：死亡獣畜を解体，埋却，焼却するために設けられた施設，区域。

 ## 3. 野生動物などに関する法律および条約

- ワシントン条約（絶滅のおそれのある野生動植物の種の国際取引に関する条約）：野生動植物の輸出国と輸入国とが協力して国際取引の規制を実施することにより，採取・捕獲を抑制し，絶滅のおそれのある野生動植物の保護をはかることを目的とした条約。この条約では，絶滅のおそれのある野生動植物種を，その程度に応じてワシントン条約附属書I，II，IIIにそれぞれ掲載し，国際取引の規制を行っている。▶Link! p.97
- ワシントン条約の規制の対象：条約附属書に掲げられている動植物や，その動植物のはく製，加工製品。
- ラムサール条約（特に水鳥の生息地として国際的に重要な湿地に関する条約）：

1 基礎動物学

水鳥の生息地として国際的に重要な湿地と，そこに生息・生育する動植物の保全を促し，湿地の適正な利用を進めることを目的とした条約。
・外来生物法：▶Link! p.99
・種の保存法（絶滅のおそれのある野生動植物の種の保存に関する法律）：絶滅のおそれのある野生動植物の種の保存をはかることにより，良好な自然環境を保全することを目的とした法律。
・種の保存法による絶滅のおそれの定義：
①種の存続に支障をきたす程度にその種の個体の数が著しく少ないこと。
②その種の個体の数が著しく減少しつつあること。
③その種の個体の主要な生息地・生育地が消滅しつつあること。
④その種の個体の生息・生育の環境が著しく悪化しつつあること。
⑤そのほか，その種の存続に支障をきたす事情があること。
・希少野生動植物種：絶滅のおそれのある野生動植物の種のことで，国内希少野生動植物種，国際希少野生動植物種，緊急指定種がある。
・鳥獣保護法（鳥獣の保護及び管理並びに狩猟の適正化に関する法律）：鳥獣の保護および管理と狩猟の適正化をはかり，生物多様性の確保，生活環境の保全，農林水産業の発展に寄与することで，自然環境の恵みを受けることができる国民生活の確保と，地域社会の健全な発展に役立てることを目的としている法律。
・鳥獣保護法上の鳥獣の定義：鳥獣とは，鳥類または哺乳類に属する野生動物のことである。ただし，環境衛生の維持に重大な支障を及ぼす鳥獣，またはほかの法令により捕獲などについて適切な保護管理がなされている鳥獣（ニホンアシカ，アザラシ5種とジュゴン以外の海棲哺乳類，イエネズミ類3種）については，鳥獣保護法の対象外とされている。
・狩猟鳥獣：肉や毛皮を利用する目的や，管理する目的で捕獲などの対象となる鳥獣（希少鳥獣や鳥類のひなを除く）のうち，捕獲などが生息の状況に著しく影響を及ぼすおそれのないもの。
・鳥獣保護区：鳥獣の種類や，そのほか鳥獣の生息の状況を鑑み，これら鳥獣の保護を行う区域。環境大臣または都道府県知事によって指定される。
・禁猟区：狩猟鳥獣の生息数が著しく減少している場合において，その生息数を増加させる必要があると認められ，休猟区として指定された区域。最大3年間指定することが可能である。
・自然公園法：優れた自然の風景地を保護するとともに，その利用の増進をはかることにより，国民の保健，休養，教化に資するとともに，生物多様性の確保に寄与することを目的とした法律。
・国立公園の定義：日本の風景を代表するに足りる傑出した自然の風景地で，環境大臣が指定するもの。
・国定公園の定義：国立公園に準ずる優れた自然の風景地で，環境大臣が指定するもの。
・都道府県立自然公園の定義：優れた自然の風景地で，都道府県が指定するもの。

- 自然公園内に生息する動物に対する責務や規制：国立公園や国定公園内に，特に特別保護地区内においては，動物を放つこと（家畜の放牧を含む），動物を捕獲，殺傷すること，動物の卵を採取することなどは規制されている。
- 文化財保護法：文化財を保存し，かつ，その活用をはかることによって国民の文化的向上に資するとともに，世界文化の進歩に貢献することを目的とした法律。
- 天然記念物：学術上価値が高いとされる動物のうち，文部科学大臣によって重要であると指定されたもの。
- 特別天然記念物：天然記念物のうち，世界的または国家的に価値が特に高いもの。

ワシントン条約附属書に記載されている動植物の例

附属書	指定動植物
附属書Ⅰ	オランウータン，スローロリス，ゴリラ，アジアアロワナ，ジャイアントパンダ，木香，ガビアルモドキ，ウミガメなど（約1,050種）
附属書Ⅱ	クマ，タカ，オウム，ライオン，ピラルク，サンゴ，サボテン，ラン，トウダイグサなど（約3万4,600種）
附属書Ⅲ	セイウチ（カナダ），ワニガメ（アメリカ），タイリクイタチ（インド），サンゴ（中国）など（約220種）

特別天然記念物に指定されている動物

・アホウドリ	・ノグチゲラ
・アマミノクロウサギ	・メグロ
・イリオモテヤマネコ	・ライチョウ
・オオサンショウウオ	・土佐のオナガドリ
・カモシカ	・小湊のハクチョウおよびその渡来地（青森県）
・カワウソ	・鯛の浦タイ生息地（千葉県）
・カンムリワシ	・ホタルイカ群遊海面（富山県）
・コウノトリ	・長岡のゲンジボタルおよびその発生地（滋賀県）
・タンチョウ	・八代のツルおよびその渡来地（山口県）
・トキ	・高知市のミカドアゲハおよびその生息地（高知県）
	・鹿児島県のツルおよびその渡来地（鹿児島県）

基礎動物看護学

1 動物看護学概論

1. 動物看護の基本となる概念

1）動物看護の定義と目的

・動物看護の定義：動物看護とは，動物の生命および体力を守り，生活環境を整え日常生活への適応を援助し，早期に活動できるように支援すること，そして不幸にして死に臨む場合には，平和な死への援助を行うこと（日本動物看護学会）。
・動物看護理論：動物の日常生活の行動に注目した「オーペットとジェフリーのアビリティーモデル（10の"needs"）」が有名である（2007年）。

2）獣医療と動物看護の歴史

日本における近代獣医学の歴史

年	できごと
1878	札幌農学校で獣医学教育が開始される。
1885	獣医師免許規則が公布される。
1890	4年制大学による獣医学教育が開始される。
1926	獣医師法（旧法）が制定される。
1938	獣医師試験規則が公布される。
1949	獣医師法（新法）が制定される。
1950	第1回獣医師国家試験が実施される。
1978	修士2年を加えた積み上げ方式による獣医学教育が開始される。
1984	6年制大学による獣医学教育が開始される。

日本における動物看護師制度化の歴史

年	できごと
1967	専修学校による動物看護教育が開始される。
1987	日本獣医師会AHT制度検討委員会が設置される。
1995	日本動物看護学会（JSVN）が設立される。▶Link! p.119
2005	4年制大学による動物看護教育が開始される。
2008	全国動物保健看護系大学協会が設立される（現：日本動物保健看護系大学協会）。
2009	日本動物看護職協会（JVNA）が設立される。▶Link! p.119 日本獣医師会動物看護職制度在り方検討委員会が設置される。
2011	動物看護師統一認定機構が設立される。 認定動物看護師制度が開始される。 全国動物教育協会が設立される。
2017	認定動物看護師教育コアカリキュラムが公開される。
2018	動物看護師国家資格化推進委員会が活動開始する。
2019	愛玩動物を対象とした動物看護師の国家資格化を目指す議員連盟が結成される。 愛玩動物看護師法が制定される。

3) 獣医療倫理と動物看護者の倫理綱領

・獣医師の代表的な職業倫理規範：日本獣医師会 (獣医師の職能団体) が公表している。
・動物看護者の倫理綱領には，日本動物看護職協会 (JVNA) による，動物看護の専門職としてあるべき姿，進むべき道を示した「愛玩動物看護者の倫理綱領」が存在する (2020年改訂)。
・「愛玩動物看護者の倫理綱領」は，「動物に対する倫理と責任」「飼養者に対する倫理と責任」「動物看護実践と責任」「愛玩動物看護者の社会に対する倫理と責任」の4つから構成されている。

日本における主な獣医師の職業倫理規範の歴史

年	職業倫理規範
1995	獣医師の誓い−95年宣言
1999	「インフォームド・コンセント徹底」宣言
2002	小動物医療の指針
2004	産業動物医療の指針
2010	日本獣医師会・獣医師会活動指針
2013	日本獣医学会倫理綱領

4) 動物の福祉とQOL

・動物福祉 (animal welfare)：▶Link! p.6
・QOL (quality of life，生活の質)：人医療で発展した，いかに身体的，精神的，社会的に健康で，満足度の高い生活を送れているか，という考え方。近年，この考え方が一般的になり，患者の主観的な評価，判断を重視し，患者自身が考えて治療を選択するような時代になった。
・獣医療におけるQOL：獣医療においては，人医療でのQOLの考え方をそのまま適応することができない。状態の評価や判断は，飼い主が行うため，飼い主が何を求めているのかをしっかりと話しあい，理解する必要がある。

5) 動物病院における愛玩動物看護師の役割

・愛玩動物看護師法で示された愛玩動物看護師の業務：▶Link! p.102, 202

✏ 2. 動物看護の提供体制

1) 社会における動物病院の役割

・社会における動物病院：人医療における病院と同等の位置づけであるが，日常的な飼育相談やグルーミング，トレーニングの相談など，より幅広い役割が求めら

れる。また，人獣共通感染症への対応など，動物だけでなく飼い主やその周辺も含め，人の健康を守るための対応も必要となる。

▶ 2) 一次診療，二次診療，救急獣医療

・一次診療（一般的な開業動物病院）：日常的な診療やワクチン接種，飼育指導など，臨床業務の幅広い領域を担う。
・二次診療（大学病院など）：一次診療施設では実施できない，高度な検査や特殊な手術が実施可能。
・救急獣医療：直ちに対処しなければ危険な状態にある動物の，迅速な診察と治療を行う。夜間など一般的な開業動物病院が閉まっている時間帯にも診察していたり，夜間のみ診察していたり，往診を専門としていたり，様々な形態がある。

▶ 3) インフォームド・コンセント，セカンドオピニオン，守秘義務

・インフォームド・コンセント：「説明を受け，納得した上での同意」を意味する。獣医療においても，インフォームド・コンセントは大原則として守らなければならない。問診をとり身体検査を行った後，コストのかかる検査や侵襲的な行為（X線検査を行う，針を刺すなど）を実施する前には，飼い主への説明と同意を得ることが必要である。
・セカンドオピニオン：今かかっている主治医以外の医師（獣医師）に求める「第2の意見」を指す。セカンドオピニオンを求めることは飼い主の権利であり，場合によっては動物病院のスタッフから積極的にそれを提案することも必要である。
・セカンドオピニオンではない例：ある病院が信用できないからほかの病院に行く（紹介状はない），主治医に内緒でほかの病院にかかる
・守秘義務：業務上知り得た情報をほかに漏らしてはならないという制約のことをいう。医療専門職に就く者に課せられている刑法第134条（秘密漏示罪）には，獣医師など獣医療従事者は含まれていない。また，獣医師法や獣医療法にもそのような記述はないが，2005年に全面施行された「個人情報の保護に関する法律（個人情報保護法）」における“個人情報取扱業者”には動物病院が含まれているため，情報漏洩は罪となる。飼い主の情報と動物の情報，いずれについても守秘義務を遵守する必要がある。

▶ 4) 診療録と動物看護記録の作成，保存義務

・診療録（カルテ）：▶Link! p.243
・カルテの保存期間：牛，めん羊，水牛，山羊は8年間，その他の動物は3年間（獣医師法第21条）。
・動物看護記録：▶Link! p.243
・動物看護記録の保存期間：人では医療法で2年，ほかの法律も加味すると3年だが，動物看護記録には法的な位置づけはない。

▶ 5) 職場における労働安全衛生，危険の防止，その対処法

- 労働安全衛生法：職場において労働者の安全と健康を確保し，快適な職場環境を形成することを担保する目的で，1972年に制定された。
- 動物を扱う職場で起こる可能性が高い危険：咬傷，引っかき傷による，傷口の化膿，人獣共通感染症の感染など

🖊 3. 愛玩動物看護師の社会的立場

▶ 1) 愛玩動物看護師の職能団体

- 動物看護の学術団体：日本動物看護学会 (JSVN)，1995年に設立。
- 動物看護師の職能団体：日本動物看護職協会 (JVNA)，2009年に設立。

▶ 2) 愛玩動物看護師の資格制度と業務範囲，資格認定機関

- 愛玩動物看護師の資格制度，資格認定機関：▶Link! p.102
- 愛玩動物看護師の業務範囲：▶Link! p.102, 202, 297, 305

2　動物病理学

🖊 1. 動物病理学の基礎

▶ 1) 病理解剖と病理組織学的検査の目的，意義

- 病理学：病気の原因，経過，その結果を様々な形態学的手法により研究する学問であり，「病気が発生する機序」を解明することを目的とする。臨床現場では，生体の組織の一部を外科的手法により採取し，その病態を診断する生体検査 (生検) において，特に「病理組織学的検査」が行われる機会が多い。
- 病理解剖 (剖検)：動物が死亡した際に，その死因を明確にし，かつ行われた治療が適切であったかを総合的に判断するために行われる。

▶ 2) 病理組織標本の作製法

- 病理組織標本：大きく分けて，凍結標本とパラフィン標本の2種類がある。

病理組織標本	利点	欠点	作製手順
凍結標本	手術中に大まかな診断を迅速に行うことができる。	詳細な組織構造や細胞形態の観察は難しい。	①包埋，冷凍 ②薄切（凍結専用の切断装置：クリオスタット） ③染色，観察
パラフィン標本	凍結標本よりも鮮明に組織構造や細胞形態を観察することができる。	標本の作製に時間がかかる。	①固定（組織の約10倍量のホルマリン液*に浸漬） ②脱水，脱脂，包埋（エタノール液〔70～100％〕を用いて脱水，有機溶媒〔トルエンなど〕にて脱脂，その後，パラフィンに浸漬） ③薄切（専用の切断装置：ミクロトーム） ④染色**，観察

＊ホルマリン液：ホルマリン原液（ホルムアルデヒド37％以上含有）を10倍に希釈した溶液。通常は，リン酸緩衝液で希釈したリン酸緩衝ホルマリン液（中性緩衝ホルマリン液）を使用する。
＊＊病理組織学的検査の基本となる染色は，ヘマトキシリン・エオジン（HE）染色である。染色には，特殊染色，免疫染色など様々な方法がある。

2. 細胞や組織に生じる変化

1）変性，物質沈着による形態的変化

・変性：細胞が傷害される過程において，細胞や組織に異常な物質が出現したり，生理的に存在する物質が大量に蓄積したりする現象のこと。主に代謝障害により，細胞や組織の形態的変化がみられる。
・形態的変化：細胞や組織に貯留する物質の種類などに応じて分類される。

形態的変化	特徴
混濁腫脹（顆粒変性）	ミトコンドリアが水腫性に膨張する現象→細胞や組織が腫大。
水腫変性，空胞変性	血管内圧や浸透圧の上昇に伴い，小胞体が主に水腫性に膨化する現象→肝細胞や腎尿細管上皮細胞で多い。
硝子変性	細胞や組織間に大量の好酸性物質（主にコラーゲン）が沈着する現象。
硝子滴変性	細胞質内に好酸性の均一な顆粒状物質（主に蛋白質）が出現する現象。
硝子様変性	筋組織において横紋の消失，好酸性均質化または断片化がみられる現象→骨格筋や心筋などの凝固壊死像。
類線維素（フィブリノイド）変性	血管壁の壊死性変化で，壊死部にフィブリンを主体とする血漿蛋白が滲出する現象→Ⅲ型アレルギーに基づく病態が多い。
角質変性（病的角化）	過剰な角化や異常角化によりケラチンが増加する現象。このうち，角化層に細胞核が残存するものを錯角化という。
粘液変性	粘液が細胞内または細胞外に大量に沈着する現象。
アミロイド*症（アミロイドーシス）	数種類の前駆蛋白質から変化した異常な線維性蛋白が臓器に沈着する現象。

＊アミロイドの特徴：①コンゴーレッド染色で橙色に染まる。②偏光顕微鏡観察で黄緑色の複屈折性のある偏光を示す。③電子顕微鏡で幅約10nmの分岐のない細線維構造がみられる。④生化学的にはβシート構造に富むアミロイド線維を形成する。⑤蛋白分解酵素による分解に抵抗性を示す。

2) 退行性変化と進行性変化，細胞増殖のメカニズム

・退行性変化：細胞や組織の機能低下や消失を特徴とする変化のこと。

退行性変化	特徴
萎縮*	正常に発生した器官や組織において，細胞の数や容量が減少することにより起こる。
壊死 (ネクローシス)	細胞や組織の病的な死。細胞の膨化や破裂がみられる。壊死部が硬くなる (凝固する) タイプの壊死＝凝固壊死 (乾酪壊死)。蛋白分解酵素を多く含む組織の壊死でみられる壊死巣の急速な液状化＝液化壊死 (融解壊死)。
アポトーシス	生理的にプログラムされた細胞の死。細胞の縮小と核の断片化 (≒アポトーシス小体) がみられる。

＊胎子発生の段階で組織や臓器の発達に異常が生じ，ごく小型の組織や臓器しか形成されなかった状態は，萎縮ではなく低形成と呼び，区別する。

・進行性変化 (増殖性変化)：細胞や組織が，周囲から受ける多くの刺激に対して適応していく過程で起こる変化のことで，細胞の再生や，細胞の数，容量，形状の変化が認められる。

進行性変化	特徴
肥大	個々の細胞の容積が増大することにより，組織が増大する現象。
過形成 (増生)	細胞の数の増加によって，組織が増大する現象。
再生	欠損した細胞や組織が，元の細胞や組織の増殖分化によって復元される現象。
化生	組織がほかの組織に変化したり，ある細胞や組織が外的刺激などによって，別の特徴をもつ細胞や組織に変化したりする現象。発生の由来が類似した細胞や組織間でのみ起こるとされている。
異形成	組織の発生段階で起きた異常によって，組織の構造に異常がある状態のことをいう。一般的に，異形成を示す組織は低形成も示すことが多い。
肉芽組織	創傷や壊死などによって欠損した部分を補充，充填するために増殖した新生組織のことをいう (≒線維芽細胞＋膠原線維＋毛細血管)。

・細胞周期：細胞の増殖を調整する機構で，大きく4つのステージに分けられる。増殖の必要がない細胞は分裂を停止し，G0期 (静止期) の状態で存在する。

細胞周期	
G1期	DNA合成準備期
S期	DNA合成期
G2期	分裂準備期
M期	分裂期
G0期	静止期

・細胞の分裂サイクル：細胞，その細胞で形成される組織や臓器の特性により異なる。

分裂サイクル		具体例	特徴
短い	不安定細胞	・上皮細胞（皮膚，粘膜） ・造血系細胞（血球など）	・G0期に入ることなく，M期の後すぐにG1期へ入り，分裂を繰り返して増殖する。
中程度～長い	安定細胞	・肝細胞 ・線維芽細胞 ・血管内皮細胞	・通常はあまり分裂＆増殖しないが，増殖を促進するような刺激が加わると，盛んに分裂＆増殖する。 ・通常は，G0期で細胞分裂を停止した状態でいる。
長い（成長後は分裂しない）	永久細胞	・神経細胞 ・心筋細胞	・成長後は，G0期で細胞分裂を停止した状態でいる。

3) 代謝異常による変化

・糖質代謝異常：炭水化物（多糖類や単糖類）の代謝に異常が生じ，細胞や組織に糖質が過剰に蓄積したり，糖質の分解または合成の中間産物が蓄積したりする病態のこと。
・脂質代謝異常：細胞や組織内に中性脂肪や脂質代謝の中間産物，または不飽和脂肪酸などが沈着する病態のこと。
・無機質の代謝異常：体内に存在するカルシウムなどの無機物，鉄や銅などの重金属類といった無機質の欠乏や過剰摂取，代謝に関する蛋白質（酵素など）の異常によって，様々な病態が起こる。
・核酸代謝異常：DNAを構成する核酸の代謝異常によって，様々な病態が起こる。

代謝異常の代表例

糖質代謝異常	脂質代謝異常	無機質の代謝異常	核酸代謝異常
・糖原（グリコーゲン）変性 ・糖原蓄積症 ・ムコ多糖症	・脂肪変性 ・コレステロール沈着症 ・脂肪壊死症 ・黄色脂肪症	・石灰（カルシウム）沈着症 ・銅代謝異常 ・鉄代謝異常 ・鉛代謝異常	・痛風（尿酸結晶の沈着）

4) 色素沈着症

・色素沈着症：細胞や組織に，生体内で合成された色素（生体内色素）や，環境中から取りこまれた色素（生体外色素）が沈着することで起こる。

生体に沈着する色素

生体内色素		生体外色素
・ヘモグロビン ・ヘモジデリン ・ポルフィリン ・ビリルビン	・セロイド ・リポフスチン ・メラニン	・炭粉 ・珪酸 ・アスベスト

🖊 3. 循環障害

・循環障害：血管やリンパ管などの循環器系の経路に障害が生じること。循環障害が生じると，その支配を受ける末梢組織は急速に低酸素や低血糖状態となる。これにより細胞または組織障害が生じ，重度の場合には広範囲にわたって壊死が起こる。

▶ 1) 血液やリンパ液の分布の異常

分類	特徴
充血	動脈血の過剰な供給により，末梢組織の血液が増加した状態。通常は急性で一過性である。
虚血	動脈血の供給不全によって，末梢組織の血液が減少した状態。
うっ血	静脈血の血流停滞により，末梢組織の血液が増加した状態。慢性化すると水腫や，血球の破壊に伴うヘモジデリンの沈着もみられる。
出血	血管の破綻によって血球成分（赤血球）が血管から体腔や体外に流出する現象。
血腫	組織内で出血が起こり，血管外に血液が貯留した状態。長時間経過すると，ヘモジデリンの沈着や，これを貪食したマクロファージの集簇がみられる。
水腫，浮腫	血管やリンパ管のうっ滞により，血漿成分が末梢組織中に滲出した状態→皮下組織で起こった場合：浮腫，内臓諸臓器で起こった場合：水腫。
ショック ▶Link! p.268	何らかの重度の刺激により，急激に心拍出量が減少した結果，末梢組織において重篤な循環不全が起こり，低酸素などによる代謝異常が生じた状態。

▶ 2) 血液やリンパ液の内容の異常

・血栓症：血管内で血液が凝固して形成された血栓により，血管内腔が閉塞した状態のこと。
・血栓の転帰：①血栓融解＆軟化（プラスミンによる融解や好中球による分解）→②器質化（血栓内での肉芽組織の形成）→③再疎通（形成された肉芽組織内に新しい血管腔ができる）

血栓症の分類と特徴

分類	特徴
赤色血栓	静脈（血流の遅い部分）に形成される→主成分：フィブリン，赤血球。
白色血栓	動脈（血流の速い部分）に形成される→主成分：血小板，フィブリン。
混合血栓	赤色血栓と白色血栓が混在するもの。通常，白色血栓が形成された後方部に形成される。
硝子血栓	ショックなどの病態に関連して形成される→主成分：フィブリン。
播種性血管内凝固(DIC) ▶Link! p.254	全身の微小血管内に多数の血栓（硝子血栓）が形成された状態。血液凝固に必要な凝固因子が大量に消費されるため，これらが不足し，出血傾向となる。

・塞栓症：生体内外の血液以外の物質が血管内に流入し，血管が閉塞した状態。
・栓子：塞栓症の原因となる，血管を閉塞させる物質のこと。
　→例：血栓，腫瘍細胞，寄生虫卵，空気，外傷時に血管内に迷入した組織
・梗塞：塞栓症の結果，塞栓した血管から血液供給を受けていた末梢組織に，組織レベルの壊死が起こった状態。発生機序により，貧血性梗塞と出血性梗塞に分類される。

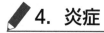

4. 炎症

1) 炎症の定義と5大徴候

・炎症の定義：有害な刺激に対する生体の総合的な防衛反応。
・炎症の5大徴候：局所の発赤，発熱，腫脹，疼痛，機能障害。
・炎症の急性期：退行性変化（細胞死，細胞や組織の壊死，変性，萎縮），循環障害（充血，うっ血，水腫など）がみられる。
・炎症の慢性期：進行性変化（肉芽組織の形成，器質化など）がみられる。

2) 炎症の原因と病理組織学的分類

・炎症の原因：外因性のもの（物理的刺激，化学的刺激，病原性微生物）と，内因性のもの（免疫，遺伝）に分けられる。

炎症の病理組織学的分類

分類	特徴
漿液性炎症（カタル性炎症）	組織の表面に生じる炎症。病理組織学的には，漿液や粘液の産生増加と上皮細胞の剥離を特徴とする。
線維素性炎症	血管障害により，病巣に著明な線維素（フィブリン）の析出を伴う炎症。
出血性炎症	細菌から産生される出血毒などによって，出血を主体とする病変が惹起される炎症。

（次ページに続く）

分類	特徴
化膿性炎症	好中球や好酸球などの顆粒球浸潤を特徴とする炎症。通常，細菌感染に関連して認められる。
壊死性（壊疽性）炎症	実質組織の重度の壊死を特徴とする炎症。
増殖性炎症	実質組織の過形成を主体とする炎症と，間質組織における肉芽組織の形成を主体とする炎症の2つに分類される。
肉芽腫性炎症	マクロファージや類上皮細胞の増殖により腫瘤状の病変が形成される炎症。

3) 炎症に関与する細胞と化学伝達物質

・炎症性細胞：炎症が生じた部位に認められる細胞のこと。

炎症性細胞の存在する場所	代表例
血液（全身を循環）	・好中球 ・好酸球 ・単球 ・リンパ球
組織	・樹状細胞（単球が組織に定着したもの） ・肥満細胞 ・血管内皮細胞（炎症時：血管透過性亢進） ・線維芽細胞（慢性炎症時：組織修復）

・化学伝達物質（ケミカルメディエーター）：炎症の現場において，炎症性細胞の形態的変化を仲介する化学物質のこと。

分類	代表例（産生する細胞，特徴）
炎症性細胞から産生される	・ヒスタミン（肥満細胞） ・プロスタグランジン（肥満細胞） ・サイトカイン（マクロファージやリンパ球により産生される，特定の細胞に作用する蛋白質性因子）
血漿蛋白質に由来する	・補体（肝臓） ・プロテアーゼ（血液凝固や融解に関与）

4) 炎症の経過

・炎症の経過：
　①細胞や組織が傷害されると，細動脈の一過性の収縮が起こる。
　②末梢循環系（細動脈，毛細血管，細静脈）の拡張が起こり，局所の血流量が増加する（＝炎症性充血）。
　③血管の透過性が亢進し，血管から液性成分が滲出する（＝水腫）。
　④白血球の血管外遊走が起こり，傷害された組織に浸潤する。
・慢性炎症：炎症性細胞の浸潤に加え，肉芽組織の形成などの進行性変化が起こる。その後，病変部は器質化または線維化（瘢痕化）する。

5. 腫瘍

1) 腫瘍の定義

・正常な細胞は，一定の周期で増殖と細胞死を繰り返し（細胞周期），組織独自の構造と機能を維持している。腫瘍（新生物）とは，このしくみの異常によって細胞の無秩序かつ無制限な増殖が起こり，組織本来の機能を障害するようになった病態のことをいう。
・腫瘍は，形態的，機能的に異型性（異常な形態と機能）を示す。
・腫瘍細胞の増殖は，均一に進行する。

2) 腫瘍の原因と発生機序

・発生機序：DNAに修復不能な損傷が生じると，細胞はアポトーシスを起こす。この際，不完全なDNA修復によって細胞周期にかかわる遺伝子の傷害や変異が起こると，腫瘍が発生する場合がある。
→例：アポトーシスに関連するp53遺伝子の異常

腫瘍の原因

分類	具体例
外因	・化学物質（発がん性物質） ・放射線 ・紫外線 ・連続的な物理的刺激 ・感染因子（腫瘍ウイルス）　など
内因	・細胞周期に関連する遺伝子の変異（先天的or後天的） ・細胞増殖の活性化に影響するホルモンバランスの異常 ・細胞におけるホルモンレセプターの発現や機能の異常 ・腫瘍細胞を排除する免疫系の異常 ・胎生期の発生異常により，組織に迷入した未分化な細胞（芽細胞）の増殖　など

3) 腫瘍の転移と進行が組織や個体に与える影響

腫瘍の動態	生体への影響
進行（増殖）	・隣接する正常組織を圧迫，浸潤，置換することによる臓器傷害。 ・壊死巣を形成することによる臓器傷害。 ・腫瘍による臓器傷害で全身状態が悪化した状態＝がん性悪液質▶Link! p.270と呼ぶ。
転移	・リンパ管や血管を介し，全身に播種性に転移して二次病巣を形成し，原発病巣以外の諸臓器を傷害する。 →血液を介しての転移（血行性転移と呼ぶ） →リンパ節への転移（リンパ行性転移と呼ぶ） →体腔への播種性転移（がん性腹水，胸水の貯留がみられた場合＝がん性腹膜炎，がん性胸膜炎と呼ぶ）

4) 腫瘍の分類，名称

分類	概要
腫瘍が発生した組織（発生母組織）による分類	・上皮性腫瘍と非上皮性腫瘍に大別される。 ・良性の上皮＆非上皮性腫瘍の名称は，「―腫」を接尾語として付ける。 ・上皮性腫瘍：皮膚，粘膜，肝臓，消化器，腎臓，前立腺などの上皮性組織から発生する腫瘍。悪性の場合の名称は，「―癌（腫）」を接尾語として付ける。 　→例：扁平上皮癌，乳腺癌 ・非上皮性腫瘍：結合組織，血管，軟骨，骨，筋肉，神経などの非上皮性組織から発生する腫瘍。悪性の場合の名称は，「―肉腫」を接尾語として付ける。 　→例：骨肉腫，線維肉腫 ・非上皮性腫瘍のうち血液細胞から発生するもの＝円形細胞腫瘍と呼ばれる。 　→例：リンパ腫，肥満細胞腫 ・上皮性腫瘍と非上皮性腫瘍が混在するもの＝混合腫瘍と呼ばれる。
悪性度による分類 ▶Link! p.269	下記をもとに悪性度を判断し，分類される。 ・腫瘍の増殖形態（膨張性または浸潤性） ・正常組織との境界の有無（被膜形成の有無） ・腫瘍細胞の形態的異常（異型性） ・多様性（多形性） ・核分裂の頻度 ・壊死巣の程度 ・周囲血管やリンパ管への浸潤の有無　など
その他	・未分化な芽細胞に由来する腫瘍は「―芽腫」と呼ばれる。 ・幹細胞に由来する腫瘍は「奇形腫」と呼ばれ，すべての細胞または組織へと分化しうる。

6. 先天異常（奇形）

1) 先天異常（奇形）の定義，原因

・奇形：遺伝子の異常，蛋白質の構造または機能の異常，細胞の増殖・分化・移動の異常，細胞間相互作用の異常などによって，組織の形成に異常が生じたもの。最終的に，肉眼的に認識できる器官レベルの「形態的異常」がみられる。顕微鏡で観察しないと認識できないものは，組織奇形と呼ばれる。
・奇形の原因：外因と内因（遺伝子異常）に分けられる。
・奇形の外因となるもの：感染症（トキソプラズマ，ウイルス性疾患など），催奇形性のある化学物質（サリドマイドなど）

2) 先天異常（奇形）の発生機序

発生機序	概要
発育異常	・低形成：器官の分化がある程度進行した後に発育が抑制されると起こる。 　→例：小眼球症，小脳低形成 ・無形成or形成不全：器官が未分化の状態で発育が抑制されると起こる。 ・管腔の閉鎖or狭窄：生後に開くべき管状の組織の発育が抑制されると起こる。 　→例：鎖肛（肛門）

（次ページに続く）

発生機序	概要
癒合不全	・神経管の閉鎖(癒合)不全によって起こる。 　→例：無脳症，二分脊椎 ・複数の未分化な組織(原基)の癒合で形成される器官の癒合不全によって起こる。 　→例：口唇裂(兎唇)，口蓋裂，心室中隔欠損症，横隔膜ヘルニア ・副臓器：原基が異常に分離し，個別に組織を形成することで起こる。 　→例：副脾
分離異常	・発生過程において必要な原基の分離が抑制されると起こる。 　→例：合指症，単眼症
位置の異常	・器官全体の位置の異常や，通常存在しない場所に組織が存在する異常のこと。
遺残，開存	・遺残：通常は発生後期において退化，消失する胎子性の組織が，出生後も長く残存すること。 　→例：尿膜管遺残，脊索遺残 ・開存：管腔組織において，成長に伴い閉鎖，消失すべきものが残存すること。 　→例：卵円孔開存症，動脈管開存症

3 動物薬理学

1. 動物薬理学の基礎

1) 薬理学，薬物とは

・薬理学：薬物と生体の相互作用を研究する学問。以下のように分類される。

分類		概要
薬力学		薬物がもつ作用，作用機序を研究する。
薬物動態学		薬物が生体に投与された後の動態(吸収されてから排泄されるまでの経過)について研究する。
臨床薬理学	薬物治療学	臨床における薬物治療の応用範囲，薬効，使い方，用量について研究する。
	中毒学	薬物の有害作用や中毒症状，その対処法を研究する。

・医薬品：生体に対して何らかの作用を有する，疾病の治療や予防などの医療に役立てられる化学物質のことであり，健康を維持するために用いられる。
・薬物：医薬品に含まれる，生体に対して何らかの作用を有する化学物質のこと。
・薬物の名称：化学名(化学構造そのまま)，一般名，販売名(製薬会社が販売する際の名称，®(登録商標マーク)が付いている)の3種類がある。
・薬剤：経口投与薬や注射薬などの剤形として調合された状態の薬物のこと。
・薬理作用：投与された薬物が，動物の生理作用に変化をもたらすこと。
・発現機構：薬物が効果を発現するしくみのこと。

▶ 2) 薬物動態

- ・薬物の生体内での動態（4 プロセス〔ADME〕）：吸収（Absorption）→分布（Distribution）→代謝（Metabolism）→排泄（Excretion）。
- ・吸収：様々な投与方法により体内に入った薬物は、全身を循環して作用部位に到達（分布）するために循環（血管）に入る必要があり、その際いくつかの組織を通過しなくてはならない。

薬物が吸収されてから心臓に運ばれる経路

投与方法	経路
静脈内投与	静脈→心臓
経口投与	消化管粘膜→門脈→肝臓→静脈→心臓
皮下投与	皮下組織→毛細血管→静脈→心臓
経皮投与	皮膚→真皮＆皮下組織→毛細血管→静脈→心臓
筋肉内投与	筋肉→筋肉内の血管→静脈→心臓
舌下投与	舌下粘膜→静脈→心臓
経直腸投与（坐薬）	直腸下部の粘膜→下直腸静脈→腸骨静脈→下大静脈→心臓

- ・経口投与された薬物の吸収プロセス：①薬剤の溶解→②胃から腸への移動→③小腸からの吸収
- ・②胃から腸への移動スピード：満腹時＜空腹時
- ・③小腸からの吸収：薬物は小腸粘膜上皮細胞の細胞内に入った後、粘膜固有層、粘膜下組織にある毛細血管から静脈、門脈へと移行していく。

小腸からの吸収に影響を与える因子

因子	概要
分子量	・一般に分子量が大きなものほど、細胞膜を通過しにくくなる。
脂溶性	・脂溶性の高い薬物は、脂溶性の低い（≒水溶性）薬物にくらべて細胞膜を通過しやすい（→多くの薬物は脂溶性）。
溶解性	・溶解性の高い薬物は、溶解性の低い薬物にくらべて吸収されやすい。
食事	・空腹時のほうが満腹時にくらべて胃から腸への移動が速いため、吸収も速くなる。 ・満腹時でも、食事により分泌される胆汁酸の効果で、ある種の薬物では溶解性が高まり、吸収が速くなる。

- ・分布：薬物が血管系を介して作用部位に到達することをいう。作用部位に到達した薬物は、ターゲットの細胞表面上の受容体に結合したり、細胞内に浸透したりすることで効果を発揮する。
- ・薬物代謝：薬物を生体内で排泄しやすい形に変換すること。多くの薬物は脂溶性であり、尿中へ排泄するためには水溶性の物質に変換する必要がある。

薬物代謝の流れ

薬物代謝	概要
第一相反応	薬物の構造を直接変換して水溶性を高める。 ・酸化反応：シトクロム P450 (CYP) という酵素が関与する。CYP は主に肝臓に存在しており，動物種によりもっている種類が異なる。 ・還元反応 ・加水分解
第二相反応	第一相反応で得た代謝物と生体内の分子を結合させて水溶性を高める (＝抱合反応という)。 ・グルクロン酸抱合 (猫は一部できない) ・アセチル化抱合 (犬はできない) ・硫酸抱合 (豚はできない)

・排泄：脂溶性の低い薬物や代謝物の多くは，腎臓から尿中へ排泄される (尿中排泄型)。胆汁を介して糞便中へ排泄されるものもある (胆汁中排泄型)。皮膚から汗の中へ排出されるもの，唾液として口腔内へ排泄されるものや，揮発性の薬物では肺から呼気中へ排泄されるものもある。

・尿中排泄のプロセス：①糸球体での濾過→②尿細管分泌と再吸収。ただし，糸球体での濾過の際，蛋白質に結合している薬物はサイズが大きく濾過できない。

・胆汁中排泄：吸収された薬物が血流を介して肝臓に達し，そこで胆汁に移行して，小腸に排泄されることを胆汁中排泄という。小腸に出た脂溶性の低い薬物はそのまま糞便中に排泄されるが，脂溶性が高いと小腸から再び吸収され，門脈を経て肝臓に戻る。これが再び胆汁中に排泄され…というように繰り返される循環を，腸肝循環という。

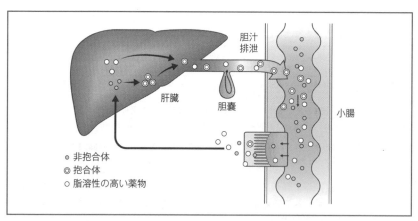

胆汁中排泄と腸肝循環

肝臓で抱合体 (＝水溶性が高い) となった薬物 (◎) は，胆汁とともに小腸に排泄される。排泄された抱合体 (◎) は，腸内細菌などにより抱合が解除 (脱抱合) されて非抱合体 (＝脂溶性が高い) となり (◉)，再び小腸から吸収される。このプロセスの繰り返しが，腸肝循環である。また，脂溶性の高い薬物の中には，抱合反応を受けずに腸肝循環が繰り返されるものもある (○)。腸肝循環を受ける薬物の多くは，長時間にわたり血中濃度が持続する (＝効果持続時間が長い)。

3) 薬物の効果に影響を与える因子

・半減期：体内に入った薬物が吸収されて全身に分布すると，薬物の血中濃度は上昇する。その後，代謝，排泄されると血中濃度は低下する。血中濃度が半分に低下するまでに要する時間を半減期という。
　→半減期が長い／短い＝代謝＆排泄が遅い／速い
・薬剤耐性：動物に対して効果的な薬物が，何らかの抵抗性により効力が弱くなったり，効かなくなったりする現象のこと。
・薬物の主作用と副作用：本来の目的（病気の治療）に合致した作用を主作用と呼び，目的以外の作用を副作用と呼ぶ。
・有害事象：薬物を投与した際に出現した好ましくない事象を指す。
・薬物中毒：薬物の過剰投与などにより，動物に有害な作用が出現した状態のこと。除草剤，殺虫剤，殺鼠剤などの，治療を目的としない薬物を誤飲または誤食して生じる場合もある。
・薬物間相互作用：薬物の組み合わせにより，両方あるいは片方の薬物動態，薬効に影響が生じることをいう。
　→例：併用薬の代謝酵素を誘導／阻害して，代謝を速める／遅延させる

薬物の効果に影響を与える因子

因子	概要
薬用量	一般に，投薬量が多ければ多いほど作用は強くなる。
投与頻度	効果の持続時間により，必要となる投与回数は異なる。
年齢	幼齢動物*や高齢動物**は，成熟動物にくらべて薬物に対する感受性が高い。
性別	薬物代謝酵素（CYPなど）の発現量や活性には性差がある。また，体脂肪率が高いことや，妊娠または授乳期であることなども薬効に影響を及ぼしうる。
肝機能	肝機能が低下すると，薬物の代謝，排泄能力が低下するため，正常な動物にくらべて薬効が強く現れやすい。胆汁中排泄型の薬物は血中半減期が長くなり，副作用が出現する可能性が高くなる。
腎機能	腎機能が低下すると，薬物の排泄が遅延するため，正常な動物よりも薬効が強く長く続く可能性が高くなる。

＊幼齢動物の薬物代謝にかかわる特徴：肝臓の薬物代謝酵素が未発達，腎臓の排泄能が低い，血液-脳関門が未発達（脳にも薬物が入るリスクあり）。
＊＊高齢動物の薬物代謝にかかわる特徴：肝機能の低下，腎機能の低下，体の水分量の減少（脱水）により薬物の血中濃度が上がりやすい。

2
3
動物薬理学

131

2. 愛玩動物看護師による薬物の取り扱い

1) 投薬量の計算

投薬量の計算方法 (体重5kgの犬の場合)

薬用量	使用する薬剤 (剤型)	計算方法
5 mg/kg	10 mg/tab (錠剤)	必要量：5 mg/kg (薬用量) ×5 kg (体重) ＝25 mg 投薬量：25 mg÷10 mg/1 tab (錠剤) ＝2.5 tab
25 mg/kg	50 mg/mL (注射液)	必要量：25 mg/kg (薬用量) ×5 kg (体重) ＝125 mg 投薬量：125 mg÷50 mg/mL (注射液) ＝2.5 mL
10 mg/kg	2.5% (注射液) ＝0.025 g/mL ＝25 mg/mL	必要量：10 mg/kg (薬用量) ×5 kg (体重) ＝50 mg 投薬量：50 mg÷25 mg/mL (注射液) ＝2 mL

2) 薬物の剤型

剤型とその特徴

剤型		特徴
経口投与薬 (内服薬)	散剤	粉末状の薬物。 利点：量の調整がしやすい。 欠点：飲ませることが難しい，苦い薬だと動物が飲むのを嫌がるなど
	錠剤	薬物を乳糖やでんぷんなどの賦形剤とともに固めたもの。 利点：賦形剤やコーティング剤により苦味が抑えられ，飲ませやすい。 欠点：投与用量を細かく設定できない。
	カプセル剤	粉状or粒状の薬物を，ゼラチンでできたカプセルに詰めたもの。 利点：苦味がなく，飲ませやすい。 欠点：投薬時，食道に留まってしまう可能性がある。
	液剤 (シロップ剤)	粉状or粒状の薬物を，甘味料などとともに液剤に溶かしたもの。 利点：苦味がなく，飲ませやすい。投薬量の管理がしやすい。 欠点：ほかの剤型と比べて，保存可能期間が短い。
注射薬		注射器を用いて体内に注入するもの。皮下注射用 (皮下注用)，筋肉内注射用 (筋注用)，静脈内注射用 (静注用)，点滴静脈内注射用 (点滴静注用) などがあり，薬剤により投与経路が指定されている。
外用薬		動物の体表面に直接用いる薬物 (経口投与薬と注射薬以外のもの)。皮膚に直接塗布する軟膏や，皮膚から薬物を浸透させる貼付薬 (パッチ剤)，肛門に入れて直腸から薬物を吸収させる坐薬のほか，点眼薬，点鼻薬，点耳薬などがある。

3) 投薬方法とその特徴

投与経路ごとの長所と短所

投与経路	長所	短所
静脈内投与	・血中濃度の上昇が速い ・初回通過効果*を受けない ・生物学的利用能が高い	・痛みを伴う ・感染のリスクがある ・家庭での投与が難しい
経口投与	・簡便である ・痛みを伴わない ・感染のリスクが少ない	・初回通過効果を受ける ・強酸性の胃を通過する必要がある ・消化管からの吸収が必要であるため，血中濃度の上昇は一般に緩やかである
皮下投与	・血管の少ない脂肪組織に取りこまれるため，血中濃度の立ち上がりが緩やかである	・刺激性の強い薬物は投与できない ・家庭での投与が難しい
筋肉内投与	・脂溶性の薬物を投与できる	・血液検査値（クレアチニンキナーゼ：CK）に影響を与える可能性がある ・筋肉内出血を起こす可能性がある ・痛みを伴う ・家庭での投与が難しい
経皮投与	・簡便である ・痛みを伴わない ・長時間作用する ・初回通過効果を受けない	・投与できるのは脂溶性の高い薬物のみである ・皮膚刺激や炎症を惹起する可能性がある
舌下投与	・初回通過効果を受けない	
経直腸投与 （坐薬）	・初回通過効果を受けない ・経口投与できない症例（若齢，嘔吐している症例など）でも使用できる	・粘膜刺激性のある薬物は投与できない
吸入	・簡便である ・細気管支などに直接投与することができる	・特殊な剤形や投与器具が必要である ・飲みこんで消化管から吸収される可能性がある
動脈内投与	・抗がん剤を局所的に投与することができる（腫瘍）	・血栓ができるなど重篤な問題が生じる可能性がある

＊初回通過効果：小腸から吸収された薬物は門脈から肝臓に入り，代謝を受ける。これにより，吸収した薬物の一部は全身に分布する前に代謝されてしまうこととなる。静脈内投与や経直腸投与では，薬物は門脈に入ることなく全身に分布していくため，吸収と分布の過程において肝臓での代謝の影響を受けにくい。

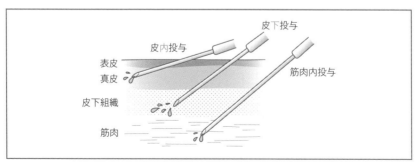

投与経路ごとの針の刺入位置

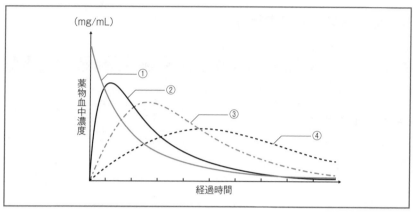

投与経路ごとの薬物血中濃度の推移
薬物の血中濃度がピークに達する順：①静脈内投与→②筋肉内投与→③皮下投与→④経口投与。

4) 薬物の適切な取り扱いと管理方法

・有害性が強く，取り扱いに特に注意を要する薬物は，「毒薬」あるいは「劇薬」に
指定されている。また，「麻薬」を使用する際には特別な免許が必要で，管理も
厳重にする必要がある。▶Link! p.108

毒薬，劇薬，普通薬の分類

		毒薬	劇薬	普通薬
LD_{50}* (mg/kg)	経口投与	<30	<300	>300
	皮下投与	<20	<200	>200
	静脈内投与	<10	<100	>100
表示		・黒地に白枠 ・白字で薬品名と「毒」の文字	・白地に赤枠 ・赤字で薬品名と「劇」の文字	特になし
保管		施錠のできる保管棚に置き，ほかの薬と区別して保管	普通薬と区別して保管	特になし

＊LD_{50}：半数致死量。投与した動物の半数が死ぬ用量のこと。値が小さいほど毒性が強いということである。

▶ 5) 薬物の処方に必要な知識

薬物の処方にかかわる略語一覧

略語	意味
q	〜ごと
q6 h または qid	6時間ごとまたは1日4回
q8 h または tid	8時間ごとまたは1日3回
q12 h または bid	12時間ごとまたは1日2回
q24 h または sid	24時間ごとまたは1日1回
q48 h または eod / qod	48時間ごとまたは1日おきに1回
q72 h または q3 d	72時間ごとまたは2日おきに1回
q1 wk	1週間ごとに1回
q1 mo	1ヵ月ごとに1回
prn	必要に応じて（頓服）
/日	1日あたり
/週	1週あたり
/月	1ヵ月あたり
/dog または /犬	犬1頭あたり（体重に関係なく）
/cat または /猫	猫1頭あたり（体重に関係なく）
dd または div	分（分割して）
/head	1頭あたり（動物・体重に関係なく）
PO	経口
cap	カプセル
tab	錠（剤）
V または vial	バイアル
A または Amp	アンプル

3. 神経系に作用する薬物

▶ 1) 全身麻酔薬と局所麻酔薬

- ・麻酔薬：手術などを行う際に，痛みなどの感覚をなくし，動物の苦痛を軽減するために用いられる薬物のこと。慢性的な痛みなどの苦痛を和らげるためにも使用される。
- ・全身麻酔に必要となる4つの要素：①意識消失（鎮静），②筋弛緩，③鎮痛，④有害反射の抑制。
- ・全身麻酔薬：大きく分けて，注射用麻酔薬と吸入麻酔薬がある。

注射用麻酔薬の種類と特徴

種類	特徴
バルビツール誘導体	・作用持続時間によって4群に分類されており，それぞれ用途が異なる。 ・呼吸抑制作用が強い。 ・肝臓の薬物代謝酵素を誘導するため，薬剤の併用には注意が必要である。
ケタミン	・呼吸抑制作用が弱い。 ・血圧が下がりにくい。 ・作用持続時間が短い。 ・麻酔用量以下でも鎮痛作用がある。 ・「麻薬」に指定されているため，取り扱いには注意が必要である。
プロポフォール	・迅速な麻酔導入が可能（効果発現が速い）。 ・呼吸抑制作用が強い。 ・作用持続時間が短い（覚醒が速い）。 ・鎮痛効果はほとんどない。 ・乳化剤のため白濁している。雑菌が繁殖しやすいため，取り扱いには注意が必要である。
アルファキサロン	・プロポフォールと同様の使い方をする。 ・プロポフォールよりも呼吸抑制作用は弱い。

バルビツール誘導体の分類とその用途

分類	具体名	用途
長時間作用型	・フェノバルビタール ・バルビタール	・作用持続時間：数時間 ・抗けいれん薬として使用。▶Link! p.142
中間作用型	・アモバルビタール	・作用持続時間：4〜6時間 ・鎮静薬として使用。
短時間作用型	・ペントバルビタール	・作用持続時間：3時間 ・けいれん発作の緊急処置に使用。 ・安楽死に用いられる。
超短時間作用型	・チオペンタール ・チアミラール	・作用持続時間：5〜15分 ・麻酔導入薬として，吸入麻酔薬と併用。 ・けいれん発作の緊急処置に使用。

・吸入麻酔の作用の過程：吸入→肺の空気（ガス相）から血液内に拡散（血液相）→血液中の麻酔薬が脂肪に分布（体脂肪相）
・吸入麻酔薬の種類：代表的なものに，ハロタン，イソフルラン，セボフルランがある。

吸入麻酔薬の特徴を示す指標

指標	概要
血液/ガス分配係数	ガス相と血液相の麻酔濃度が平衡となったときの両相における麻酔薬の濃度の比のこと。 →血液/ガス分配係数が高い＝血液相に移行するために多くの麻酔薬が必要＝導入や覚醒が遅い
脂肪/血液分配係数	血液相と体脂肪相の麻酔濃度が平衡となったときの両相における麻酔薬の濃度の比のこと。 →脂肪/血液分配係数が高い＝脂肪に移行しやすい →脂肪に溶解（蓄積）した麻酔薬は覚醒時に血液中に戻る＝導入や覚醒が遅い
最小肺胞内濃度 (MAC)	吸入麻酔薬を使用した動物のうち，その半数を不動化させるのに必要な肺胞内における吸入麻酔薬の濃度のこと。大気圧に対する百分率（％）で示される。MACには種差があり，また，併用薬の有無などで変化する。 →MACが高い＝麻酔効果を得るために多くの麻酔薬が必要

・局所麻酔：部分的に痛みを取り除く麻酔のこと。全身麻酔と異なり意識消失がなく，呼吸が保たれることが利点である。侵襲性の低い簡単な処置や手術に用いられる。神経線維のナトリウムイオン（Na$^+$）チャネルを抑制することで痛みの伝達を抑制する。

・局所麻酔薬の種類：代表的なものに，リドカイン，ブピバカイン，プロカインなどがある。このうち，リドカインは抗不整脈薬としても使用される。

局所麻酔の方法

方法	概要と具体例
表面麻酔	・気管チューブの挿管時（ジェル） ・眼科処置時の点眼麻酔（液体）
局所浸潤麻酔	麻酔薬を皮膚や筋肉などの局所に浸潤させ，投与部位周辺を麻酔する方法。 ・血腫や膿瘍の切開 ・皮膚組織の生検
神経ブロック	局所麻酔薬を，脳脊髄神経や交感神経節に投与する方法。主に術前に，鎮痛を目的として行われる。
硬膜外麻酔	脊髄を取り囲む硬膜の外側に，局所麻酔薬を注入する方法。主に術前に，鎮痛を目的として行われる。

2) 鎮痛薬

・痛みの伝達経路：体の一部に傷がつく→末梢神経（感覚神経）の末端にある侵害受容器が刺激される→（感覚の上行性経路，脳へ）→脳が痛みを認識→（疼痛の下行性抑制経路，脊髄へ）→侵害受容器への刺激が持続していても，上行性経路への伝達は抑制される（＝だんだん痛みが小さくなる）

・痛みは原因によって，①侵害受容性疼痛，②神経障害性疼痛，③どちらにも当てはまらない痛みに分けられる。

- ①侵害受容性疼痛：組織の損傷によって生じた炎症物質が侵害受容器を刺激することで発生する痛み。
  →例：臓器の損傷，骨折，打ち身
- ②神経障害性疼痛：末梢神経（感覚神経）が直接刺激されることにより生じる痛み。
  →例：ウイルス感染症，糖尿病，圧迫
- ③どちらにも当てはまらない痛み：実際に組織の損傷がないにもかかわらず生じる痛み。動物では判断が難しい。
- 痛みは生じる部位によって，①体性痛と②内臓痛に分けられる。
- ①体性痛：表在痛（皮膚の自由神経終末が刺激されて起こる）と深部痛（骨膜・関節・筋肉などが刺激されて起こる）がある。
- ②内臓痛：内臓平滑筋がけいれんしたときなどに起こる痛みのこと。
- 痛みにかかわる物質：外部からの刺激により組織が損傷すると，ブラジキニンやプロスタグランジンが細胞から産生され，侵害受容器を興奮させる。
  →ブラジキニン：侵害受容器を直接興奮させる物質。
  →プロスタグランジン：侵害受容器のブラジキニンに対する感受性を増大させる物質。
  →サブスタンスP：ヒスタミンを肥満細胞に放出させ，侵害受容器を興奮させる物質。侵害受容器自体が産生する。

鎮痛薬の種類と特徴

種類		概要
麻薬性オピオイド		・オピオイドは，オピオイド受容体に結合することで脳や脊髄神経の痛覚に関与するシナプスを抑制し，強力な鎮痛作用を示す神経伝達物質の一種である。 ・咳中枢も抑制するため，鎮咳（咳止め）作用も有する。 ・代表的な副作用：嘔吐（嘔吐中枢を刺激），便秘，呼吸抑制
	モルヒネ	・ケシから採取されたアヘンより生成されるアルカロイドの一種。
	コデイン	・鎮咳作用が強い。 ・代謝されるとモルヒネになる。
	フェンタニル	・合成オピオイド。 ・鎮痛作用は強力で，モルヒネの200倍ともいわれる。 ・脂溶性が高く，皮膚から吸収されやすい（貼付薬）。
	レミフェンタニル	・合成オピオイド。 ・フェンタニルよりも作用時間が短い。

（次ページに続く）

種類		概要
非麻薬性オピオイド		・オピオイドのうち，「麻薬」に指定されていないもの。 ・咳中枢も抑制するため，鎮咳作用も有する。 ・麻薬性オピオイドで認められるような便秘や呼吸抑制 　などの副作用は起こりにくい。
	ブトルファノール	・鎮咳作用が強い。
	ブプレノルフィン	・作用時間は長いが，効果発現までに時間がかかる。 ・坐薬などもある。 ・作用するオピオイド受容体がモルヒネと同じ(向精神薬)。
	トラマドール	・コデインに類似した合成化合物
抗炎症鎮痛薬 ▶Link! p.155	非ステロイド性抗 炎症薬（NSAIDs）	・炎症物質の生成を抑えることで鎮痛効果を発揮する。 　→例：カルプロフェン，メロキシカム，フィロコキシブ

3) 自律神経に作用する薬物

- 自律神経：消化器，血管系，内分泌腺，生殖器などの器官（不随意器官）の機能を調節する神経。交感神経と副交感神経に大別される。
- 交感神経：胸髄や腰髄から出て効果器に分布する。神経末端から放出される伝達物質はノルアドレナリン（このためアドレナリン作動性神経とも呼ばれる）。
- 副交感神経：脳，延髄，仙髄から出て効果器に分布する。神経末端から放出される伝達物質はアセチルコリン（このためコリン作動性神経とも呼ばれる）。アセチルコリンは，シナプス間隙にあるコリンエステラーゼによりコリンと酢酸に分解される。ムスカリン受容体に結合して表れる作用＝ムスカリン作用と呼ぶ。
- 自律神経の伝達経路：中枢から出た神経→（神経節）→効果器。神経節より前の神経を節前線維，神経節より後ろの神経を節後線維と呼ぶ。節前線維と節後線維のあいだの伝達物質はアセチルコリン。
- ノルアドレナリン受容体の種類：α受容体（α_1，α_2），β受容体（β_1，β_2，β_3）。
- アセチルコリン受容体の種類：ムスカリン受容体，ニコチン受容体（骨格筋型ニコチン受容体，神経型ニコチン受容体）。

各効果器における交感神経と副交感神経の受容体とその反応

効果器		交感神経		副交感神経	
		受容体	反応	受容体	反応
眼	瞳孔散大筋	α	収縮（散瞳）		
	瞳孔輪状筋			ムスカリン	収縮（縮瞳）
	毛様体筋	β	弛緩（遠視）	ムスカリン	収縮（近視）
心臓	洞房結節	β_1	頻脈	ムスカリン	徐脈
	刺激伝導系	β_1	伝導促進	ムスカリン	伝導抑制
	心室筋	β_1	収縮増強	ムスカリン	収縮抑制
細動脈の平滑筋		α_1	収縮，血圧上昇		
気管支筋		β_2	弛緩	ムスカリン	収縮

（次ページに続く）

効果器	交感神経		副交感神経	
	受容体	反応	受容体	反応
胃・腸管の平滑筋	α_2, β_2	運動, 緊張抑制	ムスカリン	収縮, 運動, 緊張亢進
	α	収縮	ムスカリン	弛緩
膀胱括約筋	α	収縮	ムスカリン	弛緩
分泌腺(気道, 消化管など)			ムスカリン	促進
副腎髄質	ニコチン(N)	アドレナリン遊離		
肝臓	α, β_2	グリコーゲン分解	ムスカリン	グリコーゲン合成

自律神経に影響を及ぼす薬物とその概要

分類	具体名	概要
副交感神経作動薬	・ピロカルピン	・ムスカリン作用が強い。 ・主な使用目的：縮瞳, 緑内障の治療
	可逆的コリンエステラーゼ阻害薬 ・フィゾスチグミン ・ネオスチグミン	・アセチルコリンの分解を抑制することで副交感神経の作用を増強させる。 ・術後の腸管麻痺や排尿障害, 重症筋無力症で用いられる。
副交感神経遮断薬	・アトロピン	・ムスカリン受容体にてアセチルコリンと拮抗し, 副交感神経の作用を遮断する。 ・臨床では消化管の鎮痙などを目的として, 麻酔導入の際には気道における腺分泌抑制を目的として用いられる。
交感神経作動薬	カテコールアミン* ・アドレナリン ・ノルアドレナリン ・イソプロテレノール	・それぞれ, 受容体を活性化する強度に差があるため, 目的とする作用に応じて使い分けられている。 ・アドレナリン, ノルアドレナリン：α受容体, β受容体どちらにも作用する。主に, 心拍数増加, 心収縮力増大, 昇圧などを目的に使用される。 ・イソプロテレノール：β受容体に作用する。主に, 気管支拡張を目的に使用される。
	α_1受容体作動薬 ・フェニレフリン	・α_1受容体を選択的に活性化する。 ・主な使用目的：散瞳作用(点眼), ショック時の昇圧
	α_2受容体作動薬 ・クロニジン	・α_2受容体を選択的に活性化する。 ・主な使用目的：降圧
	β_1受容体作動薬 ・ドブタミン ・ドパミン	・心臓のβ_1受容体に作用し, 心筋収縮力を増大させる。 ・主な使用目的：急性心不全の心機能改善
	β_2受容体作動薬 ・サルブタモール	・気管支平滑筋のβ_2受容体に作用し, 気管支平滑筋を弛緩させる。 ・主な使用目的：気管支拡張
交感神経遮断薬	α_1受容体遮断薬 ・プラゾシン	・心臓にあるα_1受容体を遮断する。 ・主な使用目的：降圧
	β受容体遮断薬** ・プロプラノロール ・メトプロロール	・β_1受容体の遮断により心拍数減少, 心収縮力減弱作用を示し, 気管支平滑筋のβ_2受容体の遮断により気道抵抗を増大させる。 ・主な使用目的：不整脈の治療, 降圧

＊カテコールアミン(カテコラミン)：カテコール核を構造の中に含むアミンの総称。体内で産生されるカテコールアミン(3種類)：ノルアドレナリン(ノルエピネフリン), アドレナリン(エピネフリン), ドパミン。これら以外のカテコールアミン(イソプロテレノール, ドブタミンなど)は合成薬である。
＊＊β受容体遮断薬を反復投与している場合, 突然投薬をやめると血圧が上昇することがあるため, 中止する際には徐々に減薬する必要がある。

4) 運動神経系に作用する薬

- 骨格筋収縮の過程：運動神経細胞の興奮→（神経筋接合部）→運動神経終末（軸索終末）からアセチルコリンが放出される→骨格筋型ニコチン受容体に結合→骨格筋の電気的興奮
- 筋弛緩薬：骨格筋のけいれんや緊張を抑える薬物である。中枢性筋弛緩薬と末梢性筋弛緩薬がある。
- 末梢性筋弛緩薬：①非脱分極性筋弛緩薬（競合性遮断薬），②脱分極性筋弛緩薬，③それ以外の筋弛緩薬がある。
- ①非脱分極性筋弛緩薬（競合性遮断薬）：骨格筋型ニコチン受容体へのアセチルコリンの結合を阻害する。
  →例：d-ツボクラリン，パンクロニウム，ロクロニウム
- ②脱分極性筋弛緩薬：骨格筋型ニコチン受容体を活性化させ続けることで，骨格筋の収縮を抑制する。
  →例：デカメトニウム
- ③それ以外の筋弛緩薬：骨格筋の収縮自体を抑制する。
  →例：ダントロレン

5) 鎮静薬

- 鎮静薬：動物が興奮して暴れないようにするために用いる薬物のこと。低用量の催眠薬や抗精神薬，抗不安薬などがある。

鎮静薬の種類とその概要

分類		具体名	概要
抗精神薬	フェノチアジン誘導体	・アセプロマジン ・クロルプロマジン	・脳のドパミン（D_2）受容体を遮断する。 ・主な使用目的：攻撃性の抑制
	ブチロフェノン誘導体	・ドロペリドール ・アザペロン	・D_2受容体だけでなく，ヒスタミン受容体やセロトニン受容体も遮断する。 ・主な使用目的：攻撃性の抑制
ベンゾジアゼピン誘導体		・ジアゼパム ・ミダゾラム ・フルニトラゼパム	・中枢神経系の$GABA_A$受容体に作用し，抑制性神経伝達物質GABAの作用を増強する。 ・主な作用：鎮静，筋弛緩，抗けいれん作用 ・使用例：麻酔前投与薬，抗不安薬，問題行動治療薬，抗けいれん薬
α_2受容体作動薬		・キシラジン* ・メデトミジン* ・クロニジン	・中枢神経系のα_2受容体を活性化させる。 ・主な作用：鎮静，鎮痛，筋弛緩作用 ・使用例：短時間の手術，麻酔前投与薬（犬＆猫），鎮静薬，鎮痛薬（牛＆馬）

＊拮抗薬（アチパメゾール，ヨヒンビン）がある。

6) 抗けいれん薬 (抗てんかん薬)

- てんかん：けいれん発作を繰り返すことを特徴とする疾病。てんかんは，①症候性てんかん，②特発性てんかんの大きく2つに分類される。
- ①症候性てんかん (二次性てんかん)：脳腫瘍など，けいれん発作の原因となる構造的病変が特定できるもの。
- ②特発性てんかん：脳の構造的病変や神経徴候がないにもかかわらず，けいれん発作が繰り返し起こる状態のこと。
- 群発発作：1日に2回以上の発作を起こしたり，それらが数日間にわたったりすること。
- てんかん重積 (重積発作)：けいれん発作から完全に回復しないまま次のけいれん発作が惹起される場合や，5分以上けいれん発作が継続する場合のこと。対応としては，ジアゼパムの静脈内投与が第一選択となる。
- てんかんの病態生理：てんかんは，興奮性神経と抑制性神経のバランスが崩壊している状態であると考えられている。抗けいれん薬は，これらの神経の調節をするために，興奮性神経の作用を抑制するもの，抑制性神経の作用を増強するもの，これら両方の作用を有するものなど，薬物ごとに作用機序が異なっている。
- 抗けいれん薬による治療の注意点：血中の抗けいれん薬の濃度が有効濃度を下回ると発作が起こる可能性があるため，反復投与により血中濃度を1日中，薬効域に維持することが必要となる。異なる作用機序の抗てんかん薬を併用することで，高い抗けいれん作用を得ることができる。

抗けいれん薬の種類とその概要

種類		概要
バルビツール誘導体	フェノバルビタール	・価格が安い。 ・1日2回の投与。 ・作用機序：抑制性神経の増強。 ・血中濃度：安定するまでに10〜15日かかる (犬)。 ・種々の薬物の代謝を促進してしまうため，併用薬物の作用を減弱させる可能性がある。特にゾニサミドとの併用時は注意が必要である。 ・副作用：鎮静，多飲，多尿，多食，体重増加，運動失調，致死性の肝不全 (まれ)
ゾニサミド		・1日1〜2回の投与。 ・作用機序：興奮性神経の抑制，抑制性神経の増強。 ・血中濃度は4日程度で定常状態*になる。 ・フェノバルビタールが無効であったり，フェノバルビタールで強い副作用が認められたりした場合に使用される。 ・フェノバルビタールとの併用時は，投与量を上げる必要がある。 ・大量投与での副作用 (猫)：食欲不振や下痢，嘔吐，傾眠，運動失調

(次ページに続く)

種類		概要
臭化カリウム		・作用機序：臭素イオン（Br⁻）が抑制性神経を増強する。 ・血中濃度：定常状態に達するまでに，100日以上かかる。初期量（ローディング用量）として大量の臭化カリウムを複数回投与し，そのあと維持用量（メンテナンス用量）に切り替えた方が，早く定常状態に到達する。 ・塩分摂取量が多いと臭化カリウムの血中濃度が低下する可能性がある。 ・副作用：運動失調，多飲多尿，多食，運動過多（まれ），持続性の咳（まれ）。 ・猫：臭化カリウムと特異体質性アレルギー性間質性肺炎（臨床徴候＝持続性の気管支ぜんそく）との関連性が指摘されているため，使用は控える。
ベンゾジアゼピン誘導体	ジアゼパム	・作用機序：抑制性神経の増強。 ・犬：経口投与後の半減期は2～4時間と短い。 ・抗けいれん作用に対する耐性が発現するため，反復経口投与による継続的な発作発現予防には適さない。 ・脂溶性が高いため血液-脳関門を通りやすく，迅速に脳脊髄液に到達する。 　→てんかん重積に対しては，第一選択薬となる（犬＆猫）。 ・副作用：肝壊死（猫）

＊定常状態：一定の範囲内で増減を繰り返す状態。

▶ 7) 問題行動の治療に用いられる薬物

・問題行動治療薬：人医療では抗うつ薬として使用されている。人のうつ病の発生機序にはモノアミン（ノルアドレナリン，セロトニンなど）の動態が関与することから，モノアミンの代謝や再取りこみの阻害が，動物の攻撃行動や室内放尿などの問題行動を改善すると考えられている。

問題行動治療薬の種類とその概要

分類	具体名	概要
三環系抗うつ薬	・クロミプラミン ・アミトリプチリン	・作用機序：ノルアドレナリンやセロトニンの再取りこみを阻害する。 ・適応例：分離不安（犬） ・副作用（抗コリン作用）：口渇管，便秘，眠気
選択的セロトニン再取りこみ阻害薬（SSRI）	・フルオキセチン ・フルボキサミン ・パロキセチン ・セルトラリン	・作用機序：セロトニンの再取りこみを選択的に阻害する。 ・適応例：攻撃行動の抑制（犬） ・副作用：三環系抗うつ薬で認められる副作用が軽減されている。
セロトニン・ノルアドレナリン再取りこみ阻害薬（SNRI）		・ノルアドレナリンやセロトニンの再取りこみを阻害する。
5-HT$_{1A}$受容体作動薬	・ブスピロン ・タンドスピロン	・作用機序：セロトニンの合成や代謝などの調整を担う5-HT$_{1A}$受容体を活性化させる。
モノアミン酸化酵素B阻害薬	・セレギリン	・ドパミンやセロトニンの分解酵素であるモノアミン酸化酵素B（MAO-B）を抑制する。

4. 呼吸器系に作用する薬物

呼吸器系に作用する薬物の種類とその概要

分類		具体名	概要
呼吸興奮薬		・ドキサプラム ・ジモルホラミン	・呼吸促進の機序：頸動脈小体と大動脈小体(末梢化学受容器)，延髄の化学受容器で酸素濃度の低下を感知→延髄(呼吸中枢)→脊髄→胸部→呼吸の促進。 ・作用機序：呼吸中枢，末梢化学受容器を刺激する。 ・適応例：呼吸停止状態の症例への投与→自発呼吸を促す。 麻酔の覚醒時など，呼吸が減弱している症例への投与→呼吸深度を増大させる。
鎮咳薬	中枢性鎮咳薬	麻薬性鎮咳薬 ・コデイン ・ジヒドロコデイン 非麻薬性鎮咳薬 ・デキストロメトルファン ・ブトルファノール	・咳が出る機序：咳受容体(咽頭，喉頭，気管，気管支などにある異物の侵入を知らせるセンサー)→延髄(咳中枢)→脊髄→胸部→咳が出る。 ・作用機序：咳中枢を抑制する。
鎮咳薬	末梢性鎮咳薬 ≒気管支拡張薬	キサンチン誘導体 ・テオフィリン ・アミノフィリン ・ジプロフィリン β_2受容体作動薬 ・テルブタリン ・エフェドリン	・痰&咳が出る機序：気管支への有害刺激→気管支の平滑筋が収縮&むくんで痰が出る→気道が狭くなる(咳が出る機序については上記参照)。 ・作用機序：気管支平滑筋のβ_2受容体に作用し，気管支平滑筋を弛緩させる。また，炎症の原因となる免疫細胞の活動を抑制する。

5. 循環器・泌尿器に作用する薬物

1) 心疾患における薬物治療

・心不全に陥る機序：心疾患により心臓から血液を十分に送り出せない(心拍出量の低下)→交感神経系が活性化→アドレナリン，ノルアドレナリンが放出される&アンギオテンシンⅡ(ATⅡ)の産生，放出が活性化される→血管が収縮し，心収縮力や心拍数が増加=心筋のエネルギー消費量が増える→それでも血液が十分に送り出せない→交感神経系のさらなる活性化=心筋エネルギーの消費量がさらに増える。このような悪循環が続くと心機能は低下し，心不全に陥る。
・心疾患における薬物治療：上記のうちのいずれか(図中の矢印)を断ち，心機能の低下や心不全の悪化を抑制することを目的とする。
・レニン-アンギオテンシン-アルドステロン(RAA)系：血圧の調節や電解質バランスの維持にかかわる内分泌系の調節機構のこと。
・RAA系による血圧調節の機序：血圧の低下，血流量の減少→腎臓からレニンが分泌される→アンギオテンシノーゲン(肝臓で合成)を活性化→アンギオテンシ

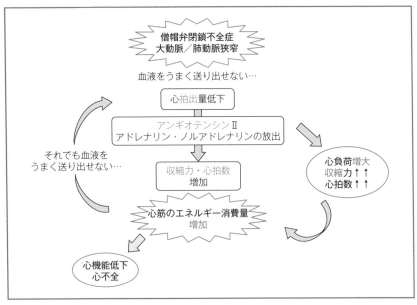

心疾患から心不全が発症するまでの流れ

ンⅠ (ATⅠ) が生成される→主に肺循環にてアンギオテンシン変換酵素 (ACE) により ATⅠ が ATⅡ に変換される→血管の収縮＆近位尿細管に作用して水とナトリウムの再吸収を促進＆副腎皮質に作用してアルドステロンの分泌を促進 (→ナトリウムの再吸収を促進) ＝血圧の上昇→腎臓にある圧受容体が感知→ネガティブフィードバック (レニンの分泌を抑制)

2) 心疾患治療薬の種類

心疾患治療薬の分類とその効果＆副作用

治療薬	効果＆副作用		生体の反応
血管拡張薬	効果	後負荷減少	心拍出量増加
		心筋のエネルギー消費量減少	心不全の悪化抑制
	副作用	血圧低下	心臓や脳への血流減少
			神経・液性因子活性化 （交感神経，RAA系など）

（次ページに続く）

治療薬	効果＆副作用		生体の反応
β受容体遮断薬 （βブロッカー）	効果	全身のエネルギー需要低下	心不全の悪化抑制
		抗不整脈作用	突然死の確率低下
	副作用	心収縮力低下	心拍出量減少
		心拍数減少	
強心薬	効果	心拍出量増加	全身循環の改善
	副作用	心筋のエネルギー消費量増大	心不全の悪化，突然死
利尿薬	効果	拡張期圧の低下	静脈圧低下
		心臓の壁へのストレス減少	心不全悪化抑制
	副作用	前負荷減少	心拍出量減少

心疾患治療薬の種類と概要

分類		具体名	概要
血管拡張薬	ACE阻害薬	・エナラプリル ・ベナゼプリル	・ACEを阻害することでATⅡの生成を抑制する。
	カルシウム（Ca^{2+}）チャネルブロッカー	・アムロジピン ・ジルチアゼム ・ベラパミル	・細胞膜上のCa^{2+}チャネルに結合し，Ca^{2+}の細胞内への流入を抑制→血管平滑筋の収縮を抑制＝血管が拡張する。
	ニトロ化合物	・ニトログリセリン ・硝酸イソソルビド	・血管内皮で産生される一酸化窒素（NO）は血管の平滑筋でサイクリックGMP（cGMP）を産生し，平滑筋を弛緩させる。 ・ニトロ化合物にはNOが含まれており，これが直接血管を弛緩させる。
	シルデナフィル		・cGMPを分解する酵素〔ホスホジエステラーゼ（PDE）〕を抑制→cGMPの量が増える→血管の平滑筋弛緩作用を増強。
β受容体遮断薬 ▶Link! p.140		・カルベジロール ・メトプロロール	・β受容体を遮断することで，心拍数減少，心収縮力減弱作用を示す。
強心薬*	ピモベンダン		・心収縮力を増強させる。 ・心筋の収縮蛋白（トロポニン）のCa^{2+}感受性を高める作用もある（＝カルシウムセンサイタイザー）。
	強心配糖体	・ジゴキシン	・心収縮力を増強させる。 ・心拍数を低下させる（→頻脈，心房細動にも有効）。 ・安全域が狭く，副作用が起こりやすい。
	PDE阻害薬	・アムリノン ・ミルリノン	・cAMP（心筋細胞に存在）を分解するPDEを阻害することで，心収縮力を増強させる。
	カテコールアミン ▶Link! p.140	$β_1$受容体作動薬 ・イソプロテレノール ・ドパミン ・ドブタミン	・心臓の$β_1$受容体を刺激し，収縮力を増強させる。 ・ノルアドレナリン：$β_1$受容体への刺激のみでなく，$α$受容体への刺激による血管収縮作用もあわせもつ。
抗不整脈薬	カリウム（K^+）チャネル遮断薬	・アミオダロン	・心筋の興奮に関与するK^+チャネルを抑制することで，心筋の異常な興奮を抑制する。 ・心房細動や心室細動などの不整脈に対して用いる。

（次ページに続く）

分類		具体名	概要
利尿薬	ループ利尿薬	・フロセミド ・トラセミド	・腎臓でのナトリウム（Na^+）とクロール（Cl^-）の再吸収を抑制することで，尿量を増やす（利尿作用）→体内に貯留（うっ滞）した水分を取り除く。
	カリウム保持性利尿薬**	抗アルドステロン薬 ・スピロノラクトン ・エプレレノン	・アルドステロンの作用▶Link! p.144 を阻害することにより，水分の排泄を促進する。
		上皮Na^+チャネル阻害薬 ・トリアムテレン	・腎臓の上皮細胞にあるNa^+チャネルを抑制し，水分の排泄を促進する。
	チアジド系利尿薬	・ヒドロクロロチアジド	・腎臓の遠位尿細管において，Na^+とCl^-の再吸収を阻害→水分の再吸収も抑制＝利尿作用。
	浸透圧利尿薬	・グリセオール ・D-マンニトール ・イソソルビド	・腎臓の尿細管内の浸透圧を高く保つことで，水分の再吸収を抑制する＝利尿作用。

＊強心薬：効率よく心臓の収縮力を増強させ，全身循環を改善することができるが，心筋のエネルギー消費量が増えるため，逆に心不全を悪化させる可能性もある。
＊＊いずれのタイプにおいても，血中K^+濃度を低下させずに水分を排泄する。

6. 消化器に作用する薬物

1）制吐薬

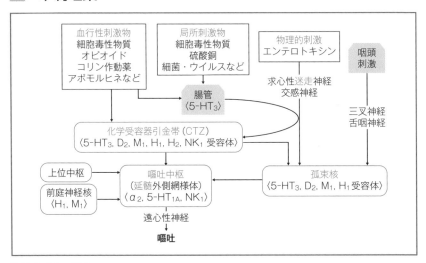

嘔吐のメカニズム

嘔吐が起こる機序：血行性刺激物，局所刺激物，物理的刺激→間接的または直接的に，延髄にある孤束核や化学受容器引金帯（CTZ）を刺激→嘔吐中枢→遠心性神経→嘔吐が起こる。この刺激伝達に関与する受容体を遮断することにより神経伝達を阻止すると，嘔吐を抑制することができる。
5-HT：セロトニン，D：ドパミン，H：ヒスタミン，M：ムスカリン，NK：ニューロキニン。

制吐薬の種類とその概要

分類	具体名	概要
フェノチアジン系薬剤	・クロルプロマジン ・プロクロルペラジン	・CTZに存在するD_2受容体を遮断する。
5-HT$_3$受容体拮抗薬	・オンダンセトロン ・グラニセトロン	・主に，腸管にある5-HT$_3$受容体*を抑制する。
NK$_1$受容体拮抗薬	・マロピタント	・NK$_1$受容体を遮断する。 ・中枢および末梢に起因する嘔吐両方に有効**。
抗ヒスタミン薬	・ジフェンヒドラミン ・ジメンヒドリナート	・CTZと前庭神経核にあるH受容体を遮断する。
抗コリン薬	中枢移行性あり ・イソプロパミド 末梢作用型 ・プロパンテリン	・中枢にあるM_1受容体を遮断する。 ・中枢に移行しないものは，末梢における求心性迷走神経の抑制，消化管の平滑筋細胞のけいれん防止，消化管分泌液抑制作用などにより，制吐効果を示す。

＊セロトニン受容体の1つである5-HT$_3$受容体は，中枢ではCTZや孤束核，末梢では求心性迷走神経終末や消化管の腸管神経系に存在する。
＊＊NK$_1$受容体は，嘔吐中枢やCTZ，腸管神経叢に存在する。

2) 制酸薬，胃粘膜保護薬

・胃酸の分泌機序：
①迷走神経終末からアセチルコリンが放出される→胃の壁細胞にあるM受容体と結合する（＝直接的に胃酸（H^+）の産生，放出を促進させる）。
②幽門前庭部に存在するG細胞からガストリンが分泌される→壁細胞にある受容体に結合する（＝直接的にH^+の産生，放出を促進させる）。
③腸クロム親和性細胞様（ECL）細胞の受容体に，アセチルコリンやガストリンが結合する→ヒスタミンが放出される→壁細胞のH_2受容体に結合する→H^+が分泌される。
④壁細胞に存在するプロトンポンプ：H^+分泌を促す。

制酸薬の種類とその概要

分類	具体名	概要
H$_2$受容体拮抗薬（H$_2$ブロッカー）	・シメチジン ・ファモチジン	・H$_2$受容体を遮断する。
プロトンポンプ阻害薬	・オメプラゾール ・グラニセトロン	・胃酸を分泌するプロトンポンプを阻害する。

胃粘膜保護薬の種類とその概要

分類	具体名	概要
スクラルファート		・アルミニウムを多く含み，酸性下でゲル状になる。胃酸と混ざり合ってゲル状になり，粘膜に付着することで潰瘍部を保護する。
プロスタグランジン（PG）E製剤	・ミソプロストール	・PGE$_1$誘導体。 ・重炭酸イオン（HCO^{3-}）や胃粘液の分泌促進作用のほか，ヒスタミンやガストリンによる胃酸分泌を抑制する作用も有する。

3) 消化管運動調節薬

消化管運動調節薬の種類とその概要

分類	具体名	概要
D受容体拮抗薬	・メトクロプラミド ・ドンペリドン	・CTZや消化管にあるD_2受容体遮断作用により，消化管運動促進＆制吐作用を示す。 ・メトクロプラミドの副作用：まれに流涎や振戦などの中枢神経症状（投与中止で回復），異常な興奮（猫）。
5-HT₄受容体作動薬	・モサプリド	・消化管壁内神経叢の5-HT₄受容体を刺激してアセチルコリンの遊離を増大→消化管運動＆胃排出を促進する。

4) 止瀉薬

止瀉薬の種類とその概要

分類	具体名	概要
腸運動抑制薬	・ロペラミド	・腸管運動に関与するμ-オピオイド受容体に作用する。 ・腸管内通過時間を延長→腸管での水分吸収が増加。
四級アンモニウム塩合成抗コリン薬	・ブチルスコポラミン	・腸管のM受容体を遮断→消化管運動を抑制。 ・猫：消化管の動きを全体的に抑制するため，腸閉塞（イレウス）を起こす可能性があり，注意が必要である。 ・出血性大腸炎では禁忌。
収斂薬	・ビスマス製剤 ・タンニン酸アルブミン	・収斂作用により，胃腸粘膜に保護膜を形成する→粘膜への刺激を抑制することで，二次的に消化管の蠕動運動を抑制する。
殺菌薬	・ベルベリン	・植物アルカロイド（毒性をもつ植物の成分）。 ・細菌性下痢や消化管寄生虫に有効性を示すだけでなく，小腸分泌液の分泌を抑制する。
吸着薬	・ケイ酸アルミニウム	・細菌や腸毒素と結合→排泄させる。 ・胃粘膜保護作用もある。 ・ほかの物質と非選択的に結合するため，ほかの薬物との投与間隔は1〜2時間あける必要がある。
抗炎症薬	・サラゾスルファピリジン	・大腸にて，腸内細菌に5-アミノサリチル酸（5-ASA）とスルファピリジンに分解され，吸収される。5-ASAは，組織変化の認められる粘膜上皮下の結合組織に結合し，抗炎症作用を発揮する（＝炎症性腸疾患の治療）。 ・抗菌作用もある。
生菌剤（整腸剤）	・乳酸菌 ・ビフィズス菌	・腸内細菌叢のバランスを整えることで，腸の機能を改善する。

5) 瀉下薬

・便秘の種類：大きく分けて，①機能性便秘と②器質性便秘がある。
・①機能性便秘：消化管の機能低下で生じる便秘。水分の摂取不足や，腸管の弛緩やけいれんによって，消化管の蠕動運動が困難になると起こる。また，鎮痛薬や抗がん剤の副作用として蠕動運動が低下した際に生じる便秘も，機能性便秘に含まれる（＝医原性便秘）。
・②器質性便秘：腸管の狭窄や，先天性疾患による大腸の大きさや長さの異常によ

り生じる便秘。腫瘍や炎症などが原因である場合は，治療により完治することがある。

瀉下薬の種類とその概要

分類	具体名	概要
膨張性下剤	・カルメロースナトリウム（カルボキシメチルセルロースナトリウム）	・水を吸収して膨張することで，腸管への刺激を誘発し，蠕動運動を促す。
浸透圧性下剤	・硫酸ナトリウム ・硫酸マグネシウム ・クエン酸マグネシウム	・腸管内に水を吸収して便を柔らかくすることで，排便を促す。
刺激性下剤	・ビサコジル ・ヒマシ油 ・ピコスルファートナトリウム	・腸粘膜を刺激することで大腸の運動を促進するとともに，分泌液を増加させることで排便を促す。 ・消化管を刺激するため，副作用として腹痛や吐き気が出現する可能性がある。
潤滑性下剤	・グリセリン ・流動パラフィン ・オリーブ油	・吸収されずに腸管を進み，便を柔らかくするとともに潤滑剤としてはたらき，排便を促す。

6) 肝疾患の治療に用いられる薬物

- 肝機能改善薬（代表的なもの3つ）：①グリチルリチン，②グルタチオン，③チオプロニン。
- ①グリチルリチン：甘草の根に含まれている成分であり，抗炎症作用，免疫調節作用，肝細胞増殖作用を有する。
- ②グルタチオン：抗酸化物質として，フリーラジカルや過酸化物などの活性酸素種から細胞を補助的に保護する。また，グルタチオン抱合を促進する（＝毒物や薬物を排泄されやすい形に変換する）。
- ③チオプロニン：肝臓における過酸化脂質の生成を抑制するとともに，肝疾患による代謝障害を改善する作用をもつ（＝肝保護作用）。
- 肝性脳症が起こる機序：著しい肝機能の低下→血液中アンモニア濃度が増加→アンモニアが脳まで到達すると，中枢抑制や異常興奮，昏睡などの神経症状が表れる。
- 肝性脳症治療薬（ラクツロース）の作用機序：経口投与後，分解，吸収されないまま大腸に到達→腸内細菌により分解され，乳酸や酢酸などの有機酸を生成する＝腸管内のpHが低下する→乳酸菌の産生促進＆アンモニアの産生抑制，消化管からの吸収抑制がもたらされる。
- 胆道系疾患の治療薬：①利胆薬，②胆石溶解薬がある。
- ①利胆薬（ウルソデオキシコール酸）：胆汁成分の1つであり，肝臓において胆汁酸の分泌促進（利胆）を促す。また，抗炎症作用により肝機能を改善する。
- ②胆石溶解薬（ウルソデオキシコール酸，ケノデオキシコール酸）：コレステロールを含有する胆石を溶解する。

7) 膵酵素製剤

・膵酵素製剤 (パンクレリパーゼ)：膵外分泌酵素 (アミラーゼ，トリプシン，リパーゼなどの消化酵素，核酸の分解酵素) を含む。慢性膵炎や膵切除などにより膵臓の外分泌機能が低下したときに使用する。

7. オータコイド，代謝・内分泌系の薬物

1) オータコイドとは

・オータコイド：体内において微量で生理作用を示す生理活性物質には，ホルモン，神経伝達物質がある。これら以外の生理活性物質をオータコイドと呼ぶ。

主なオータコイドとその概要

名称	概要
ヒスタミン	・肥満細胞から産生，放出される。 ・ヒスタミン受容体：H_1, H_2, H_3, H_4 のサブタイプがある。 ・H_1受容体：アレルギー症状を引き起こす。▶Link! p.252 ・H_2受容体：刺激により胃酸分泌が増大する。▶Link! p.148 ・中枢神経系における刺激伝達物質としての役割もある。
セロトニン (5-HT)	・必須アミノ酸であるトリプトファンから合成される。 ・中枢神経の神経興奮や抑制に関与しており，不安などの情緒 (情動) や行動に影響を与える。様々な作用を有する。▶Link! p.143 ・消化管の蠕動運動を促進する。▶Link! p.147 ・血小板に取りこまれると凝集を引き起こす。
ブラジキニン	・キニノーゲンが分解されることで生成される (分解酵素：カリクレイン)。 ・B_2受容体を介し，血管を拡張させ，血圧を低下させる作用がある。 ・ACE阻害薬は，ブラジキニンの分解を抑制するため，血管拡張を増強させる*。 ・知覚神経において発痛作用を引き起こす。▶Link! p.138
アンギオテンシンⅡ	▶Link! p.144
プロスタグランジン(PG)類，ロイコトリエン	・アラキドン酸 (原材料：細胞膜のリン脂質) が，シクロオキシゲナーゼ (COX) によりPG類に，リポキシゲナーゼによりロイコトリエンに変換される。これらは炎症や疼痛の原因物質である。▶Link! p.153, 246 ・PGE_1, PGE_2製剤：▶Link! p.148 ・$PGF_{2\alpha}$製剤 (ジノプロスト)：子宮収縮作用により分娩を誘発する。 ・PGI_2製剤 (ベラプロスト)：PGI_2はプロスタサイクリンとも呼ばれる。血小板の活性化を阻害することで血小板の凝集抑制＆血管拡張作用＝抗血栓作用。 ・トロンボキサン (TX) A_2拮抗薬 (セラトロダスト)：気管支ぜんそくの治療薬。 ・TXA_2合成阻害薬 (オザグレル)：TXA_2の血小板凝集作用を抑制する＆プロスタサイクリンの産生を促進＝抗血栓作用。 ・ロイコトリエン受容体拮抗薬 (プランルカスト，モンテルカスト)：気管支ぜんそくなどアレルギーの治療薬。

＊ブラジキニンの不活性化酵素であるキニナーゼⅡは，アンギオテンシン変換酵素 (ACE) と同じ酵素であるため，併用するとACE同様，阻害される。

▶ 2) 糖尿病治療薬

- ・血糖調整の機序：食事内の糖が消化管で吸収されて血中に入る→血糖値が上昇する→膵臓B（β）細胞が感知する→インスリンが放出される→血糖値が低下…→空腹などによる血糖値のさらなる低下→膵臓α細胞からグルカゴンが放出される→肝臓でグリコーゲンを分解する→血糖値が上昇する。
- ・糖尿病でみられる症状：▶Link! p.261
- ・インスリンの分泌：通常，インスリンは，血糖値を上げようとする種々のホルモンによる血糖値上昇を調節するために，常に分泌されている（＝基礎分泌）。食事後には血糖値の上昇に対応して，さらに分泌される（＝追加分泌）。

糖尿病治療薬の種類とその概要

分類	概要
インスリン	・インスリン製剤：効果持続時間の異なる種類が存在する。基礎分泌＆追加分泌の生理的なインスリン濃度の推移に近くなるように，インスリン製剤を組み合わせて投与する場合もある。
インスリン分泌促進薬 ・グリベンクラミド ・トルブタミド	・経口投与が可能。 ・膵臓B細胞にはたらき，インスリン分泌を促進する。
ビグアナイド ・メトホルミン	・肝臓から血中へのブドウ糖放出抑制，腸管からのブドウ糖吸収抑制，筋肉組織でのインスリン抵抗性を回復させる作用がある。
α-グルコシダーゼ阻害薬	・糖質の分解に関与するα-グルコシダーゼを阻害することで，単糖類の生成を抑制し，血糖値上昇を防ぐ。

▶ 3) 甲状腺ホルモン製剤

- ・甲状腺ホルモンの作用，分泌調整機序：▶Link! p.31, 32
- ・甲状腺機能低下症でみられる症状：▶Link! p.261
- ・甲状腺機能亢進症でみられる症状：▶Link! p.261

甲状腺ホルモン製剤の種類とその概要

分類	具体名	概要
甲状腺ホルモン製剤	・レボチロキシンナトリウム（T_4） ・リオチロニンナトリウム（T_3）	・経口投与により，甲状腺ホルモンとしての作用を発揮する。
抗甲状腺薬	・チアマゾール ・プロピルチオウラシル ・メチマゾール	・過度な甲状腺ホルモンの作用を抑制する。 ・ヨウ素の取りこみを抑制し，甲状腺ホルモンの合成を抑制する。また，T_4からT_3への変換も抑制する。 ・苦味の強い薬であるため，コーティングされている。
ヨウ素含有製剤	・ヨウ化カリウム ・ヨウ素酸カリウム	・甲状腺機能亢進症では，ヨウ素を多く摂取することで体の制御機構がはたらき，甲状腺ホルモンの過剰な生成，分泌が抑制される。

4) 副腎皮質ホルモン剤 (合成ステロイド)

・糖質コルチコイド (グルココルチコイド) の作用，分泌調整機序：▶Link! p.32
・糖質コルチコイドの生理作用：①炭水化物，蛋白質，脂質の代謝に対する作用，②抗炎症作用，③血液，リンパ組織に対する作用，④循環器系に対する作用など，多くの作用を有する。
・①炭水化物，蛋白質，脂質の代謝に対する作用：筋肉などにおいて蛋白質分解によるアミノ酸生成を促進&脂肪組織では脂肪を分解して脂肪酸とグリセロール生成を促進→肝臓においてこれらの生成物からグルコースを新生する＝血糖値が上昇。また，肝臓においてグリコーゲン蓄積やアミノ酸分解を促進する。

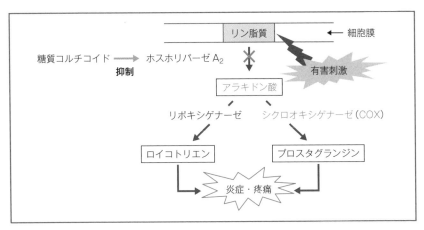

②抗炎症作用

有害刺激により細胞膜のリン脂質からアラキドン酸が生成される。これがシクロオキシゲナーゼ (COX) によりプロスタグランジン (PG) 類に変換されて，炎症や疼痛を引き起こす。糖質コルチコイドはホスホリパーゼA_2を抑制し，アラキドン酸の生成を抑制する。その結果として，炎症や疼痛のもととなるPGやロイコトリエンの産生を抑制する。

・③血液，リンパ組織に対する作用：リンパ球，好酸球，単球を減少させる&好中球の機能を抑制する→抗体産生や細胞性免疫が抑制される＝細菌増殖 (感染) が起こりやすくなる。また，血液内の赤血球量を増加させる作用もある。
・④循環器系に対する作用：ノルアドレナリンやATⅡなどの血管収縮物質の作用を増強させ，カリクレイン-キニン系，PG系，NOなどの，降圧作用の活性を低下させることで，血圧を上昇させる。

副腎皮質ホルモン剤の種類とその特徴

薬品名	商品名	作用*		持続時間 (時間)
		抗炎症	ナトリウム貯留	
ヒドロコルチゾン	コートリル®	1	1	<12
プレドニゾロン	プレドニン®	3〜4	0.75	12〜36
メチルプレドニゾロン	メドロール®	5〜6	0.5	12〜36
デキサメタゾン	デカドロン®	30〜200	0	>48
ベタメタゾン	リンデロン®	25〜70	0	>48

副腎皮質ホルモン剤には主に2つの作用＝①抗炎症作用（糖質コルチコイドの作用），②ナトリウム貯留作用（鉱質コルチコイドの作用）がある。この2つの作用の割合は，薬剤により異なる。
＊ヒドロコルチゾンの作用を「1」としたときの作用の強さを示す。

・副腎皮質ホルモン剤の副作用：①多飲多尿，②多食，③傷の治癒遅延，④感染症，⑤高血圧，⑥糖尿病，⑦骨格筋系の異常，⑧皮膚の異常，⑨消化管潰瘍or穿孔，⑩肝障害，⑪リバウンドなどがある。
・⑥糖尿病：血糖値を上昇させる作用，抗インスリン効果により，糖尿病症例において副腎皮質ホルモン剤を使用すると，血糖コントロールが難しくなる。
・⑦骨格筋系の異常：副腎皮質ホルモン剤によって糖新生が促進された結果，骨格筋力低下や萎縮が生じ，歩様異常が出現することがある。また，筋緊張や非外傷性の筋破裂が起こることもある。
・⑪リバウンド：副腎皮質ホルモン剤を大量に長期間投与しつづけると，副腎が機能性萎縮を起こし，副腎皮質ホルモンの産生能が低下する。この状態で投与を中止すると，血中の副腎皮質ホルモン濃度は正常値以下となり，再び炎症が悪化してしまう（＝リバウンド）。

8. 血液，免疫系に作用する薬物

1) 抗貧血薬

抗貧血薬の種類とその概要

分類	概要
鉄剤	・ヘモグロビン合成に関与するミネラルである鉄を補給する。 ・硫酸鉄，フマル酸鉄（経口投与薬），デキストラン鉄（注射薬）がある。
エリスロポエチン	・赤芽球系前駆細胞に作用し，赤血球への分化と増殖を促進するホルモンで，腎臓で産生，分泌される。 ・腎機能の低下による産生，分泌の低下に対し，合成エリスロポエチン製剤を使用する。
ビタミンB$_{12}$，葉酸	・血球生成に重要な役割をはたす補酵素であり，補給することで赤血球産生を促す。

▶ 2) 血液凝固抑制薬

血液凝固抑制薬の種類とその概要

分類	具体名	概要
抗血小板薬	・アスピリン ・ジピリダモール ・クロピドグレル	・アスピリン：COXを不可逆的に抑制することでTXA$_2$の生成を抑制し，抗血小板作用を示す。 ・ジピリダモール：PDEを抑制→PGI$_2$の放出促進作用，TXA$_2$合成阻害作用をもち，血小板機能を抑制する。 ・クロピドグレル：血小板を活性化するアデノシン二リン酸（ADP）の受容体を阻害→血小板の活性化を抑制する。
抗凝固薬	・ヘパリン ・ワルファリン	・ヘパリン：血液凝固因子の作用を阻害することでフィブリンの網の形成（二次止血）を阻害する。▶Link! p.46 ・ワルファリン：血液凝固に必要なビタミンKの作用を阻害することで，抗凝固作用を発揮する。
血栓溶解薬	・ストレプトキナーゼ ・ウロキナーゼ	・線溶系で中心的な役割をはたすプラスミンの形成を促進する。

▶ 3) 血液凝固促進薬（止血薬）

・血液凝固促進薬：①ビタミンK，②デスモプレシンなどがある。

・①ビタミンK：納豆や小松菜，ほうれん草などの緑黄色野菜に多く含まれているビタミン。血液凝固因子を活性化させ，止血作用を増強する。

・②デスモプレシン：血管内皮細胞にはたらきかけて，フォン・ヴィレブランド因子の放出を刺激することで，止血作用を発揮する。

▶ 4) 非ステロイド性抗炎症薬（NSAIDs）

・NSAIDsの作用：①抗炎症作用，②解熱作用，③鎮痛作用，④抗腫瘍作用。

・①抗炎症作用，③鎮痛作用：アラキドン酸からPG類を生成するCOXを抑制することで，抗炎症作用を発揮する。▶Link! p.153

・②解熱作用：単球やマクロファージなどの免疫細胞が病原体や組織の壊死片などを貪食→内因性発熱物質（インターロイキン-1（IL-1）など）を放出する→（脳）→PG類の産生が促進される→（視床下部の温度調節中枢）→体温のセットポイントが上昇→熱放散の抑制と熱産生の促進＝体温が上昇する。NSAIDsは，PG合成を抑制することで解熱作用を発揮する。

・④抗腫瘍作用：COXの発現を抑制することが，腫瘍細胞の増殖抑制にはたらくといわれている。

・NSAIDsの副作用：消化管潰瘍，嘔吐，下痢，食欲不振など消化器障害，黄疸など肝機能障害，乾性角結膜炎（エトドラク）などがある。

動物薬理学

・NSAIDsの具体例：エトドラク，カルプロフェン，ケトプロフェン，メロキシカム，ピロキシカム，ロベナコキシブ，フィロコキシブ

▶ 5) 免疫抑制薬

・免疫抑制薬：免疫の調節機能が破綻して過剰になると，自己組織を攻撃する自己免疫疾患が起こる。免疫抑制薬は，このような過剰な免疫反応を抑制するために使用される。
・免疫抑制薬の種類：アザチオプリン，レフルノミド，シクロホスファミド，シクロスポリン，タクロリムスなどがある。
・アザチオプリン：猫で重篤な骨髄抑制が認められるため，使用は推奨されない。
・シクロホスファミド：悪性腫瘍に対しても用いられる。副作用として，骨髄抑制や出血性膀胱炎がみられる。

▶ 6) 分子標的薬

・分子標的薬：特定の分子だけに作用するように設計された薬物のこと。
・分子標的薬の種類：イマチニブ（犬の肥満細胞腫に有効），トセラニブ，オクラシチニブ（痒みの抑制）などがある。

✎ 9. 感染症の治療，予防に用いられる薬物

▶ 1) 抗菌薬

・抗生物質：ほかの微生物の増殖を抑える特性をもつカビ，または細菌から得られる可溶性物質のこと。
・合成抗菌薬：天然の抗生物質に化学修飾を加えたものや，完全に人工的に合成された抗菌薬のこと。完全に人工的に合成された抗菌薬には，キノロン系，ニューキノロン系，スルホンアミド（サルファ剤）がある。
・抗菌薬：抗生物質と合成抗菌薬の総称。
・抗菌スペクトル：抗菌効果がみられる病原微生物の範囲と作用強度を表す指標。抗菌スペクトルが広い＝多く種類の病原微生物に対して抗菌作用を示す，という意味。

抗菌薬の種類とその概要

分類	具体名	概要
βラクタム系		細菌の細胞壁を破壊する。ペニシリン系，セファロスポリン系，カルバペネム系，モノバクタム系などがこれに含まれる。
ペニシリン系	・ペニシリンG（天然） ・アンピシリン ・アモキシシリン	・抗菌スペクトル：ペニシリンG＜アンピシリン，アモキシシリン。 ・アモキシシリン：細菌が産生するβラクタマーゼ*により分解されるため，βラクタマーゼ阻害薬であるクラブラン酸を配合した製剤も開発されている。
セファロスポリン系	・セファレキシン（第一世代） ・セフメタゾール（第二世代） ・セフォタキシム（第三世代）	・グラム陽性菌に対して有効。 ・第二世代：第一世代より，グラム陰性菌に対する作用が強い＆βラクタマーゼに対する抵抗性が高い。 ・第三世代：第二世代より，さらに抗菌スペクトルが広く，グラム陰性菌（腸内のグラム陰性桿菌も含む）に対する作用が強い。
カルバペネム系	・メロペネム ・ビアペネム	・抗菌スペクトルがきわめて広く，グラム陽性菌，緑膿菌などのグラム陰性桿菌に対する殺菌作用が強い。安易に使用すると耐性菌が出現するため，使用の際は慎重に検討する。
モノバクタム系	・アズトレオナム ・カルモナム	・βラクタマーゼに対して安定的で，緑膿菌を含むグラム陰性菌に対して強い殺菌作用を示す。
アミノグリコシド	・ゲンタマイシン ・トブラマイシン ・ネオマイシン ・ストレプトマイシン	・グラム陰性菌，グラム陽性菌に対して，濃度依存性に殺菌作用を示す。 ・ペニシリン系やセファロスポリン系抗菌薬とは作用点（細菌の蛋白質合成阻害）や，抗菌スペクトルが異なることから，併用することで相加＆相乗効果が期待できる。 ・腎臓から排泄される（→腎障害に注意）。 ・副作用：聴覚や平衡感覚の障害が報告されている。
テトラサイクリン	・テトラサイクリン ・オキシテトラサイクリン ・ドキシサイクリン ・ミノサイクリン	・グラム陰性菌，グラム陽性菌に対して高い有効性をもつ静菌的抗菌薬。 ・ほとんどは腎臓から排泄される（→腎障害に注意）。 ・胎子期または新生子期に投与すると，歯（エナメル質）が永久に褐色変性する。また，骨のカルシウムとキレート結合することで，骨格の成長を抑制することがある。 ・テトラサイクリン，オキシテトラサイクリン：乳製品（カルシウム）や制酸薬，ビタミン剤，スクラルファート，次サリチル酸ビスマスとキレート結合するため，同時に投与すると吸収が阻害される。
クロラムフェニコール系		・静菌的抗菌薬。 ・グラム陽性菌，グラム陰性菌，リケッチアなど幅広い抗菌スペクトルを有するが，緑膿菌に対しては無効。 ・経口投与後，すみやかに広範囲に分布し，脳脊髄液でも有効濃度に達する。胎盤や乳汁にまで移行するため，妊娠or授乳中の動物では使用不可。 ・ほとんどは腎臓から排泄される（→腎障害に注意）。 ・副作用：貧血やリンパ球or好中球減少症を引き起こすことがある（骨髄抑制）。調剤の際は，吸入しないようにマスクをするなどの注意が必要。

分類	具体名	概要
マクロライド系	・タイロシン ・エリスロマイシン ・クラリスロマイシン ・アジスロマイシン	・グラム陽性菌，グラム陰性球菌に有効だが，緑膿菌などグラム陰性桿菌のほとんどに対しては無効。 ・マイコプラズマにも有効。 ・多くの組織や体液に分布するが，中枢神経への移行は十分でない。
リンコマイシン系	・クリンダマイシン ・リンコマイシン	・グラム陽性球菌に有効で，クリンダマイシンは病原性嫌気性菌に対しても有効である。 ・腎臓＆肝臓で代謝され，尿中＆胆汁中に排泄される。 ・ウサギ，ハムスター，モルモットでは致命的な消化器障害を引き起こすことがある。犬や猫では下痢や嘔吐などの副作用がみられる。 ・乳汁にも移行するため，哺乳中の動物に下痢を起こす可能性がある。
キノロン系	・エンロフロキサシン ・オルビフロキサシン	・抗菌スペクトルが広く，βラクタマーゼ産生菌や緑膿菌などにも有効。 ・ほとんどは腎臓から排泄される（→腎障害に注意）。 ・若齢犬への大量投与で関節障害が認められた報告があるため，若齢期（12ヵ月齢未満）の犬には投与してはならない。 ・NSAIDsとの併用で，けいれんが起こるとの報告がある。
スルホンアミド （サルファ剤） ▶Link! p.160	・スルファジメトキシン ・スルファジアジン／トリメトプリム合剤（ST合剤）	・グラム陽性菌，グラム陰性球菌，一部のグラム陰性桿菌に有効。 ・1930年代に開発された初めての合成抗菌薬で，古くから使われてきたため，現在では耐性菌も多い。
ポリミキシンB		・グラム陰性菌にのみ有効。 ・静脈内など非経口投与では強い腎毒性があるため，現在は局所にのみ用いられている（外用）。
バンコマイシン		・メチシリン耐性黄色ブドウ球菌（MRSA）による感染症の管理にも使用される。 ・腸管からはほとんど吸収されない（静脈内投与が主）。 ・ほとんどは腎臓から排泄される（→腎障害に注意）。 ・アミノグリコシドを併用すると相乗効果が得られるが，聴覚毒性や腎毒性などのアミノグリコシドの副作用を増強してしまうことがあるので注意する。

＊βラクタマーゼ：βラクタム系抗菌薬を加水分解する酵素。この酵素を産生する細菌＝βラクタム系抗菌薬に対して耐性をもっている，ということ。

2) 抗真菌薬

抗真菌薬の種類とその概要

分類	具体名	概要
ポリエン系	・アムホテリシンB ・ナイスタチン	・真菌細胞壁の構成成分であるエルゴステロールに結合し，細胞壁に穴をあけることで抗真菌作用を示す。 ・腸管からは吸収されないため，主に注射薬として利用される。
アゾール系	・ミコナゾール ・ケトコナゾール ・イトラコナゾール	・真菌細胞壁の構成成分であるエルゴステロールの合成を阻害する。 ・アゾール系薬剤を投与すると薬物代謝酵素が抑制されるため，薬物間相互作用を引き起こす可能性がある（併用薬剤の代謝遅延に注意）。
アリルアミン系	・テルビナフィン	・真菌細胞膜の障害を引き起こす。
キャンディン系	・ミカファンギン ・キャスポファンギン	・真菌細胞壁の合成に必要な多糖成分の合成を阻害する。 ・アゾール系薬剤が有効でないものに対しても有効。
その他	・バンコマイシン	▶Link！ p.158

3) 駆虫薬，殺虫薬

駆虫薬の種類とその概要

分類	具体名		概要
抗線虫薬	ベンズイミダゾール系	・パーベンダゾール ・フルベンダゾール	・犬回虫，犬鉤虫，犬鞭虫に対して有効。
	レバミゾール		・ニコチン様作用により寄生虫を麻痺させる。
	ピランテル		・犬回虫，犬鉤虫，猫胃虫に対して有効。 ・ピペラジンと拮抗する可能性があるため，併用は避ける。
	マクロライド系（アベルメクチン系）	・イベルメクチン ・ミルベマイシンオキシム ・モキシデクチン ・セラメクチン	・哺乳類にはない種類の塩素イオン（Cl⁻）チャネルの作用を増強させる→寄生虫の神経や筋の作用を麻痺させる。 ・消化管内寄生虫や犬のミクロフィラリアに対して有効だが，吸虫や条虫には無効。 ・コリー系犬種は，中枢神経系の副作用があるため注意が必要。
	ピペラジン		・神経筋に対する阻害作用により寄生虫を麻痺させる。
	エモデプシド		・寄生虫の神経筋接合部に作用して，運動機能を抑制する。 ・経皮的に吸収されやすい（＝滴下剤）。
抗条虫薬	プラジクアンテル		・条虫外皮の変性を引き起こす。
	ニトロスカネート		・条虫だけでなく回虫，鉤虫にも有効。
抗フィラリア薬	フィラリア成虫駆虫薬	・メラルソミン ・チアセタルミド	・化合物中にヒ素が含まれる。 ・フィラリア成虫の駆虫は，最大30cmほどの細長い虫体が肺の血管を塞栓させ，劇的な症状を引き起こす危険性がある。

（次ページに続く）

159

分類	具体名		概要
抗フィラリア薬	フィラリア予防薬		・マクロライド系を使用：上記参照
	レバミゾール		・上記参照
抗原虫薬（抗コクシジウム薬）	サルファ剤	・スルファジメトキシン	・DNA合成とRNA合成を阻害することで抗原虫作用を発揮する薬で，抗菌作用も有する。▶Link! p.158
	抗トキソプラズマ薬	・サルファ剤 ・トリメトプリム	・トキソプラズマに対しては，サルファ剤単独や，トリメトプリムなどの葉酸拮抗薬との合剤が使用される。
	抗ピロプラズマ薬	・ジミナゼン	・バベシアの嫌気的解糖とDNA合成を阻害することで効果を発揮する。
殺虫薬	有機リン系	・ジムピラート ・テトラクロルビンホス	・神経終末のコリンエステラーゼを阻害する→アセチルコリンが分解されずに過剰に蓄積する→神経機能障害。
	カルバメート系	・プロポクスル	・有機リン系と同様。
	ピレスロイド系	・ピレトリン ・フルメトリン	・神経のNa$^+$チャネルを持続的に開き，脱分極を生じさせる→神経機能障害。 ・ピペロニルブトキシドと併用すると，作用を強化できる。
	昆虫成長制御物質	・ルフェヌロン	・キチンの合成を阻害することで殺虫作用を示す。
	ネオニコチノイド	・イミダクロプリド ・ニテンピラム	・ニコチン作動性アセチルコリン受容体に作用し，正常な情報伝達を阻害する。
	フェニルピラゾール系	・フィプロニル ・フルララネル	・GABA受容体の反応を阻止し，寄生虫の神経系を阻害する。
毛包虫と疥癬の治療薬	アミトラズ		・虫体内のcAMP過剰生産を引き起こすことで，効果を発揮する。
	マクロライド系（アベルメクチン系）		・上記参照

10. 抗悪性腫瘍薬（抗がん剤）

・腫瘍：体内で周辺組織とは無関係に，過剰な増殖を行う細胞集団のこと。悪性腫瘍の増殖の様相は，正常細胞とは著しく異なる。▶Link! p.126, 269

・抗がん剤：強力な細胞毒性をもち，分裂の盛んな腫瘍細胞に対して殺傷的に作用する。正常細胞のうち，分裂の盛んな骨髄，消化管上皮，毛根，リンパ組織なども抗がん剤のターゲットとなり，殺傷的に作用してしまうことがある＝副作用として，骨髄抑制による貧血，消化管の傷害による下痢などが起こる（副作用のない抗がん剤は存在しないかもしれない）。臨床現場では，多種の抗がん剤を用いることで多角的に腫瘍細胞を殺傷し，副作用を極力抑える併用療法が試みられている。

・細胞周期▶Link! p.121：細胞の増殖は，S期（DNA合成期＝DNA複製によりDNAが倍加する）→G2期（分裂準備期）→M期（分裂期）→G1期（DNA合成準備期）→S期…のように繰り返される。

抗悪性腫瘍薬の種類とその概要

分類	具体名	概要
ビンカアルカロイド	・ビンブラスチン ・ビンクリスチン	・細胞周期のM期に作用し、核分裂を分裂中期で停止させる。 ・静脈内投与後全身に分布するが、中枢神経には分布しない。 ・肝臓で代謝される→胆汁中、糞便中、わずかに尿中に排出される。 ・静脈内投与時に血管外に漏らすと、重度の組織刺激と壊死が起こる。 ・ビンクリスチン：ビンブラスチンにくらべて重篤な神経毒性（知覚異常、便秘、麻痺性イレウスなど）が生じることがある（猫では両薬物とも特に注意）。
代謝拮抗薬	・メトトレキサート	・活性型葉酸（RNAやDNAの生合成に重要）の産生を阻止することで、S期に細胞分裂を停止させる。 ・正常細胞にも影響を与えるが、腫瘍細胞は成長速度が速く、葉酸の要求量が多いため、メトトレキサートの感受性は腫瘍細胞の方が高い。 ・副作用：食欲不振や嘔吐がよくみられる。犬では肝毒性を有するとの報告がある。 ・NSAIDsは尿中への排泄を抑制することでメトトレキサートの毒性を強めるため、併用は避けるべきである。
	・フルオロウラシル	・メトトレキサートと同様、S期に細胞分裂を停止させる。 ・副作用：用量依存性の骨髄抑制（好中球減少症、血小板減少症）、胃腸障害（下痢、潰瘍、口内炎）、けいれんがみられる。 ・猫では重篤で致死的な神経毒性を生じるため、投与は禁忌である。
	・L-アスパラギナーゼ	・腫瘍細胞が必要とする血中のアスパラギンを分解して、腫瘍細胞がアスパラギンを利用できないようにする。 ・リンパ腫や急性リンパ性白血病に有効。 ・消化管から吸収されないため、静脈内or筋肉内投与で用いる。 ・副作用：悪心、嘔吐、発熱、腹痛、高血糖による昏睡、急性膵炎が起こる可能性がある。
アルキル化薬	・シクロホスファミド	・DNAをアルキル化することで、DNAの統一性と機能を阻害する。細胞周期に非特異的に効果を発揮する。 ・乳汁に移行し、胎盤も通過するので、妊娠中の動物に使用する場合は注意が必要。 ・副作用：骨髄抑制による白血球減少症、貧血、血小板減少症や胃腸障害（拒食症、悪心、嘔吐、下痢）、顕著な脱毛（プードル、オールド・イングリッシュ・シープドッグ）がみられる。 ・無菌性出血性膀胱炎：膀胱に活性代謝物が長期間接触することで誘発される（利尿薬の併用が発生の予防に有用）。
	・ロムスチン （CCNU）	・アルキル化作用のほかに、蛋白変性作用を有しており、DNAやRNAの合成を阻害する。細胞周期に非特異的に効果を発揮する。 ・犬や猫の脳脊髄の腫瘍、リンパ腫、肥満細胞腫に対する補助療法薬として有効。 ・副作用：骨髄抑制（貧血、血小板減少症、白血球減少症）と、用量依存性で不可逆性の肝毒性。拒食症、悪心、嘔吐、下痢などの胃腸障害もみられる。

（次ページに続く）

2

3

動物薬理学

分類	具体名	概要
抗腫瘍性抗生物質	・ドキソルビシン	・トポイソメラーゼⅡ（DNA合成時にはたらく酵素）などの反応を阻害する。細胞周期非特異的に効果を発揮する。 ・フリーラジカルを形成することで，さらなる細胞毒性を発揮する。 ・犬，猫のリンパ腫，白血病，肉腫に対して有効。 ・消化管から吸収されず，刺激が強烈であるため，経口投与，皮下投与，筋肉内投与はできない。 ・胎盤を通過し，乳汁に移行するため，妊娠中や妊娠の可能性のある動物には投与しないことが望ましい。 ・副作用：骨髄抑制，胃腸障害，脱毛などがみられる。また，ドキソルビシン特有の副作用として心毒性がある（蓄積性があり，心筋症を引き起こすこともある）。
白金配位複合体	・シスプラチン	・アルキル化薬に類似した薬効を有する。 ・扁平上皮癌，移行上皮癌，卵巣腫瘍，骨肉腫，鼻腔内腫瘍，甲状腺癌に対して有効。 ・猫では呼吸困難，胸水症，肺水腫など，致死性の肺毒性を惹起するため使用すべきではない。 ・副作用：嘔吐（犬），血小板減少症，顆粒球減少症，難聴，振戦，末梢神経障害，食欲不振，下痢（血様）などがみられる。また，重篤な副作用として腎不全が生じうるため，血液の尿素窒素（BUN）やクレアチニンのモニタリングが必要である。
	・カルボプラチン	・アルキル化薬に類似した薬効があるが，作用メカニズムは完全には分かっていない。 ・卵巣腫瘍，扁平上皮癌，鼻腔内腫瘍，甲状腺癌などに有効。 ・副作用：食欲不振，嘔吐，骨髄抑制がみられる。肝不全や腎不全，神経障害，聴覚毒性が生じる可能性もあるが，シスプラチンにくらべると出現率は少ない。

4　動物感染症学

1. 微生物の分類と特徴

1）微生物の特徴

・微生物：肉眼で見ることができない（顕微鏡などを用いて観察する）サイズの生物のこと。原虫，真菌，細菌（クラミジア，リケッチア，マイコプラズマ），ウイルスなどに分類される。
・感染とは：微生物が宿主に対して侵入して定着し，増殖できる状態になること。
・病原性とは：宿主の体に侵入→感染した後に，病気を引き起こす力をもっていることを意味する。しかし病原性を有しているからといって，すべての宿主が病気を発症するわけではない。▶Link! p.172

微生物の特徴

	細菌				ウイルス
	細菌	マイコプラズマ	リケッチア	クラミジア	
大きさ	大	小	中	小	小
細胞壁	ある	ない	ある		ない
構成単位	細胞				ウイルス粒子
遺伝情報の本体	DNA				DNA or RNA
エネルギー産生系	ある			ない	
単独での増殖	できる		できない (偏性細胞内寄生性)		

2) 細菌

・細菌の特徴：顕微鏡を使って見ると形の違いが明確になる。形の違いや染色性の違い (グラム染色) により，どの細菌かを推定することが可能である。

細菌の分類

	基本的形態	配列	特徴	主な菌種
球菌			連鎖状	レンサ球菌，腸球菌
			塊状	ブドウ球菌
桿菌			細長い桿菌	緑膿菌
			短桿菌	大腸菌，肺炎桿菌
			ハの字状	コリネバクテリウム
らせん菌			らせん状	カンピロバクター，ヘリコバクター
			長いらせん状	レプトスピラ

3) ウイルス

・ウイルスの分類：電子顕微鏡でないと観察することができないため，日常的に分類することはない。ウイルスは大きく分けてエンベロープがあるものと，ないものの2種類がある。エンベロープの一部は蛋白質でできているため，エンベロープをもつウイルスの多くは消毒薬で簡単に失活する。

　　→エンベロープウイルス (エンベロープがあるウイルス) の具体例：ヘルペスウイルス，コロナウイルス，ラブドウイルス，レトロウイルス

　　→ノンエンベロープウイルス (エンベロープがないウイルス) の具体例：アデノウイルス，カリシウイルス

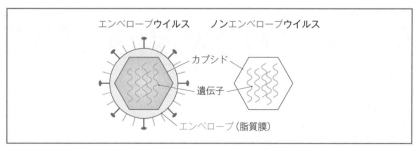

ウイルスの構造

▶ 4) 真菌

・真菌の分類：菌界に含まれ，子囊菌門（アスペルギルス属，カンジダ属，ヒストプラズマ属，ミクロスポラム属など），担子菌門（クリプトコックス属，マラセチア属），接合菌門（ムコール属など），ツボカビ門，グロムス門の5門に分類される。

✎ 2. 微生物検査

▶ 1) 検査検体の採取とその取り扱い

・検査検体の採取：微生物検査の際には，可能な限り新鮮な検体を無菌的に採取する必要がある。得られた検体の一部は，すみやかに無菌的に各種検査用の容器に入れる。培養検査に出す（外注する）場合は，培地の付いたスワブや専用の培地に移し，保存する。
・採取時の消毒：各臓器から経皮的に採取する場合には，必要に応じて剃毛をした後に消毒をする。皮膚から採材する場合は，一般に消毒は不要である。

部位ごとの検体採取法および採取後の取り扱い

部位	検体採取法＆採取後の取り扱い
皮膚，外耳道	・膿疱など：注射針で穴を開け，針から滅菌スワブへ膿を移動させる。 ・痂皮，鱗屑：直下の皮膚を滅菌スワブで拭き取る。
尿路	・可能な限り，膀胱穿刺で尿を採取する。 ・滅菌チューブに収集するか，滅菌スワブに付着させる→すぐに培養するか，検査会社へ発送する。 ・すぐに検査しない場合 or 膀胱穿刺以外の方法で採取した場合：冷蔵保存。
消化管	・飼い主が持ってきた糞便は検査には用いず，院内で採取する。
血液	・血液培養を行う際は，採血部位を剃毛し，徹底的に消毒する。 ・採血後，嫌気性および好気性の血液培養ボトルに移す。

2) 微生物の顕微鏡による観察法

・直接鏡検：検体を直接スライドグラスの上に載せて，生理食塩水などで希釈し，カバーグラスをかけて観察する。尿の場合は希釈せず，そのままカバーグラスをかけて観察する。

・グラム染色：細菌の細胞壁の構造の違い（細胞壁のペプチドグリカン層と外膜の有無）に基づいて，細菌を染め分けることができる染色法。グラム染色により，形状（球菌 or 桿菌）と，グラム染色性に関する情報が得られ，細菌のおおまかな分類ができる。この染色で得られる情報は，使用する抗菌薬の選択にも役立つため，抗菌薬治療を実施する前に行うことが推奨される。
→グラム陽性＝青紫色，グラム陰性＝赤色（ピンク色）

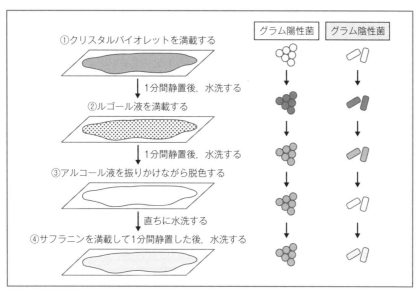

グラム染色の流れ（ハッカー変法）
①クリスタルバイオレットで菌体を青紫色に染める→②ルゴール液（ヨウ素を含む）をかけると，菌体内でクリスタルバイオレットとヨウ素の複合体が形成される→③アルコールをかけると外膜が損傷を受け，ペプチドグリカン層が薄い場合には複合体（色素）が流出して脱色され，厚い場合には脱色されない。この時点では細胞壁の厚い菌は青紫色（＝グラム陽性）に，細胞壁の薄い菌は無色になっている→④後染色としてサフラニン液を作用させると，無色になっていた細胞壁の薄い細菌は赤色に染色される（＝グラム陰性）。

3) 微生物培養法，薬剤感受性試験

・培養検査：病変に多く存在する微生物を同定するために行う検査。微生物を採取した検体を増殖培地に入れ，その後分離培地に入れることで，単一の微生物を分

離し，その形態や性状から微生物の種類を同定する。
・薬剤感受性試験：培養検査にて検出された微生物の増殖を阻害する薬剤を調べるために行う検査。基本的に院内で行うことはできない（外注検査）。
・薬剤感受性試験の結果：感受性（S），中間（I），耐性（R）で示されることが多い。基準は各検査機関が採用しているガイドラインに則って決められている。
・院内で実施可能な薬剤感受性試験の手順（ディスク法）：①検体を寒天培地にて一晩培養する→②増殖がみられた単一菌種のコロニーを複数取り，McFarland標準液0.5（MF No.0.5）と同じ濁度になるよう滅菌生理食塩水にて調整し，懸濁液を作製する→③作製した菌液を滅菌綿棒でミューラーヒントン寒天培地に塗抹する→④寒天表面に薬剤感受性ディスクを置く→⑤培養（35±2℃の恒温培養器，16〜18時間培養）→⑥ディスクの周囲に形成された阻止円の直径を測定し，ディスクの添付文書の判定基準に従い，S，I，Rに分類する。

4）抗原検出法，抗体検出法，遺伝子検出法

・抗原検出法：特定の微生物に反応する抗体を含む検査キットを用いて，滴下された検体内に目的の抗原が含まれているかどうかを調べる方法。実際に動物病院で使われているのは，イムノクロマト法を用いたものが多い。
　→動物病院で使われている具体例：フィラリア，パルボウイルス，猫白血病ウイルス（FeLV）の抗原検査
・抗原検出法の注意点：陰性だった場合も，100％感染していないとはいえない。
・抗体検出法：特定の抗原を含む検査キットを用いて，滴下された検体内に目的の抗体が含まれているかどうかを調べる方法。
・抗体検出法にて抗体が検出された場合，①現在その抗原に感染してからしばらく経っている，②過去にその抗原に感染したことがある，③その抗原のワクチンを受けたことがある，と考えられる。
・感染成立後の抗体の量の推移：感染が成立した後，IgMは1週間ほどでピークとなり，さらに1週間くらいしてからIgGの濃度が高くなる＝抗体検出法では感染の初期を捉えることは難しい（抗体ができていないため）。
　→動物病院で使われている具体例：猫免疫不全ウイルス（FIV），トキソプラズマなどの持続的な感染症，自己免疫疾患の抗体検査
・遺伝子検出法：特有の遺伝子配列をターゲットにして，検体中に含まれるその配列を増幅して検出する「PCR法」が主に用いられている。▶Link! p.279
・PCR法の特徴：①遺伝子配列を増幅して調べるため，ごく少量の検体でも検査可能＝感度が高く，真に感染が成立していなくても検出されることがある。②特殊な機械や試薬を用いるため，通常，病院内では実施できない。③複数の微生物を一括で調べることができる＝集団感染（シェルターなどにおける）の原因となっている病原体の特定に役立つ。

3. 寄生虫の分類と特徴

1) 寄生虫の分類

寄生虫の分類とその特徴

分類			具体名	概要
内部寄生虫	蠕虫類	線虫類	・犬回虫 ・猫鉤虫 ・犬鞭虫 ・犬糸状虫	・雌雄の性別がある（雌雄異体）。 ・糸やうどんのような円筒形の細長い形態。 ・多くの種類は卵を産む（卵生）。
		吸虫類	・壺形吸虫 ・肝吸虫 ・肺吸虫	・1つの個体に雌雄の生殖器が1組ずつ備わっている（雌雄同体）。 ・形態：扁平な木の葉状，コーヒー豆状など様々。 ・虫体の前端と中央部に吸盤がある。 ・すべて卵生。 ・発育に中間宿主を必要とする。
		条虫類	円葉条虫類 ・瓜実条虫 ・猫条虫 ・エキノコッカス* （多包条虫） 擬葉条虫類 ・マンソン裂頭条虫	・多数の節（片節）が連なり体を構成しており，それぞれの片節には1組以上の雌雄の生殖器がある（雌雄同体）。 ・虫体は扁平で大型（5 mm〜最大10 mm以上）。 ・子宮口がなく産卵できない円葉条虫類（円葉目）と，子宮口があり産卵できる擬葉条虫類（裂頭条虫目）に分けられる。
	原虫類	肉質虫類	・赤痢アメーバ ・大腸アメーバ	・アメーバ類とも呼ばれ，アメーバ運動をする。 ・赤血球や細菌などを栄養とする。
		鞭毛虫類	・ジアルジア ・トリコモナス	・運動器官として鞭毛をもつ。 ・2分裂で増殖する。
		アピコンプレックス類	・シストイソスポラ ・トキソプラズマ ・バベシア	・細胞内に侵入し，無性生殖と有性生殖をする。 ・媒介動物を必要とする種類もある。
		繊毛虫類	・大腸バランチジウム	・体に多数の細かい毛（繊毛）が生えている。
外部寄生虫	昆虫類	ノミ類	・ネコノミ ・イヌノミ	・完全変態**。 ・宿主特異性***：低い。 ・成虫は雌雄ともに吸血する。
		シラミ類	・イヌジラミ ・イヌハジラミ ・ネコハジラミ	・不完全変態**。 ・宿主特異性：高い（シラミ＞ハジラミ）。 ・シラミ：成虫は雌雄ともに吸血する。 ・ハジラミ：非吸血性。皮膚，体毛，皮脂などを食べる。 ・猫を宿主とするシラミは存在しない。
		ハエ類	・ハエ ・蚊 ・アブ	・完全変態。 ・宿主特異性：低い。 ・多くの病原体の伝播にかかわる（媒介動物）。

（次ページに続く）

分類			具体名	概要
外部寄生虫	ダニ類（クモ類）	マダニ類	・フタトゲチマダニ ・ツリガネチマダニ ・ヤマトマダニ	・発育ステージ：卵→幼ダニ→若ダニ→成ダニ（不完全変態）。 ・宿主特異性：低い。 ・卵以外のダニは，動物や人から吸血する。 ・多くの病原体の伝播にかかわる（媒介動物）。
		ヒゼンダニ類	・イヌヒゼンダニ ・ネコショウセンコウヒゼンダニ ・ミミヒゼンダニ	・全生涯を宿主の体表で過ごす，永久寄生性である＝宿主特異性が高い。 ・皮下にトンネルを掘り，その中で生活する＝強い痒みを特徴とする重い皮膚炎を起こす（疥癬）。
		ツメダニ類	・イヌツメダニ ・ネコツメダニ	・永久寄生性＝宿主特異性が高い。 ・宿主動物の皮膚や毛を食べる＝体表を移動する際の爪の刺激により，痒みを感じる。
		ニキビダニ類	・イヌニキビダニ ・ネコニキビダニ	・動物種それぞれに固有の種類が存在し，その種以外には感染しない（＝宿主特異性が高い）。 ・宿主動物の毛包や皮脂腺に永久寄生する。通常，無症状。

＊エキノコッカス：テニア科の円葉条虫類の総称であり，多包条虫と単包条虫（その他2種）が含まれる。これらのうち日本には，多包条虫が北海道に分布している。
＊＊完全変態：卵→幼虫→さなぎ→成虫という発育形態のこと。不完全変態：卵→幼虫→若虫→成虫という発育形態のこと。
＊＊＊宿主特異性：特定生物のみを宿主とする性質を示す。寄生虫の宿主特異性が高い／低い＝発育にあたり利用する宿主の種類が少ない／多い，ということ。

2) 寄生虫疾患の検査法

虫卵の検査法（糞便検査法）▶Link! p.277

検査法	手順
直接法	①スライドグラスに少量の糞便を取り，生理食塩水（あるいは水）1〜2滴を滴下し，よく撹拌して（＝便を溶かして希釈する），カバーグラスを載せる。 ②100〜400倍で鏡検する。
浮游法	①高比重液（浮游液）を作製する。 →例：飽和食塩水（比重1.20），硫酸亜鉛溶液（比重1.18または1.24），ショ糖溶液（比重1.12〜1.24） ②糞便約0.5gを試験管に取り，浮游液を1/3程度加えてよく撹拌する。 ③浮游液を試験管口から表面張力で盛り上がるまで静かに加えて，そのままorカバーグラスを載せて，30分間放置する。カバーグラスを載せない場合は，放置後にカバーグラスを軽く液面に載せ，表層をスライドグラスに移す。 ④鏡検する。 ・遠心力で虫卵を強制的に浮游させる方法もある（＝遠心浮游法）。 ・線虫卵，条虫卵，オーシストなどが検出できる。
遠心沈殿法 ・ホルマリン・エーテル法（MGL法） ・ホルマリン・酢酸エチル法	①エーテルやアルカリ溶液を使用して，糞便中のゴミや脂肪分などをできるだけ分離する。 ②遠心分離操作により虫卵やオーシストなどを試験管の底に沈殿させ，その沈査を鏡検する。 ・すべての寄生虫卵，オーシスト，シストの検出が可能。特に，比重の大きい吸虫卵や条虫卵の検出はこの方法で行う。

3) 代表的な蠕虫 (吸虫，条虫，線虫) 類

代表的な線虫類の概要

名称	寄生部位	感染経路	症状	特徴
犬回虫 猫回虫	小腸	・経口感染（虫卵の経口摂取，待機宿主の捕食） ・胎盤感染（犬） ・乳汁（経乳）感染（犬，猫）	・90日齢未満の子犬：腹部膨満，下痢，嘔吐，発育不良，腸閉塞，神経症状などがみられる。 ・成犬：感染しても明らかな症状は認められない。 ・猫：成猫でも子犬と同様の症状がみられることがあり，子猫ではより重症になる。	・90日齢未満の子犬：気管型体内移行。小腸に至るまでに，肺，気管支，気管を経る。 ・成犬：全身型体内移行。動脈血に乗り，全身臓器に分布する。 ・猫：年齢にかかわらず，気管型体内移行。 ・虫卵：
犬鉤虫 猫鉤虫	小腸	・経口感染 ・経皮感染 ・胎盤感染（犬） ・乳汁感染（犬，猫）	・成虫には歯牙があり，小腸粘膜に強く咬着するため，虫体が多数寄生する場合は貧血やタール便がみられる。	・人：犬鉤虫の経皮感染＝皮膚爬行症（皮下をミミズが蛇行したようにみえる，幼虫移行症）。
犬鞭虫	盲腸 結腸	・経口感染	・濃厚感染の犬で，腹痛，下痢，血便（鮮血便）がみられる。	・虫卵：
犬糸状虫 （フィラリア）	肺動脈 右心系	・中間宿主である蚊の吸血の際に，L3（感染幼虫）が血管内に侵入する。	・感染後5～6ヵ月：乾いた咳。 ・慢性期：運動を嫌がる，体重減少，浮腫，腹水など。 ・成虫が多数寄生すると，虫体が弁に絡まったり血管に詰まったりする＝急性犬糸状虫症（大静脈症候群）。	・フィラリアの予防：蚊の活動開始後1ヵ月～終了後1ヵ月のあいだ，マクロライド系の駆虫（予防）薬を投与する（月1回 or 年1回）＝組織中に存在するL4やL3を駆虫し，成虫への発育を阻止する。▶Link! p.159 ・猫の体内でも成虫まで発育することがある。

代表的な吸虫類，条虫類の概要

分類	名称	終宿主	中間宿主	感染経路	症状	特徴
吸虫類	壺形吸虫	猫の小腸	【第1中間宿主】ヒラマキガイモドキ【第2中間宿主】カエル(オタマジャクシ)【待機宿主】第2中間宿主を食べたヘビや水鳥	経口感染(第2中間宿主，待機宿主の捕食)	・濃厚感染すると，頑固な下痢がみられる。	・直接法，遠心沈殿法にて虫卵の検出が可能。
条虫類	瓜実条虫	犬，猫の小腸	ノミ	経口感染(中間宿主の経口摂取)	・ほとんどのケースで無症状だが，腸炎がみられることがある。	・片節: ・診断:糞便や肛門周囲に付着した片節を確認する。
	エキノコックス(多包条虫)	イヌ科動物(犬，キツネなど)の小腸	げっ歯類(人も中間宿主になりうる*)	経口感染(中間宿主の捕食)	・終宿主:通常無症状，濃厚感染で下痢がみられる。・中間宿主:肝臓や肺で多包虫が発育→臓器の機能不全，死亡。	・犬:遠心浮游法にて虫卵の検出が可能。・確定診断には遺伝子検査が必要。
	マンソン裂頭条虫	犬，猫の小腸	【第1中間宿主】ケンミジンコ【第2中間宿主】カエル(オタマジャクシ)【待機宿主】第2中間宿主を食べたヘビや鳥類	経口感染(中間宿主の捕食)	・通常，軽度あるいは無症状。	・直接法，遠心沈殿法にて虫卵の検出が可能。・壺形吸虫との混合感染が多い(第2中間宿主が同じ)。

＊終宿主(感染の可能性がある犬やキツネ)との接触を避け，生水や野生の果実，キノコなどを加熱せずに摂取しないように注意する。

▶ 4) 代表的な原虫類

・原虫類:すべての生命活動を1つの細胞(単細胞)で営む生物を，原虫類(正式には原生生物)という。

代表的な原虫類の概要

分類	名称	宿主	感染経路	症状	特徴
コクシジウム類	シストイソスポラ【犬】・Cystoisospora canis・C.ohioensis【猫】・C.felis・C.rivolta	犬，猫，人などの肉食 or 雑食動物の小腸	経口感染（オーシストの経口摂取）	・成熟した第2代シゾントの崩壊→小腸の上皮細胞を破壊＝下痢，血便，発熱などの症状がみられる。・幼若動物では死亡することもある。	・直接法，浮游法にてオーシストの検出が可能。・オーシスト:
	アイメリア【ウサギ】・Eimeria stiedae	鳥類，ウサギ，牛などの草食動物		・E. stiedae: ウサギの胆管上皮細胞内に寄生し，胆管炎などを引き起こす。・幼若ウサギでは死亡することもある。	
	トキソプラズマ ▶Link! p.160, 190	【終宿主】猫，ネコ科動物の小腸【中間宿主】人*を含むほとんどの脊椎動物（温血動物）	経口感染（オーシストの経口摂取，シストを保有する中間宿主の捕食）＆胎盤感染	・終宿主: 子猫以外，通常は軽症。・中間宿主: 感染初期（タキゾイト増殖期）に発熱，リンパ節の腫脹，下痢，肺炎，脳炎，肝炎，眼症状などの急性症状→シスト期に移行すると無症状で経過。	・直接法，浮游法にてオーシストの検出が可能（オーシスト排泄期間は2週間程度と短い）→確定診断は抗体検査，PCR検査で行う。・オーシスト: シストイソスポラと同様
バベシア・Babesia gibsoni		犬の赤血球	媒介動物であるマダニ類の吸血時に，感染性を有する虫体が注入される	・バベシアの増殖による赤血球の破壊→溶血性貧血，これに伴う発熱，食欲減退，元気消失，黄疸，脾臓の腫大などがみられる。	・ライト・ギムザ染色や簡易血液染色（ディフ・クイック染色）を施した血液塗抹標本に，赤血球内にピロプラズマが観察できる。
ジアルジア		犬，猫，人などの小腸	経口感染（シスト**の経口摂取）	・通常は無症状であるが，発症すると脂肪分を多く含む下痢便（脂肪便）の排出が続く。	・人: 無症状で経過することが多い。虫体が胆管へ移行し，胆管炎が起こることもある。
トリコモナス・Pentatrichomonas hominis（腸トリコモナス）・Tritrichomonas foetus（牛流産トリコモナス）		犬，猫，人などの小腸		・病原性は低い or ほとんどない。・猫にT. foetusが感染すると，難治性の下痢（大腸炎）が起こる。	・鞭毛をもつ。・シストはない。

＊人では妊娠初期の感染により，先天性トキソプラズマ症となる場合があるため，猫の糞便の取り扱いや生肉の摂取などに注意が必要。
＊＊ジアルジアには，鞭毛により運動する栄養型虫体と，環境変化に抵抗するシスト（嚢子）の2つの発育期がある。糞便中にはシストが，下痢便には栄養型虫体が多い。

4. 動物感染症

▶ 1) 感染症の成立要因，感染経路，伝播様式

・感染症の成立要因：①感染源の存在，②感染経路の存在，③感受性個体（宿主になる動物）の存在，以上の3つの因子が必要。感染が成立した後，宿主生物の生理機能や組織形態が変化することで，病気が発症する。
・潜伏期：感染が成立した後，病気が発症するまでの期間のこと。
　→不顕性感染：感染しても発症しない場合のこと。
　→キャリア：不顕性で発症していないが，感染源を保有している動物のこと。
・伝播病とは：キャリアが，ほかの宿主へ伝搬させることのできる病気のこと。
・病原体の感染経路：大きく分けて，①水平感染と②垂直感染の2つがある。
・①水平感染：個体から別の個体に病原体が感染する。
・②垂直感染：母親から子どもへ病原体が感染する。

病原体の感染経路

水平感染		垂直感染	
・空気感染	・経口感染	・経胎盤感染	・乳汁（経乳）感染
・接触感染	・ベクター媒介感染	・産道感染	

▶ 2) 代表的な感染症

代表的な感染症の概要

疾患	原因	症状	治療＆予防
猫カリシウイルス感染症	・猫カリシウイルス（FCV） ・直接 or 飛沫感染	・嗜眠，発熱，食欲不振などの全身症状 ・くしゃみ，鼻汁などいわゆる「猫風邪」様の呼吸器症状 ・眼脂，結膜炎 ・口内炎，口腔内潰瘍	・特異的な治療は存在しない。 ・二次感染の治療を目的として，抗菌薬を投与することもある。 ・定期的なワクチンの接種が推奨される。 ・ほかの猫の涙や鼻汁などの分泌物への接触を避ける。 ・消毒：次亜塩素酸ナトリウムを使用する。
猫ウイルス性鼻気管炎	・猫ヘルペスウイルス1（FHV-1） ・直接 or 飛沫感染	・猫カリシウイルス感染症と同様だが，猫カリシウイルス感染症よりも重症化しやすい。 ・皮膚炎がみられることもある。	・ファムシクロビル（抗ウイルス薬）の投与が有効。 ・ワクチンの接種により，感染の抑制や症状の軽減が可能。 ・感染個体は隔離する（2m以上）。 ・消毒：通常の消毒液で十分消毒可能。

（次ページに続く）

疾患	原因	症状	治療&予防
猫クラミジア感染症	・猫クラミジア（*Chlamydophila felis*） ・眼からの分泌物による接触感染	・眼症状：片目→両目へと進行する ・結膜浮腫，結膜炎，第三眼瞼の充血，眼脂などの眼症状 ・一過性の発熱や食欲不振（まれ）	・抗菌薬の投与が有効（ドキシサイクリン，若齢＝アモキシシリン）。 ・多頭飼育やシェルターなど，感染の危険性が高い猫のみワクチンの接種を検討する。
犬ジステンパー	・犬ジステンパーウイルス（CDV） ・飛沫 or 接触 or 空気感染	・3～6ヵ月齢の子犬がかかりやすい。 ・無症状～軽症のことも多い ・感染初期：発熱，鼻汁，咳，下痢，眼症状などのほか，発作や自動的な筋肉の細かい収縮（ミオクローヌス）などの神経症状がみられる。 ・全身症状が改善してから数週間～数ヵ月後に神経症状を起こすことがある。 ・肉球が固くなる（ハードパット）症状が特徴的。	・ウイルス自体を抑える治療法はないため，支持療法を中心に行う。 ・ワクチンの接種により感染予防が可能（免疫抑制状態での生ワクチン接種には注意が必要）。 ・消毒：次亜塩素酸ナトリウムを使用する。
犬伝染性呼吸器症候群（ケンネルコフ）*	・様々なウイルス，細菌*	・咳，くしゃみ，鼻汁，肺炎などの呼吸器症状 ・重症化すると食欲不振や発熱がみられる。	・ウイルス自体を抑える治療法はないため，支持療法を中心に行う。 ・ほとんどの症例で，10日以内に自然に症状が解消する。 ・ワクチンの接種によりいくつかの種の感染予防が可能。 ・密集した空間で飼育されている場合にみられることが多いため，感染した個体は隔離する→犬のくしゃみで飛沫は6mほど飛ぶといわれているので，部屋単位で隔離する。
パルボウイルス感染症	・犬パルボウイルス（CPV-2） ・猫パルボウイルス（FPV）** ・感染力はきわめて高い。	・犬：激しい嘔吐，血様の下痢，白血球の極端な減少，食欲不振→衰弱 ・猫：犬と同様の症状に加えて，生後間もなく感染した場合，小脳性の運動失調がみられる。	・特異的な治療法はないため，支持療法を中心に行う。 ・ウイルスの排出期間（犬：7～10日程度）は，感染個体を厳密に隔離する必要がある。 ・ワクチンの接種により感染予防が可能。 ・消毒：熱湯や次亜塩素酸ナトリウムを使用する。
犬レプトスピラ感染症	・*Leptospira spp.*（らせん状の細菌，グラム陰性） ・ネズミなどの保菌動物の尿が土壌や水を汚染→経口感染	・犬：発症後3日までは血中に存在→腎臓へ移行して尿中に出現する。 ・猫：発症しない。 ・発熱，食欲低下，嘔吐，下痢，粘膜の出血，黄疸，眼の腫れ，神経症状などがみられる（死に至る場合もある）。	・急性期：注射で抗菌薬を投与し，血中の細菌を排除する。 ・慢性期：腎臓から細菌を排除するために，ドキシサイクリンを2週間投与する。 ・ワクチンの接種により感染予防が可能（単回投与での効果は1年未満）。 ・治療開始後2～3日は菌が排出されるため，尿に汚染されたものは廃棄するか次亜塩素酸ナトリウムを用いて消毒する。

（次ページに続く）

疾患	原因	症状	治療＆予防
犬ブルセラ症	・ブルセラ菌（*Brucella canis*, *B. abortus*, *B. melitensis*, *B. suis*） ・経口 or 接触 or 垂直感染	・症状を示さないこともある。 ・雄：陰嚢炎，精巣炎，精巣上体炎，精液量の減少 ・雌：不妊，早期胚死，流産 ・その他：眼内炎，運動失調がみられることがある。 ・猫：通常，感染しない。	・再発を繰り返すことが多く，100％の治療効果を示す治療法はない＝感染した動物は繁殖はしてはならない。 ・人獣共通感染症のため，感染個体に接触する際は注意。 ・ワクチンはない。
皮膚糸状菌症	・皮膚糸状菌（主に*Microsporum canis*）	・皮膚：円形の脱毛，紅斑，落屑，痂皮形成，色素沈着 ・重症化すると痒みを伴う。	・病変部周辺を広めに剪毛→局所であれば抗真菌薬の外用薬を用い，全身性であればアゾール系抗真菌薬を経口投与。 ・人獣共通感染症のため，感染個体に接触する際は注意。 ・消毒：次亜塩素酸ナトリウムが有効。
マラセチア皮膚炎	・*Malassezia pachydermatis*（皮膚に常在している好脂性酵母）	・皮膚の痒みを伴うべたつき，フケ，紅斑，脱毛がみられ，炎症を繰り返すことで苔癬化していく。	・局所療法：抗真菌薬の配合されたシャンプーを軸に，外用薬を併用することもある。 ・マラセチアが増殖しやすい環境であることが副因となるため，背景疾患の治療を行う必要がある。
ヘモプラズマ症	【犬：2種】 ・*Mycoplasma haemofelis* ・*Candidatus M. haematoparvum* 【猫：3種】 ・*M. haemofelis* ・*Candidatus M. haemominutum* ・*Candidatus M. turicensis*	・血液寄生するマイコプラズマが赤血球の細胞表面に寄生することで起こる疾患。 ・臨床症状のない軽度の貧血から，元気・食欲低下，発熱，頻脈，脱力感，脱水，脾腫，黄疸，リンパ節腫脹などの症状がみられる。	・テトラサイクリン系の抗菌薬が有効であるが，完全に排除できないこともある。 ・犬ではクロイリコイタマダニによる感染が疑われているため，ノミ，ダニ，蚊の駆除と予防が感染予防につながる可能性がある。
猫伝染性腹膜炎	・猫伝染性腹膜炎（FIP）ウイルス ・猫腸コロナウイルスが変異した場合に発症する。	・発熱，体重減少，食欲不振，抑うつなどの症状がみられ，衰弱していく。 ・滲出型（wet type）：黄色の腹水や胸水がみられる。 ・非滲出型（dry type）：下痢，リンパ節の腫脹，眼の炎症，神経症状などがみられる。	・ウイルスを完全に排除する治療は研究段階であり，支持療法を中心に行う。 ・変異したFIPウイルスはほかの猫に伝播しないといわれているが，ストレスがかかりやすい場所では発症率が高くなるため，猫コロナウイルスの伝播を防ぐよう努める。
猫白血病ウイルス感染症	・猫白血病ウイルス（FeLV） ・経口 or 接触 or 垂直感染	・感染したときにウイルスを排除できなかった場合，一生ウイルスを保有するキャリアになる（症状が発現しないこともある）。 ・持続感染した猫：免疫不全，重度の血球減少症，リンパ・造血系腫瘍といった血液の病気を発症することがある。 ・免疫不全状態では，口内炎や感染症にかかりやすくなる。	・持続感染状態になった猫からウイルスを排除する治療法はないため，感染予防に努める。 ・ウイルス自体は非常に弱く，すぐに失活するため，通常の消毒で消毒可能＝隔離は不要。 ・ワクチンの接種により感染予防が可能（1歳までの子猫への投与が推奨されている）。

（次ページに続く）

174

疾患	原因	症状	治療 & 予防
猫免疫不全ウイルス感染症	・猫免疫不全ウイルス(FIV)≒猫エイズ ・経口 or 接触(咬傷)or 垂直感染	・急性期→無症候キャリア期→再び症状が発現する。 ・急性期:元気低下,発熱,リンパ節腫脹などの症状がみられる(無症候の猫もいる)。 ・無症候キャリア期:数ヵ月~数年間あり,このまま寿命を終える猫もいる。 ・無症候期間が過ぎた後:リンパ節の腫脹,免疫力の低下による口内炎や感染症,神経症状などがみられる。	・持続感染状態になった猫からウイルスを排除する治療法はないため,感染予防に努める。 ・ウイルス自体は非常に弱く,すぐに失活するため,通常の消毒で消毒可能=隔離は不要。 ・ワクチンを接種しても100%の予防効果は得られない(感染リスクの高い個体にのみ接種)。

＊以下に挙げる様々な病原体によって起こる呼吸器症状を,一括して「ケンネルコフ」と呼ぶ。犬ジステンパーウイルス(CDV),犬パラインフルエンザウイルス(CPIV),犬アデノウイルス2型(CAV-2),犬インフルエンザウイルス(CIV),犬ヘルペスウイルス(CHV),犬呼吸器コロナウイルス(CRCoV),犬肺炎ウイルス(CnPnV),汎親和性犬コロナウイルス,*Bordetella bronchiseptica*,*Mycoplasma* spp.,*Streptococcus equi* subsp *zooepidemicus*。
＊＊猫では「猫汎血球減少症」や「猫伝染性腸炎」という病名で呼ばれることもある。

2

4

動物感染症学

3) 消毒,滅菌法,院内感染の予防

・消毒:器具や物質に存在する微生物の数を,感染症を引き起こさない水準まで減らすこと。
・滅菌:対象となる器具や物質に存在するすべての微生物を対象として,それらすべてを殺滅または除去すること。
・滅菌法の種類:大きく分けて,①化学的滅菌法,②物理的滅菌法がある。
・①化学的滅菌法:酸化エチレンガス滅菌法,過酸化水素ガスプラズマ滅菌法がある。
・②物理的滅菌法:乾熱滅菌法,高圧蒸気滅菌法,放射線滅菌法がある。
・動物病院において一番使われている滅菌法:高圧蒸気滅菌(オートクレーブ)。
　→利点:水蒸気による滅菌のため,浸透性が強い,残留毒性がない,短時間で滅菌可能,安価。
　→欠点:高温,高湿度にさらすと破損 or 変形してしまうもの(シリコン製,ゴム製のものなど)には用いることができない。

スポルディングの分類に基づいた器具の消毒＆滅菌

器具分類	用途	例	対応
クリティカル器具 (critical items)	無菌の組織や血管に挿入するもの	・手術用器具 ・カテーテル ・針	滅菌
セミクリティカル器具 (semi-critical items)	粘膜または健常でない皮膚に接触するもの	・気管チューブ ・軟性内視鏡 ・体温計	高水準消毒＊
ノンクリティカル器具 (non-critical items)	健常な皮膚とは接触するが,粘膜とは接触しないもの	・聴診器 ・ケージ	低~中水準消毒＊

＊高水準消毒薬:過酢酸,フタラール,グルタラール。中水準消毒薬:次亜塩素酸ナトリウム,ポビドンヨード,アルコール(消毒用エタノール)。低水準消毒薬:第四級アンモニウム塩(塩化ベンザルコニウム),両性界面活性剤,グルコン酸クロルヘキシジン。

各消毒薬の適応と使用可否

消毒薬（一般名）	殺菌能	手指・皮膚	粘膜	金属器具	非金属器具	環境
グルタルアルデヒド（グルタラール）	高	×	×	○	○	×
次亜塩素酸ナトリウム	中	△	△	×	○	△
ポビドンヨード	中	○	○	×	×	×
消毒用エタノール	中	○	×	○	○	△
クレゾール石けん液	中	△	△	△	△	△
塩化ベンザルコニウム	低	○	○	○	○	○
グルコン酸クロルヘキシジン	低	○	×	○	○	○
両性界面活性剤	低	○	○	○	○	○
酸性電解水	高	○	○	○	○	○

○：使用可，△：注意して使用，×：使用不可。

各消毒液の抗微生物スペクトル

		細菌					真菌	ウイルス								
		グラム陽性菌			グラム陰性菌		結核菌		パルボウイルス	犬ジステンパーウイルス	犬アデノウイルス	犬パラインフルエンザウイルス	コロナウイルス	猫ヘルペスウイルス	猫白血病ウイルス	猫免疫不全ウイルス	猫カリシウイルス
		一般細菌	MRSA	芽胞をもつ細菌	一般細菌	緑膿菌											
広域	グルタルアルデヒド（グルタラール）	○	○	○	○	○	○	○	○	○	○	○	○	○	○	○	○
中域	消毒用エタノール	○	×	×	○	○	○	○	×	○	○	○	○	○	○	○	×
中域	次亜塩素酸ナトリウム	○	○	△	○	△	○	△	○	○	△	○	△	○	△	○	△
中域	ポビドンヨード	○	○	△	○	△	○	○	△	○	○	○	○	○	○	○	△
中域	フェノール	○	○	×	○	○	○	△	×	×	×	×	×	×	×	×	×
中域	クレゾール石けん液	○	○	×	○	○	○	○	×	×	×	×	×	×	×	×	×
狭域	塩化ベンザルコニウム	○	△	×	○	△	△	×	×	×	×	×	×	×	×	×	×
狭域	グルコン酸クロルヘキシジン	○	△	×	○	△	△	×	×	×	×	×	×	×	×	×	×
エンベロープの有無		―	―	―	―	―	―	―	無	有	無	有	有	有	有	有	無

○：有効，△：効果は弱い，×：無効。○△×の区分は便宜的なものであり，厳密なものではない。
MRSA：メチシリン耐性黄色ブドウ球菌。

・院内感染の予防対策：①適切な手指衛生の実施，②環境衛生を心掛ける。

・①手指衛生：感染予防のため，診療中は1例終わるごとに手洗いを実施する。一時的に付着した菌であれば，石鹸と流水，0.5％クロルヘキシジン液，ポビドンヨード，いずれの方法であっても99.5％以上の除去効果が認められている。

・②環境衛生：日常的に十分な清掃や洗浄を心掛けることが重要である。通常は低水準消毒薬での消毒で十分だが，感染症が疑われる動物が来院した場合には，それに応じた消毒を行う。次亜塩素酸ナトリウム（中水準消毒薬）を希釈したものが使いやすい。

5. 免疫学の基礎と応用

1) 免疫学の基礎

・免疫とは：生物のもつ，外部から侵入する病原体に対する防御システム。自身の組織を攻撃することがないよう，自己組織と非自己組織を識別する機構を備えており，これが腫瘍細胞の増殖抑制などに重要な役割をはたしている。
・免疫は，①自然免疫と②獲得免疫に分けられる。
・①自然免疫：生物が生まれつきもっている免疫システムのこと。食細胞（好中球，マクロファージなど）のはたらき，各組織の化学的バリアー（胃酸，酵素など），生物学的バリアー（腸内細菌，皮膚常在細菌など）によって，外来微生物の侵入を阻止する役割をもつ。
・②獲得免疫：生後，生物が獲得する免疫システムのこと。病原体などの異物に遭遇することで，それぞれの病原体に対する防御法を獲得していく。樹状細胞やマクロファージなどが異物（抗原）を認識して，T細胞に提示し，その情報を受けたリンパ球（T細胞＆B細胞）が異物への攻撃を行う。ワクチンによる疾患予防は，この獲得免疫の反応を利用したものである。
・獲得免疫は，大きく①液性免疫と，②細胞性免疫に分けられる。
・①液性免疫：T細胞の一種であるヘルパーT細胞のはたらきによりB細胞が形質細胞に分化し，病原体に特異的な抗体を産生する。
・②細胞性免疫：抗体は関与せず，病原体に感染した細胞や腫瘍細胞に対して，細胞傷害活性をもつナチュラルキラー（NK）細胞がはたらく。

♪ 液性免疫＝B細胞が産生した抗体による免疫
　細胞性免疫＝細胞傷害活性をもつNK細胞による免疫

2) 免疫担当細胞とその役割

・免疫担当細胞：主要となるのは，①リンパ球，②単球である。
・①リンパ球：T細胞，B細胞，NK細胞に分類される。
・②単球：異物を貪食するマクロファージ（大食細胞）に分化する。マクロファージと同じ機能をもつ細胞は様々な臓器や組織に存在しており，それぞれの場所における免疫の中心的役割を担っている。
　→例：肝臓＝クッパー細胞，脳＝小膠細胞，結合組織＝樹状細胞

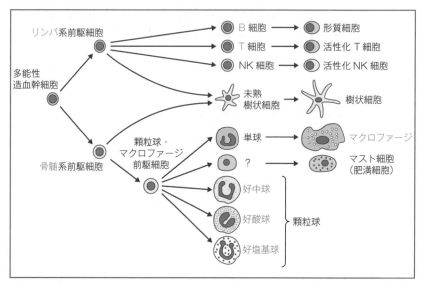

免疫担当細胞の分化
NK細胞：ナチュラルキラー細胞。

3) アレルギーと自己免疫疾患

- 自己免疫疾患：自己の細胞や組織の構成成分に対し，特異抗体が産生されたり細胞性免疫が生じたりして，自己の細胞や組織が傷害される疾患のこと。
- アレルギー：特定の抗原に対して生じる生体の過剰な免疫反応のこと。大きく4つの型に分類されるが，近年ではII型の特殊型として，Ⅴ型を別に分類する考え方もある。
- 免疫不全症：免疫系のシステムのどこかに異常が生じ，免疫がうまく機能しなくなる（＝免疫抑制）状態のこと。主に，遺伝子の異常による先天性（原発性）免疫不全と，ウイルスや薬物などの外的因子による後天性（獲得性）免疫不全に分類される。

免疫疾患の概要

分類	具体例	概要
I型アレルギー	・蕁麻疹 ・アナフィラキシーショック	・特定の抗原に対して産生された抗体(IgE)を介して起こる、即時型アレルギー。 ・IgEが肥満細胞や好塩基球のレセプターに結合→細胞質内顆粒の放出(脱顆粒)→ヒスタミンなどの炎症メディエーターが組織内に放出。
II型アレルギー	・免疫介在性溶血性貧血(IMHA) ▶Link! p.266 ・天疱瘡▶Link! p.264 ・重症筋無力症	・体内で産生された、自己の組織や細胞の構成成分に対する抗体(主にIgG)と補体により、細胞傷害が起こる。
III型アレルギー	・猫伝染性腹膜炎(FIP)* ・ミンクアリューシャン病:膜性糸球体腎炎、血管炎(フェレット)	・抗原抗体反応の結果、形成された免疫複合体(主にIgGと補体〔C3〕および抗原からなる)が組織内、特に血管壁や腎臓の糸球体に沈着することで起こる。
IV型アレルギー	・ツベルクリン反応(結核菌の検査) ・各種アレルゲンの皮内反応検査	・I～III型アレルギーとは異なり、抗体を介さず、T細胞とマクロファージを主体とする細胞性免疫が過剰となることで起こる。 ・遅延型アレルギーとも呼ばれる。
自己免疫疾患	・IMHA ・天疱瘡 ・重症筋無力症 ・エリテマトーデス ・リウマチ ・リンパ球性甲状腺炎	・自己の細胞や組織の構成成分に対し、特異抗体が産生されたり細胞性免疫が生じたりすることで起こる=II型アレルギー、III型アレルギー疾患。
免疫不全症	・先天性:ディジョージ症候群、チェディアック・東症候群など ・後天性:猫免疫不全ウイルス(FIV)感染症など	・免疫系のシステムのどこかに異常が生じ、免疫がうまく機能しなくなる(=免疫抑制状態になる)ことで起こる。

＊FIPの非滲出型(dry type)で、免疫複合体沈着による血管炎や臓器不全が起こる。

4) ワクチン

・ワクチンの原理:抗体の産生には数日かかるため、致死的な病原体では排除に時間がかかってしまい、場合によっては排除が間に合わず死に至る可能性もある。よって、弱毒化した病原体そのもの、または病原体の一部を投与する(=ワクチンを接種する)ことで、抗体産生を促し、また抗原情報を記憶させることで、同じ病原体が侵入してきた際に効率的に免疫機構がはたらくようにする。

・ワクチンによる抗体産生:体内に侵入した抗原が抗原提示細胞によって分解される→抗原の一部が細胞の表面に提示される→ヘルパーT細胞がB細胞を活性化し、抗体産生の準備をさせる→次に同様の抗原が侵入してきたとき、すでに産生されていた抗体が病原体に反応する&抗原を記憶していた細胞が同じ抗原を産生する。

・ワクチンの種類:大きく分けて、①コアワクチン(すべての個体に接種すべきワクチン)と、②ノンコアワクチンがある。

・猫のワクチン接種部位:猫では、ワクチン接種後に時間が経ってから悪性腫瘍が発生することがあり、これをワクチン接種部位肉腫と呼ぶ。この肉腫は広範に浸

潤することがあるため，後日切除できる部位を考慮した接種を提案する。猫の性格などによっても推奨される接種部位は変わるが，ワクチン接種部位肉腫ができるリスクなどについては事前に説明しておく方がよい。

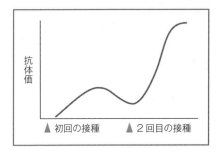

ブースター効果の模式図

1回目の接種の後，時間を空けて2回目のワクチンを接種することで，血中の抗体の量（＝抗体価）が著しく高まり，予防効果が上がる。これをブースター効果といい，多くのワクチンで複数回接種が推奨されている理由である。

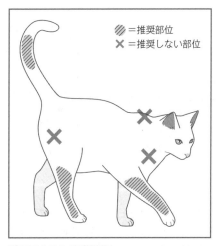

猫のワクチン接種部位

犬と猫のコアワクチン＆ノンコアワクチン

	犬	猫
コアワクチン	・狂犬病ウイルス ・犬パルボウイルス ・犬ジステンパーウイルス ・犬アデノウイルス1型 ・犬アデノウイルス2型	・猫パルボウイルス ・猫ヘルペスウイルス1型 ・猫カリシウイルス
ノンコアワクチン	・犬パラインフルエンザウイルス ・レプトスピラ ・犬コロナウイルス	・猫白血病ウイルス（FeLV） ・猫免疫不全ウイルス（FIV） ・猫クラミジア

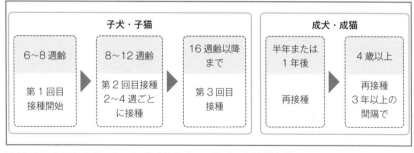

WASAVAのワクチネーションガイドラインに基づいた接種方法

いつから打ち始めるかによって，初年度のワクチンが2回接種になるのか3回接種になるのか変わってくるため，週齢を正確に把握することが必要である。

WASAVA：世界小動物獣医師会。

犬のワクチンの例

感染体	1種	2種	5種	6種	7種	8種	10種
犬パルボウイルス	○	○	○	○	○	○	○
犬ジステンパーウイルス		○	○	○	○	○	○
犬アデノウイルス2型			○	○	○	○	○
犬パラインフルエンザウイルス			○	○	○	○	○
犬コロナウイルス				○		○	○
レプトスピラ					2種	2種	4種

コアワクチンである狂犬病ワクチンは，混合ワクチンとは別に打つことが多い。

猫のワクチンの例

感染体	1種	1種	3種	4種	5種
猫パルボウイルス			○	○	○
猫カリシウイルス			○	○	○
猫ヘルペスウイルス1型			○	○	○
クラミジア					○
猫白血病ウイルス (FeLV)	○			○	○
猫免疫不全ウイルス (FIV)		○			

ノンコアワクチンについては，生活環境を考慮した上で接種の必要性を検討し，必要であればどのワクチンを接種するのか，家族と相談する必要がある。

5　公衆衛生学

✏ 1. 公衆衛生の概要

▶ 1) 公衆衛生の目的, 健康とは

- 公衆衛生の定義：公衆衛生とは, 共同社会の組織的な努力を通じて, 疾病を予防し, 寿命を延長し, 身体的・精神的健康と能率の増進をはかる科学・技術である（ウィンスロー, 1949 年）。
- 公衆衛生の目的にある健康の定義：健康とは, 病気ではない, 弱っていないということではなく, 肉体的にも, 精神的にも, そして社会的にも, すべてが満たされた状態にあることをいう（世界保健機関（WHO））。
- 精神的, 社会的な健康：自分の感情に気づいて表現できること（情緒的健康）, 状況に応じて適切に考え, 現実的な問題解決ができること（知的健康）, 他人や社会と建設的でよい関係を築けること（社会的健康）であると定義されている（厚生労働省）。また, 人生の目的や意義を見出し, 主体的に人生を選択すること（人間的健康）も大切な要素であると述べられている。
- 公衆衛生は社会の変遷（急速な少子高齢化や地球環境問題など）に伴い変化していく＝公衆衛生に関する法規も社会状況に合わせて変化していくことに留意する。

▶ 2) 公衆衛生行政, 国民衛生の動向

- 公衆衛生と医学：公衆衛生を保つためには, 病気の患者を治療する（＝治療医学）だけでなく, 病気の予防（＝予防医学）も重要である。また, 人々の健康を守るためには, 個人を対象とした医学だけでなく, 集団（＝公衆）を対象とした医学も必要となる。
- 公衆衛生における予防医学：集団の健康に関する状態を疫学などの手法で解析し, 対策を講じる。予防医学は, ①一次, ②二次, ③三次と段階的に分類される。
  → ①一次予防：健康増進（定期健診など）, 特異的な予防対策（予防接種など）
  → ②二次予防：病気の早期発見, 早期治療, 重症化防止
  → ③三次予防：病気の再発防止, 機能回復訓練, 社会復帰の補助
- 国民衛生の動向：日本の衛生の状況や保健医療行政が進む方向を意味する。基盤となるのは, 国民の生命, 生活および健康等に関する各種の統計データや, 政府資料等の収集と分析である。
- 衛生の主要指標：①人口静態（全国人口, 都道府県別人口と世帯数など）, ②人口動態（出生, 死亡などの各動向）, ③生命表, ④健康状態と受療状況の4つに分けられる。
- 保健医療行政：国民衛生の向上のために, 衛生の各種指標をもとに統計データを

収集，分析し，社会状況に応じた様々な施策を講じている。

→近年で重要な保健医療行政：新型コロナウイルス感染症への対策や，2040年の医療提供体制を見据えた3つの改革（地域医療構想の推進，医療偏在対策，医師の働き方改革），介護保険制度の見直しなど

▶ 3) 公衆衛生における獣医師と愛玩動物看護師

人の健康と生命を脅かす要因

生物学的要因	感染症，人獣共通感染症，非感染症，動物による咬傷・騒音・悪臭，有毒動植物
理化学的要因	環境汚染化学物質，環境汚染放射性物質，自然環境（温度，湿度，大気，土壌，水，太陽光線），人為的環境（衣服，建築物，上下水道，交通）
社会的要因	貧困，飢餓，風俗，習慣，災害，戦争，無知

・人の健康と生命を脅かす要因には，動物に関する知識が求められる要因が多数存在する。また，食品のうち，肉や乳，卵などの動物性食品の安全を守るためには，産業動物に関する知識が求められる。よって，動物の知識を有した者も公衆衛生活動に貢献することが求められる（獣医師法第1条，愛玩動物看護師法＊）。

・One World-One Health：「人と動物の健康は相互に関連しており，また，それらの基盤である環境の健全も必須であり，そのために多方面の専門家が協力して，すべての健康を一体として考える」という概念（マンハッタン・ロックフェラー大学，2004年）。マンハッタン原則とも呼ばれる。「より安全な世界のための獣医学教育の新展開」に関する勧告（2009年）において，「One World-One Health」を新たな理念として実行すべきであると，国際獣疫事務局（WOAH）が提唱した。

・国際獣疫事務局（WOAH）：1924年にフランスのパリで発足した，世界の動物衛生の向上を目的とする政府間機関。動物衛生や人獣共通感染症に関する国際基準の策定等を行っている。略称は「OIE」が用いられていたが，2022年から通称の略称として「WOAH」が用いられることとなった。

・WOAHでは，愛玩動物看護師をほかの動物専門職とともに獣医関連専門家（VPP）と位置づけ，獣医師との協働を通じ，人の健康への貢献を求めている。

・公衆衛生における獣医師の役割：人獣共通感染症対策，食品衛生，環境衛生，動物福祉・管理など，対人衛生（人を対象とする）でなく，主に対物衛生（動物，食品，環境など）にかかわる。予防医学としては，一次予防の「特異的な予防対策」にかかわる。

・公衆衛生における愛玩動物看護師の役割：人獣共通感染症の予防と啓蒙，食品による健康被害の防止，環境問題に対する認識と取り組みなど，主に動物の飼い主への指導において重要な役割を担う。

＊愛玩動物看護師法では，対象は「愛玩動物」に限られる。▶Link! p.102

2. 疫学と疾病予防

1) 感染予防策

- 感染症の成立要因：①感染源の存在，②感染経路の存在，③感受性個体（宿主になる動物）の存在，以上の3つの因子が必要＝これらのうち1つでも欠くことができれば，感染症の発生，流行を止めることができる。
- 基本的な感染予防策：標準予防策（スタンダード・プリコーション），感染経路別予防策，環境感染管理などが重要である。▶Link! p.176
- リスクコミュニケーション：感染や発症のリスクを低下させるためには，衛生教育が非常に重要である。
  - →例：獣医療従事者が同じレベルで感染管理を継続するために，定期的に講習や打ち合わせを行う，家庭でできる人獣共通感染症対策を飼い主に伝える
- 「知るワクチン」：感染症のリスクの特徴，その予防や対処法にかかわる「正しい知識」が予防法である，という考え方。

感染予防策の種類

種類	具体例
標準予防策 （スタンダード・プリコーション）	・手指衛生 ・個人用防護具（PPE）の着用
感染経路別予防策	・接触感染対策（直接 or 間接接触） ・空気感染対策 ・飛沫感染対策 ＝動物の配置の変更，動物の移動制限（隔離），処置担当者の制限（接触する人数の制限）など
環境感染管理	・清浄度ゾーニング* ・周知徹底と連携 ・環境由来の微生物の認知（細菌，真菌，芽胞など）

＊汚れた区域と清潔な区域を段階的に分けて，清潔な環境をつくり出す方法。清浄度ごとに，使用する消毒薬や用具を分けること（＝オフロケーション法），使用後の清掃用具の管理が重要である。

- バイオハザード（生物災害）：細菌，真菌，ウイルス，原虫などの微生物そのもの，核酸，蛋白質などの微生物構成成分や微生物が産生する物質によって，人（動物）の健康が損なわれることをいう。病原微生物を扱う医療，検査，研究機関における従事者の室内感染，病原微生物が室外に漏出することによって起こる二次感染は，社会的に大きな問題となりうる。
  - →バイオハザード対策：エアロゾル（空気中に浮遊する微小な液体または固体の粒子）対策が重要である。病原性のある材料を扱う操作は，安全キャビネット*内で行う。
- バイオセーフティ：病原体や毒素への意図しない曝露や，これらの偶発的な放出を予防するために実施する「封じこめ」の原則，技術，実践を表す用語であり，バイオハザードを防止する対策を表す概念である。

→病原体のリスク評価に基づき，それらを取り扱うために必要な設備や機器などのレベルが4段階で設定されている（国立感染症研究所病原体等安全管理規程）＝バイオセーフティレベル（BSL）：BSLは1〜4があり，BSL2以上では，個人用防護具が必要とされる。

・バイオセキュリティ：実験施設における病原体管理の概念。生物材料の盗難や悪用（＝生物テロリズム〔バイオテロ〕）を防止し，貴重な生物材料を保護するために，材料の取り扱い，保管，利用，輸送などの作業すべてに細心の注意を払う必要がある。

＊安全キャビネットにはクラスⅠ〜Ⅲがあり，通常の検査ではクラスⅡのものが使用される。

2) 疫学調査法

・疫学：ある集団における健康に関する状態や事象（疾病，死亡，行動など）が，どれくらいの頻度で，どれくらいの範囲にわたっているか（分布）を明らかにし，決定因子が何であるかを検討する研究分野。

・疫学の3要因：疾病は1つの病因で発生（単一病因論）するのではなく，多くの場合，宿主要因と環境要因が加わって複雑に関係しながら発生する（多要因病因論）＝「疫学の3要因」と呼ぶ。

疫学の3要因

要因	具体例	
病因	・病原生物（ウイルス，細菌，寄生虫） ・化学的（有毒物質，栄養素）	・物理的（放射線，熱，外力） ・精神的（ストレス）
宿主要因	・主体的（性別，年齢，品種） ・身体的（解剖学的性状，生理的性状） ・精神的（気質，性格）	・先天的（遺伝，素因） ・後天的（免疫，予防接種）
環境要因	・物理的（気候，気象，地理，地質） ・生物学的（媒介動物）	・社会的（動物の密度，動物の移動，飼育環境，教育，文化，保険制度）

・疫学で用いられる指標：疫学では，疾病頻度を発生率や有病率などの指標を用いて数値化して表す。共通尺度となる指標を用いることで，疾病頻度の比較をしたり，予防対策を検討したりすることができる。

　→疾病頻度を表す指標：死亡率，致死率，生存率，発病率などがある。

・疫学研究方法：①観察疫学と②介入疫学に大別される。

・①観察疫学：対象に対して一切操作を加えず，集団に発生している疾病を観察する。曝露や特性でグループ分けをし，現実にあるがままの状況を観察する。

・②介入疫学：対象に何らかの操作を加え，その後に疾病や問題の発生状況，治療効果あるいは予防に変化があるかどうかを分析する。曝露と疾病発生の関係を明らかにする上で最も優れた方法であるが，対象に曝露を割りつけるため予防的な介入しか実施できない。また，倫理的な配慮が必要である。

・介入疫学のバイアス対策：研究者や被験者が介入の内容を事前に知ってしまう

と，評価にバイアス（偏り）が生じることがあるため，被験者が介入群と対照群のどちらに属するか分からないようにする盲検法が用いられる。

→単純盲検法（被検者だけを盲検化）と二重盲検法（被検者と研究者を盲検化）がある。

疫学研究方法の分類と概要

分類		研究方法	概要
観察疫学		記述疫学	・時間の特性から，疾病発生の傾向やパターンを知ることができる＝「流行曲線」グラフの作成。
	分析疫学	生態学的研究	・相関研究とも呼ばれる。 ・短所：地域による生態学的誤差が生じたり，交絡因子（バイアスの一種）の影響を受けたりしやすい。
		横断研究	・有病率を評価することができる唯一の方法。 ・短所：時間性が保証されない＝因果関係を証明することができず，危険因子については推定に留まる。
		症例対照研究	・ある疾患の症例群と対照群を設定し，過去にさかのぼって曝露状況を比較することで，要因と疾病発生の関係を明らかにする方法＝「後ろ向き研究」に分類される。
		コホート研究	・「前向き研究」に分類される。観察疫学の中で，要因への曝露と疾病発生の関係を最も正確に把握できる。 ・「相対危険」が指標に用いられる。
介入疫学		臨床試験	・対象：来院する罹患した動物，農場で飼育されている動物。 ・試験の例：薬剤の治療効果，早期退院の影響。
		野外試験	・対象：農場で飼育されている動物。 ・試験の例：ワクチン接種による疾病予防効果，飼料添加物などの効果判定。
		地域介入研究	・対象：地域。 ・試験の例：キャンペーン実施地域とそうでない地域の比較。

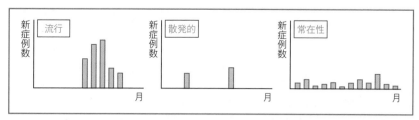

流行曲線と疾病の発生パターン

流行（エピデミック）：特定の疾病の発生件数が，ある集団や地域において通常の発生頻度を超えている状態のこと。汎流行（パンデミック）：同一の疾患が世界的規模，または国境を越えて広範な地域に広がるように流行している状態のこと。散発的（スポラディック）：少数の症例が時間的／地理的に散在し，発生頻度も低く，不規則的，偶発的に発生すること。常在性（エンデミック）：比較的限られた特定の地域で，ある疾病が長期間にわたってほぼ同程度の頻度で発生している状態のこと。

・スクリーニング：特定の疾病について，見かけ上健康な個体の集団の中から罹患している可能性が高い個体をふるいわけることをいい，確定診断を目的としたも

のではない。主に，早期発見，早期摘発に意義のある疾病に対して行われる。スクリーニング検査の結果は，動物の状態，検査の精度，検査試料の質などの影響を受ける。スクリーニング検査の特徴をはかる指標として，①敏感度と②特異度がある。

・①敏感度：真に罹患している個体のうち，検査結果が正しく陽性となる個体の割合を指す。
　　→敏感度が高い＝偽陰性の個体数が少ない（見逃しが少ない）
・②特異度：真に罹患していない個体のうち，検査結果が正しく陰性となる個体の割合を指す。
　　→特異度が高い＝偽陽性の個体数が少ない（濡れ衣が少ない）
・サーベイランス：疾病の対策を目的として，組織的にデータを収集，継続的に分析し，その結果を還元する一連の「監視」活動のこと。サーベイランスは，①能動的サーベイランスと②受動的サーベイランスの２つに分けられる。
・①能動的サーベイランス：実施者が情報収集の主体となって，組織的かつ定期的に症例や疾病の浸潤状況などを調べて記録する。費用がかかるため，有病率の低い慢性疾病の調査には向かない。
・②受動的サーベイランス：獣医師や動物の所有者などからの症例や疑い例の報告に基づいて実施される。費用はかからず，長期的な発生動向の監視に向いているが，報告主の理解度，知識，法令遵守などの影響を受ける。

3. 人獣共通感染症とその対策

1) 人獣共通感染症の概要

・人獣共通感染症の定義：「自然の状態で，人と脊椎動物のあいだで伝播する疾病あるいは感染症」（WHOと国際連合食糧農業機関〔FAO〕の合同専門家会議，1959年），「動物から人へ自然に伝播すると思われるいかなる疾病あるいは感染症」（欧州連合，1992年）。人獣共通感染症は，「人と動物の共通感染症」「動物由来感染症」「ズーノーシス」とも呼ばれる。人の感染症の約61％，新興感染症の約75％が人獣共通感染症であるとされている（テイラー，2001年）。
・新興感染症：かつて知られておらず，この20年くらいのあいだに新しく認識された感染症で，局地的あるいは国際的に公衆衛生の問題となる感染症を指す。
　　→例：腸管出血性大腸菌感染症，重症急性呼吸器症候群（SARS）
・再興感染症：以前より存在する感染症で，公衆衛生上ほとんど問題にならなくなっていたが，近年再び発生が増加した感染症，または将来再び問題となる可能性がある感染症を指す。
　　→例：結核やデング熱（日本），ペスト，マラリア，狂犬病（海外）
・人獣共通感染症の種類：WHOが確認しているもので，200種類以上ある。日本に存在するのは，このうちの数十種類程度と考えられている。

2) 様々な人獣共通感染症

日本でみられる主要な人獣共通感染症の概要

疾患名	分類*		病原体	感染源	人への主な感染経路	概要
猫ひっかき病	—		*Bartonella henselae* (ひっかき病菌)	・ネコ属の動物 ・ネコノミが媒介	・猫による掻傷 ・保菌ノミによる吸血	・猫：一般的に無症状 (不顕性感染)。 ・人：受傷部の丘疹や水疱, リンパ節炎を主とする全身症状がみられる。
パスツレラ症	—		*Pasteurella* 属菌 (主に *P. multocida*, 犬や猫の口腔内常在菌)	・犬, 猫, 産業動物など	・動物による咬傷や掻傷 ・動物からの非外傷性感染	・動物：動物同士の争いによる咬傷や掻傷→皮下膿瘍が生じることがある。 ・人：受傷後に局所の腫れ, 痛み, 化膿(→深い傷だと骨髄炎)がみられる。
カプノサイトファーガ感染症	—	細菌	*Capnocytophaga canimorsus* など (犬や猫の口腔内常在菌)	・犬, 猫	・動物による咬傷や掻傷	・犬や猫：一般的に無症状(不顕性感染)。 ・人：発症した場合は全身症状への進行が早く, 敗血症により死亡する例もある。
コリネバクテリウム・ウルセランス感染症	—		*Corynebacterium ulcerans* (ウルセランス菌)	・犬, 猫, 牛など	・感染した動物との接触 ・病原体を含む飛沫の吸入 ・殺菌されていない生乳の摂取	・動物：呼吸器症状, 皮膚＆粘膜病変がみられる。 ・人：呼吸器感染の場合, 風邪様症状から扁桃炎や咳などが始まり, ジフテリア様症状**を示す。
レプトスピラ症 ▶Link! p.173	4		*Leptospira interrogans* の各種血清型	・犬, 猫, 産業動物, げっ歯類など	・保菌動物(犬やネズミなど)の尿→尿または尿に汚染された水や土などによる経皮 or 経口感染	・げっ歯類：無症状。 ・動物：発熱, 筋肉痛, 腎炎, 黄疸などの全身症状がみられる。 ・人：急性の熱性疾患で, 重症例では黄疸, 出血, 腎機能障害などみられる。
ブルセラ症 ▶Link! p.174	4		*Brucella abortus*, *B. suis*, *B. melitensis*, *B. canis*	・犬, 産業動物, 野生動物	・感染動物の流産組織, 感染犬の尿との直接接触 ・汚染された飛沫の吸入 ・殺菌が不十分な乳の摂取	・犬：流産, 不妊, 精巣炎など。 ・人：倦怠感, 発熱, 腰背痛, 関節炎, リンパ節腫脹, 神経症状などがみられ, 男性では精巣上体炎がみられることがある。

(次ページに続く)

疾患名	分類*		病原体	感染源	人への主な感染経路	概要
Q熱	4	細菌	*Coxiella burnetii*（リケッチア）	・犬，猫，産業動物，野生動物	・感染動物の排泄物との間接接触 ・乳や卵を介した経口感染 ・汚染された飛沫や保菌ダニの吸入，咬傷など（まれ）	・猫：一般的に無症状（不顕性感染）。 ・犬：発熱，流産，子宮内膜炎，不妊症がみられる。 ・人：インフルエンザ様症状，一部では肺炎や肝炎に至る。慢性型では重症化し，予後不良。
オウム病	4	クラミジア	*Chlamydophila psittaci*（オウム病クラミジア）	・インコ類，オウム類（セキセイインコ），ドバトなど	・感染鳥の排泄物を介した病原体の吸入 ・口移しの給餌や咬まれることによる感染	・鳥類：元気消失，膨羽などの全身症状などがみられるが，不顕性感染も多い。 ・人：インフルエンザ様症状がみられ，重症化すると肺炎に至ることがある。
皮膚糸状菌症 ▶Link! p.174, 224	—		主に*Microsporum canis*	・犬，猫，ウサギ，ハムスターなど	・感染動物との接触	・動物：無症状の場合もあるが，脱毛を伴う皮膚炎がみられることもある。 ・人：頭，首，手，足の皮膚での発症が多く，円形の発赤，水疱，膿疱性毛包炎がみられる。
クリプトコッカス感染症	5	真菌	*Cryptococcus neoformans, C. gattii*	・鳥類（特にハト）	・汚染された環境中の塵埃の吸入，皮膚にできた傷からの感染	・犬や猫：肺炎や皮膚炎がみられる。 ・人：健常者は無症状の場合も多いが，皮膚症状などがみられることもある。免疫力が低下している際には，脳髄膜炎や慢性の肺疾患に進行することがある。
重症熱性血小板減少症候群（SFTS）	4	ウイルス	SFTSウイルス	・犬，猫，野生動物（鹿やイノシシなど） ・マダニが媒介	・マダニに咬まれる ・感染動物の体液や糞便との接触 ・感染猫による咬傷	・犬や猫：発熱，元気消失，白血球・血小板減少などがみられる。 ・人：発熱，消化器症状がみられ，頭痛や筋肉痛，神経症状，全身症状に発展することもある。致死率が高い（10〜30％）。
鳥インフルエンザ***	2, 4		鳥インフルエンザウイルス	・鳥類 ・渡りをする水禽類（カモなど）が保有？	・感染鳥やその排泄物，死体，臓器などとの直接 or 間接接触	・家禽（高病原性）：全身症状を呈する。 ・人：発熱，呼吸器症状がみられる。

（次ページに続く）

疾患名	分類*		病原体	感染源	人への主な感染経路	概要
トキソプラズマ症 ▶Link! p.160, 171	—	原虫	*Toxoplasma gondii* (トキソプラズマ原虫) (原虫の無性世代)	・ネコ科動物 ・恒温動物	・オーシストの経口摂取 (=感染豚の肉を十分に加熱せずに食べるなど)	・動物：幼齢動物で症状が出やすい。 ・人：妊婦が感染した場合に、流産や先天性障害が起こることがある。成人では無症状が多いが、まれに眼底炎などがみられる。
エキノコッカス症 ▶Link! p.170	4		単包条虫, 多包条虫	・終宿主：犬やキツネ ・中間宿主：野ネズミ	・感染動物から排泄された虫卵に汚染された水、食物、塵などの経口摂取	・動物：通常、無症状。 ・人：長期経過をたどり、腹痛、肝病変、各臓器での感染病巣などがみられる。
トキソカラ症	—	内部寄生虫	犬回虫, 猫回虫 ▶Link! p.159, 169	・犬, 猫 ・待機宿主：哺乳類、鳥類(鶏、シャモなど)	・感染動物から排泄された虫卵に汚染されたものを介した経口摂取(猫が排便した砂場での感染など) ・感染した鶏肉や豚肉の生食	・動物：幼齢動物で食欲不振、下痢、嘔吐、削痩などがみられる。 ・人：重度の感染で内臓幼虫移行症となる。小児での発生が多い。
犬糸状虫症 ▶Link! p.159, 169	—		*Dirofilaria immitis* (犬糸状虫)	・犬 ・蚊が媒介	・蚊の吸血による経皮感染	・犬：成虫が肺動脈や心臓に寄生→血液循環障害に伴う様々な症状がみられる。呼吸困難により急死することもある。 ・人：無症状の場合が多いが、まれに咳や血痰、胸痛、呼吸困難などがみられる。
疥癬 ▶Link! p.160, 168, 223	—	外部寄生虫	ヒゼンダニ	・各種動物(タヌキなどの野生動物にも注意)	・感染動物or感染者との接触(人↔人感染も多い)	・人：通常の疥癬の場合、丘疹、強い痒み、疥癬トンネルなどがみられる。免疫力が低下している場合、角化型が起こることがある＝皮膚の肥厚や角質増殖がみられる。

＊「感染症の予防及び感染症の患者に対する医療に関する法律」(感染症予防法)における分類を示す。1＝一類感染症、2＝二類感染症、3＝三類感染症、4＝四類感染症。▶Link! p.105
＊＊ジフテリア様症状＝呼吸器ジフテリアの特徴的所見：厚い灰白色の偽膜が、扁桃、咽頭、喉頭、鼻などの粘膜に形成される。喉頭や鼻腔に偽膜形成が広がると気道の閉塞が引き起こされ、気管切開が必要になる場合が多い。重症例では、頚部リンパ節が腫脹し、周辺組織に炎症が広がる。
＊＊＊鳥インフルエンザウイルスは144亜型型に分類されており、高病原性と低病原性がある。高病原性鳥インフルエンザ(H5N1およびH7N9)は二類感染症、その他の鳥インフルエンザは四類感染症に指定されている。

国内外におけるそのほかの人獣共通感染症

疾患名	分類*	病原体	感染源	人への主な感染経路
炭疽	4	細菌	牛, 豚など	接触感染 汚染した食品の喫食
結核	2		犬, 猫, サル, 牛, 豚など	飛沫感染 未殺菌生乳の飲用など
豚丹毒	—		豚など	接触感染
野兎病	4		ウサギ, げっ歯類など	接触感染 マダニの吸血
ペスト	1		げっ歯類	接触感染 (腺ペスト) ノミ吸血 (腺ペスト) 飛沫感染 (肺ペスト)
ライム病	4		犬, 牛, 羊, 猫, げっ歯類, 野鳥	マダニ吸血
日本紅斑熱 (リケッチア)	4		げっ歯類, シカなど	ダニの刺咬
クリプトスポリジウム症	5	真菌	犬, 猫, 牛, 豚, 鶏, 馬, げっ歯類など	経口感染 (環境, 接触)
リッサウイルス感染症	4	ウイルス	コウモリ	創傷感染など
重症急性呼吸器症候群 (SARS)	2		不明 (タヌキ, ネズミ, ハクビシンなどの野生動物が考えられる)	飛沫感染 空気感染 接触感染 経口感染
Bウイルス感染症	4		サル	咬傷感染
エムポックス (サル痘)	4		サル, げっ歯類, プレーリードッグ	接触感染
腎症候性出血熱	4		げっ歯類	接触感染 空気 (塵埃) 感染
ハンタウイルス肺症候群	4		げっ歯類	接触感染 空気 (塵埃) 感染
ラッサ熱	1		マストミス, ほかげっ歯類	接触感染
マールブルグ出血熱	1		サル	直接接触感染など
エボラ出血熱	1		サル	直接接触感染など
リフトバレー熱			牛, 羊	媒介生物感染 (蚊) 接触感染
日本脳炎	4		馬, 豚, ほか多くの動物	媒介生物感染 (蚊)
ウエストナイル熱	4		馬, 鳥類	媒介生物感染 (蚊)
黄熱	4		サル	媒介生物感染 (蚊) 接触感染
クリミア・コンゴ出血熱	1		牛, 豚, マダニ	媒介生物感染 (マダニ) 接触感染
ダニ媒介性脳炎	4		牛, 豚, 羊, 犬	媒介生物感染 (ダニ) 乳などからの経口感染
ヘンドラウイルス感染症	4		馬, オオコウモリ	接触感染が考えられる
ニパウイルス感染症	4		豚, コウモリ	豚からの直接感染が考えられる
牛海綿状脳症 (BSE)	—	プリオン	牛	危険臓器の摂食

(次ページに続く)

疾患名	分類*	病原体	感染源	人への主な感染経路
アメーバ赤痢	5	原虫	豚, 犬, サル, (ハエ, ゴキブリ)	接触感染 経口感染（食品など） 機械的伝播としてハエやゴキブリ
リーシュマニア症	—		犬 サシチョウバエ	サシチョウバエの吸血
肝蛭症	—	内部寄生虫	牛, 豚, 羊 ヒメモノアラガイ	経口感染
肺吸虫症	—		イノシシ, カニなど	経口感染
日本住血吸虫症	—		犬, 猫, 牛, 山羊など	経皮感染（セルカリア）
有鉤条虫症	—		豚	経口感染
無鉤条虫症	—		牛	経口感染
広節裂頭条虫症	—		犬, 猫, サケ科魚類	経口感染（感染サケの生食）
旋毛虫症（トリヒナ症）	—		豚, ネズミ, ほか多くの動物	経口感染（汚染された食肉）
アニサキス症	—		海水魚, イカなど	経口感染（寄生海水魚, イカなど）
顎口虫症	—		犬, 猫, 鳥類, 魚類など	経口感染（鳥類, 魚類, 哺乳類などの生食）
広東住血線虫症	—		げっ歯類, 甲殻類	待機宿主（エビ, カニなど）, 汚染した水や野菜などからの経口感染

*「感染症の予防及び感染症の患者に対する医療に関する法律（感染症予防法）」における分類を示す。1＝一類感染症, 2＝二類感染症, 3＝三類感染症, 4＝四類感染症。▶Link! p.105

3) 狂犬病

- 1957年を最後に日本での感染はないが（輸入症例はあり），海外では依然として流行し，年間約5〜7万人が亡くなっている。発症するとほぼ100％の確率で死に至る。
- 病原体：狂犬病ウイルス＝ラブドウイルス科リッサウイルス属
- 感染源：コウモリを病原巣とし，脊椎動物の多くが関与する。アジア，アフリカ，中南米では犬で流行し（都市型），欧州や北米では野生動物で流行している（森林型）。
- 感染経路：感染動物による咬傷で感染する。
- 症状：感染後，潜伏期（1〜6ヵ月）→前駆期→狂騒期→麻痺期の経過をたどり，死に至る。
- 対策法：人と身近な存在である犬への狂犬病ワクチンの定期接種，犬などの輸入検疫の徹底が重要である。人においては，海外の狂犬病流行の把握，渡航前のワクチン接種（曝露前免疫），万が一咬まれた場合のすみやかなワクチン接種（曝露後免疫）などが重要である。

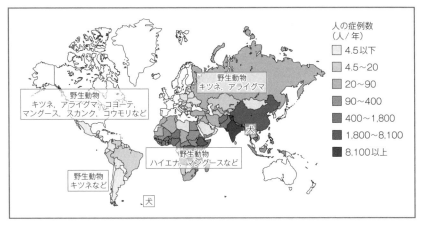

人への狂犬病感染源として問題となる動物

4. 環境衛生

1) 環境衛生

- ・環境衛生：健康に影響を及ぼす環境中の様々な有害因子と，人の健康障害との関連を考え，健康障害の発生を未然に防ぐために，種々の対策を実行していくこと（＝予防医学）。
- ・環境に関する法律：公害対策基本法（1967年制定，環境基本法の制定に伴い廃止），自然環境保全法（1972年制定），環境基本法（1993年制定）がある。
- ・公害の定義：「事業活動その他の人の活動に伴って生ずる相当範囲にわたる①大気の汚染，②水質の汚濁，③土壌の汚染，④騒音，⑤振動，⑥地盤の沈下及び⑦悪臭によって，人の健康又は生活環境に係る被害が生ずること」と定義されている（環境基本法）。①〜⑦までの7種類＝「典型七公害」と呼ばれる。
- ・日本の公害の歴史：高度経済成長期において，経済成長を優先したことにより各地で公害が発生し，地域住民と環境に重篤な被害が生じた。このうち，被害が特に重大であった水俣病，第二水俣病，四日市ぜんそく，イタイイタイ病をまとめて「四大公害病」と呼ぶ。
  - →水俣病：熊本県水俣湾周辺で発生，原因物質はメチル水銀。
  - →第二水俣病（新潟水俣病）：新潟県阿賀野川流域で発生，原因物質はメチル水銀。
  - →四日市ぜんそく：三重県四日市市で発生，原因物質は二酸化硫黄（重油燃焼時のガスに含まれる）。
  - →イタイイタイ病（イ病）：富山県神通川流域で発生，原因物質はカドミウム。
- ・地球環境問題：地球規模で取り組まなければならない環境問題のこと。

地球環境問題の概要

項目	主な原因	主な影響	国際的な取り組みの例
地球温暖化	二酸化炭素やメタンなどの温室効果ガスの増加	気温 & 海面の上昇，気象や生態系の変化，人の健康，農業や漁業などへの影響	気候変動枠組条約，京都議定書，パリ協定
オゾン層の破壊	大気中フロン	紫外線の増加による生態系や人への影響	ウィーン条約，モントリオール議定書
生物多様性の減少	人の活動や外来生物の侵入，地球温暖化をはじめとする環境問題 ▶Link! p.97	生物の減少，絶滅による多様性の減少	生物多様性条約，ラムサール条約，ワシントン条約，カルタヘナ議定書
熱帯林の減少	農地や放牧地への転用，過度の焼き畑，薪炭剤の過剰採取，道路建設などによる森林の消失	生物や地球温暖化への影響	国際熱帯木材協定
海洋汚染	船舶からの油流失，海に流れこんだプラスチックや廃棄物，化学物質による汚染	海洋生物への影響	マルポール条約，ロンドンダンピング条約
砂漠化	過剰な放牧・耕作・焼き畑，木材の採取，気候的要因	土地の劣化	砂漠化対処条約
酸性雨	化石燃料の燃焼や火山活動などにより大気中に放出された二酸化硫黄や窒素酸化物が，化学変化を起こして硫酸や硝酸となり，降水に溶けこむ。一般にpH5.6以下の雨をはじめとする沈降物を指す。	湖沼の酸性化，森林破壊，建造物の被害	東アジア酸性雨モニタリングネットワーク
有害廃棄物の越境	国境を越えて移動してきた有害廃棄物	有害廃棄物を持ちこまれた国の環境悪化(特に発展途上国で問題)	バーゼル条約

2) 放射線の概要とその利用

・放射性物質：放射線を出す物質のこと。

・放射能：放射性物質が放射線を出す能力のこと。

・放射線に関する単位：ベクレル (Bq) とシーベルト (Sv) がある。ベクレルは放射性物質から出る放射能の強さを表し，シーベルトは放射線を受けた側の放射線量を表す(＝身体への影響を測るときに用いる)。

・放射線の種類：人工放射線(X線撮影，CT検査など)と，自然放射線(宇宙，大地，空気，食品由来)がある。

・日本における1人あたりの自然放射線被曝量：年間約2.1 mSvとされている。なお，人の健康への影響が確認されている被曝線量は，100 mSv以上とされている。

・放射線の利用目的：エネルギーの産生(原子力発電)，医療器具の滅菌，各種医療検査(X線撮影，CT検査など)，がんに対する放射線治療，工業製品の生産(プラスチックやゴム製品)，検査機器(飛行場などの手荷物検査など)，じゃがいもの発芽抑制*など。

- 放射線の人への影響：放射線に曝露されると，染色体内のDNAに損傷が生じる。生体にはこの損傷を修復する機能があるが，一度に大量の放射線を浴びた場合は修復ができず，健康への影響が出る。身体の一部が被曝することを局部被曝，全身が被曝することを全身被曝といい，7,000〜10,000 mSvの全身被曝では100%の人が死亡するとされている。
- 獣医療現場における被曝の低減三原則：①距離を取る，②遮へい体を用いる，③照射（被曝）時間を短くする。▶Link! p.218
- 個人が被曝する線量の上限値：5年で100 mSv，1年で50 mSvと定められている（獣医療法施行規則）。線量計は必ず放射線防護服の内側に装着する。

＊諸外国では，香辛料などの食品の殺菌を目的として放射線が使用されているが，日本で許可されているのはじゃがいもの発芽抑制のみ。

3) 廃棄物の取り扱い

- 廃棄物：ごみ，粗大ごみ，燃え殻，汚泥，排泄物，廃油，廃酸，廃アルカリ，動物の死体，そのほかの汚物，不要物のことであり，固形状または液状のものをいう。
- 廃棄物の種類：①産業廃棄物（事業活動に伴って生じる廃棄物のうち，法律で定められた指定の廃棄物），②一般廃棄物（国民全体が排出する廃棄物）に大別される。

廃棄物の分類

分類	関連事項，概要
産業廃棄物	**法令で定める20種類** ・あらゆる事業活動で排出される廃棄物のうち法律で定められた12種類：燃え殻，汚泥，廃油，廃酸，廃アルカリ，廃プラスチック類，ゴムくず，金属くず，ガラスくず，コンクリートくず，陶器くず，鉱さい，がれき類，ばいじん ・特定の事業活動＊から排出される廃棄物のうち法律で定められた7種類：紙くず，木くず，繊維くず，動物性残さ，動物系固形不要物，動物の排泄物，動物の死体（＝感染症に罹患していない動物のもの） ・上記19種類の産業廃棄物を処分するために使用したもの **特別管理産業廃棄物** ・爆発性，毒性，感染性その他の人の健康又は生活環境に係る被害を生ずるおそれがある性状を有する廃棄物：廃油（引火性廃油），廃酸，廃アルカリ，特定有害産業廃棄物，感染性産業廃棄物（＝感染症に罹患した動物のもの）
一般廃棄物	・家庭系一般廃棄物：家庭から生じた廃棄物 ・事業系一般廃棄物：事業活動に伴って排出される産業廃棄物以外の廃棄物 ・し尿：人の排泄行為に伴い排出される廃棄物 ・特別管理一般廃棄物：爆発性，毒性，感染性その他の人の健康または生活環境に係る被害を生ずるおそれがある性状を有する廃棄物＝PCB（ポリ塩化ビフェニル）使用部品，廃水銀，ばいじん，燃え殻，汚泥，感染性一般廃棄物

＊特定の事業活動：建設業，印刷加工業（出版，新聞，製本など），パルプ・紙・加工品の製造業，木材・木製品製造業，繊維工業（繊維製品製造業を除く），食品製造業，医薬品製造業，香料製造業，畜産農業。動物病院，ペットショップ，製薬会社や研究施設は特定の事業活動に該当しない。

・感染性廃棄物：①感染性産業廃棄物と②感染性一般廃棄物をまとめた総称であり，一般的には医療廃棄物と呼ばれる。感染性廃棄物以外の廃棄物（感染性のないもの）は，非感染性廃棄物となる。感染性廃棄物を収容する容器には，感染性廃棄物であることを表示するバイオハザード（生物学的危害）マークを付ける必要がある。廃棄物の種類が判別できるように，性状に応じてマークの色が分けられている。

・①感染性産業廃棄物：医療機関で生じ，感染病原体が含まれる，もしくは付着しているおそれのある産業廃棄物のこと。汚泥，廃油，廃酸，廃アルカリ，廃プラスチック類，ゴムくず，金属くず，ガラスくずなどがこれに含まれる。

・②感染性一般廃棄物：医療機関から排出される一般廃棄物のうち，血液などが付着した包帯，ガーゼ，リネン類，臓器など，感染性病原体が含まれる，もしくは付着しているおそれのある産業廃棄物以外の一般廃棄物のこと。

・非感染性廃棄物：医療行為に伴って生じる廃棄物のうち感染性廃棄物以外の廃棄物のこと。血液など感染物質の付着が明らかに認められないものを指す。鋭利なものは非感染性廃棄物と判断されても，感染性廃棄物と同等の扱いとなる。非感染性の産業廃棄物と一般廃棄物は，産業廃棄物の法令で定める12種類に含まれているか否かによって分別する。

感染性廃棄物の分類

バイオハザードマークの色		概要
	赤色	**容器** 廃液などが漏洩しないよう，密閉性が高いプラスチック製の容器を使用する（＝廃液が垂れるようなものは「赤」に分類） **収容する感染廃棄物** 液状，泥状のもの（血液，体液など）
	橙色	**容器** 丈夫なプラスチック袋を二重にして使用 or 堅牢な容器を使用する **収容する感染性廃棄物** 固形状のもの（血液が付着したディスポーザブル製品，器材など）
	黄色	**容器** 対貫通性のあるプラスチック製などの堅牢な容器を使用する **収容する感染性廃棄物** 鋭利なもの（注射針，メスなど），割れたガラスの破片など分別が困難なもの

4）衛生動物

・衛生動物：本来は，ネズミ，ハエ，蚊，ゴキブリ，ダニなどの感染症を媒介する動物のことを指す語句であった。現在は日本衛生動物学会において，感染症を媒介する動物だけでなく，「人に不快感を与える動物（ゴキブリ，ハエ，ナメクジなど）」「皮膚炎や皮膚の傷害を起こす吸血性昆虫」「致死性の毒をもつサソリ」「刺咬によりアナフィラキシーショックを起こすハチやムカデ」「寄生虫の中間宿主と

なる貝」「感染症を伝播するネズミやハト」「木材や穀物に経済的な損失をもたらすキクイムシやゴキブリ」「食品や衣服を害するもの（コクゾウムシ，ヒメカツオブシムシなど）」も衛生動物の範疇であるとされている。

・衛生動物として注意すべき外来生物：アカゴケグモ，ヒアリなど。

5. 食品衛生

1）食品衛生

・食品衛生の定義：国際食品規格委員会*（CAC，コーデックス委員会）によって，「食品の安全性および安全性を確保するために必要なすべての状態および手段」と定義されている。

・食品衛生法の目的：食品の安全性の確保のために公衆衛生の見地から必要な規制その他の措置を講ずることにより，飲食に起因する衛生上の危害の発生を防止し，もって国民の健康の保護を図ることを目的とする（1947年公布，第1条）。

・食品衛生法の対象：食品（＝すべての飲食物）が対象。医薬品および医薬部外品は除く。食品に様々な目的をもって加えられる添加物，天然香料，食品を入れる包装容器，食品や添加物に接する器具，機械なども対象に含まれる。厚生労働大臣が指定したおもちゃ，洗浄剤なども対象となる。

・食物アレルギーの表示：消費者庁により，「特定原材料等」として7品目（えび，かに，小麦，そば，卵，乳，落花生）の表示が義務づけられている。また，「特定原材料に準ずるもの」として定められた21品目については，可能な限り表示することが推奨されている（任意）。

＊国際連合食糧農業機関（FAO）と世界保健機関（WHO）の合同組織。

2）食中毒

・食中毒の定義：以前は，「食品中の自然毒，化学物質，細菌および細菌毒素の摂取に起因する急性疾患」と定義されていた。今日では，急性の胃腸炎症状を示すものだけではなく，潜伏期が長いものや慢性症状を示すものも食中毒として取り扱われている（重金属，農薬，カビ毒など）。

・食中毒発生時の届出義務：食品衛生法第58条により定められている。厚生労働省では，食中毒発生の現状を把握し，届出義務に基づき報告された内容を統計処理して，年度ごとにまとめて公表している。

・食中毒発生時の届出後の流れ：医師から保健所に連絡→保健所の職員による調査→原因（施設，食品，病院物質）の特定→対策（営業停止命令，原因食品の回収，衛生指導など）。

・日本の食中毒の特徴：ウイルスや細菌によるものが多い傾向。細菌に関しては，魚を生または生に近い形で食べる食文化をもつため，過去には腸炎ビブリオによる食中毒が多く発生していた。近年では，カンピロバクター・ジェジュニ/コリ

やウエルシュ菌による食中毒が多く，ウイルスではノロウイルスによる食中毒が多い。寄生虫では，アニサキス症が多くみられる。

・日本でみられる食中毒：季節変動を示す食中毒もある。ノロウイルスによる食中毒＝冬に多く，毒をもつキノコを原因とする食中毒＝秋に発生が多くみられる。

食中毒の病因物質

主な細菌	サルモネラ属菌，ブドウ球菌，ボツリヌス菌，腸炎ビブリオ，腸管出血性大腸菌，その他の病原大腸菌，ウエルシュ菌，セレウス菌，エルシニア・エンテロコリチカ，カンピロバクター・ジェジュニ/コリ，ナグビブリオ，コレラ菌，赤痢菌，チフス菌，パラチフスA菌
その他の細菌	エロモナス・ヒドロフィラ，リステリア・モノサイトゲネスなど
主なウイルス	ノロウイルス
その他のウイルス	ロタウイルス，A型肝炎ウイルス，E型肝炎ウイルスなど
主な寄生虫	クドア・セプテンプンクタータ，ザルコシスティス・フェアリー，アニサキス属＆シュードテラノーバ属の線虫
その他の寄生虫	クリプトスポリジウム，サイクロスポラ，肺吸虫，旋尾虫，条虫など
化学物質	メタノール，ヒスタミン，ヒ素，鉛，カドミウム，銅などの無機物，ヒ酸塩，ヒ酸石灰等の無機化合物，有機水銀，ホルマリンなど
植物性自然毒	じゃがいも（ソラニン），生銀杏および生梅（シアン），彼岸花（リコリン），ドクウツギ（コリアミルチン，ツチン），朝鮮朝顔（アトロピン，ヒヨスチアミン，スコポラミン），トリカブト（アコニチン），毒キノコ（ムスカリン，アマニチン，ファリン，ランプテロールなど），ヤマゴボウ（フィトラッカトキシン），ヒルガオ科植物種子（ファルビチン）など
動物性自然毒	ふぐ（テトロドトキシン），シガテラ，麻痺性貝毒（PSP），下痢性貝毒（DSP），テトラミン，神経性貝毒（NSP），ドウモイ酸など

細菌性食中毒の発生機序による分類

分類		概要	代表的な原因菌
感染型		原因細菌が粘膜上皮細胞内or血中にまで侵入して増殖→下痢が生じる。	サルモネラ属菌，下痢原性大腸菌，赤痢菌，腸炎ビブリオ，カンピロバクター・ジェジュニ/コリ，エルシニア・エンテロコリチカ，リステリア菌，エロモナス，チフス菌，パラチフスA菌など
毒素型	食品内毒素型	原因細菌により，食品内で毒素が産生される。	黄色ブドウ球菌，ボツリヌス菌，セレウス菌（嘔吐型）
	生体内毒素型	原因細菌により，腸管内で毒素が産生される。	腸管出血性大腸菌，ウエルシュ菌，セレウス菌（下痢型），ボツリヌス菌（芽胞の経口摂取），コレラ菌

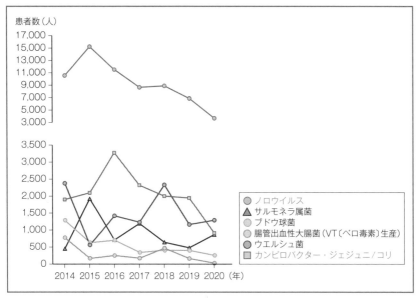

主な微生物食中毒の患者数の年次推移

3) 食品衛生管理手法

・食品衛生管理：最終製品の抜き取り検査によって食品の安全性を確認するのではなく，あらかじめ危害要因を分析（＝HA）し，その危害要因を取り除く，あるいは低減するための重点管理点（＝CCP）を定めることで，製品の安全性を確保する手法がとられている＝HACCP（ハサップ）。コーデックス委員会▶Link! p.197から発表された。

・日本では，1995年にHACCPが開始された→「食品衛生法」の改正（2018年6月）により，原則としてすべての食品等事業者が「HACCPに沿った衛生管理」を行うことが義務化された（2021年6月より完全に義務化）。

・HACCPの導入が決定した時点で，関係者がHACCPチームを編成し，「7原則12手順」に沿ってHACCPの導入を進めていく。

・動物が関与する食品衛生：食品衛生法以外にも「と畜場法（牛，馬，豚，めん羊および山羊）」「食鳥処理の事業の規制及び食鳥検査に関する法律（食鳥，鶏，あひる，七面鳥その他一般に食用に供する家禽）」「乳及び乳製品の成分規格等に関する省令」「飼料安全法（動物の飼料添加物）」「動物用医薬品及び医薬品の使用の規制」により，動物性食品の衛生は監視されている。

3 臨床動物看護学

1　動物内科看護学

 ## 1. 診療に必要な技術

1) 診療における愛玩動物看護師の役割

・診療の効率化につながる補助業務や，入院動物の看護業務を行う（獣医師の指示が基本）。あらかじめ獣医師による診療計画がある場合は，獣医師による指示は求めなくてもよい。▶Link! p.102
・業務内容：院内の衛生管理，設備の衛生管理（滅菌，消毒），問診の聴取，ワクチン接種やフィラリア予防などの予防事項の飼い主への説明，栄養指導，動物の保定，動物看護記録の作成・管理など。
・処置・検査に関する業務：患部処置（洗浄，消毒，包帯など），輸液剤の注射，歯科処置やリハビリテーションの補助，内服薬の投与，外用薬の塗布，マイクロチップの装着，検体の採取と検査の実施，X線検査の準備と保定，獣医師の指示に基づく心肺蘇生処置（獣医師が即応できないときは，獣医師による手順書に従う）など。
・手術に関する業務：麻酔時のモニター管理，麻酔量の調整（獣医師の指示に従う），器具出しなどの助手業務。
・入院に関する業務：入院動物の給水・食事管理，病状の観察，輸液や酸素吸入ラインの管理など。

2) 診察室の準備と衛生管理

・診察室（特に診察台）は，常に清潔にし衛生的に保つ。1回の診察ごとに，必ず診察台を消毒する。
・検査に必要な器具・機材を準備する。再診などで処置内容が分かっている場合は，機材や薬剤などをあらかじめ準備しておく（問診や獣医師の指示に従う）。

3) 保定の目的，方法

・保定する理由：①診断的または治療的処置を行うため，②動物のけがを防ぐため，③スタッフや飼い主のけがを防ぐため。
・口輪と開口器：口輪は，猫ではあまり実用的ではない。開口器は歯科治療や口腔内検査時に使用することがある。
・運動抑制器具（例：エリザベスカラー）：自己損傷防止などのために使用する。
・化学的保定：保定が難しい場合は，アセプロマジン，メデトミジン，ケタミンなどの薬物を使用することがある。▶Link! p.136, 141

4) 身体検査とアセスメント項目

・身体検査は，最初に姿勢，意識レベル，歩様，外見（被毛の状態）などから全身状態を評価し，体温，脈拍などのバイタルサインを測定する。

犬と猫のバイタルパラメータ

体温（℃）		38〜39，低体温＜37，高体温＞40
心拍数 （回/分）	＜25 kgの犬	90〜160，徐脈＜90，頻脈＞160
	≧25 kgの犬	70〜100，徐脈＜70，頻脈＞100
	猫	150〜210，徐脈＜150，頻脈＞250
呼吸数 （回/分）	犬	8〜20，徐呼吸＜8，頻呼吸＞20（小型犬は＞30）
	猫	8〜30，徐呼吸＜8，頻呼吸＞30
血圧 （mmHg）	収縮期	100〜140，高血圧＞160*
	拡張期	60〜110，低血圧＜60
	平均動脈圧	80〜120
粘膜の色調		正常：ピンク，異常：蒼白，茶色，黄色
毛細血管再充満時間（CRT，秒）		正常：約1，異常：＜1，≧2
尿量（mL/kg/時）		正常：1〜2，異常：＜1，＞2

＊収縮期血圧140〜159 mmHg：前高血圧，160 mmHg以上：高血圧。

・意識レベル：▶Link! p.245

正常	正常な状態。
傾眠	刺激がないと反応がなく睡眠に移行していく。
昏迷	意識喪失状態。痛覚刺激で覚醒。
昏睡	深い意識喪失状態。痛覚刺激にも反応なし。

・体温：調整は脳の視床下部。測定は通常，直腸で行う。▶Link! p.49, 246
・心拍数▶Link! p.204：1分間の心臓の拍動数。異常な増加（頻脈）や減少（徐脈）がないかを確認する。心拍数は吸気時に増加し，呼気時に減少する。
・呼吸数・呼吸パターン：気道や肺，脳の呼吸中枢，呼吸筋の障害，代謝性変化や痛みによって影響される。呼吸困難の症状として犬座姿勢，開口呼吸や努力呼吸，チアノーゼがみられる。呼吸数，深さ，リズム，呼吸の努力性について確認する。異常なパターンには，速く浅い状態（頻呼吸），速く深い状態（過呼吸），呼吸数は少ないが正常な深さの状態（徐呼吸）などがある。
・脈拍：動脈の拍動数。通常，心拍数＝脈拍数になる。脈圧には収縮期圧と拡張期圧があり，脈拍の強さは収縮期圧と拡張期圧の差による。脈圧が正常であれば，脈拍は容易に触知できる。一般的な触知部位は大腿動脈（股動脈）と足背動脈。
・頚静脈：中心静脈圧の上昇は，頚静脈の怒張として確認できる。
・粘膜色：ピンク色が正常。青色（チアノーゼ），赤レンガ色，黄色（黄疸），茶色，点状・斑状出血は異常。歯肉や口腔粘膜，眼瞼結膜などで確認する。
・毛細血管再充満時間（CRT）：歯茎を指で数秒間軽く押して解除し，赤さが戻るまでの時間。末梢組織への血流が十分かどうかの評価。

3 1 動物内科看護学

- 尿産生量：糸球体濾過率と尿細管の能力を反映しており，腎臓の機能を評価できる。0.27 mL/kg/時以下は乏尿，0.08 mL/kg/時以下は無尿。正常よりも多くなる多尿は，過剰な静脈輸液や腎臓の再吸収障害などでみられる。正確な測定には，尿道カテーテルの留置と閉鎖採尿システムが必要となる。膀胱を空にし（採尿開始時間），測定回数と時間を決めて測定する。
- 血圧▶Link! p.21, 216：動脈血圧は心拍出量と末梢血管抵抗で決まる。平均動脈圧＝拡張期圧＋脈圧×1/3。
- 動脈血酸素飽和度（SpO$_2$）：動脈血中のヘモグロビンが酸素とどの程度結合しているのかの評価。パルスオキシメーターを色素沈着のない皮膚面に装着する。体組織の色と厚さ，光源の強さ，プローブの位置に影響される。直腸プローブを使用する場合は糞便を除去し，直腸粘膜に装着する。

触診

- 股動脈圧：大腿動脈（股動脈）を指先で触知し，脈拍，循環動態，血圧などを評価する。
- 末梢リンパ節：一般的に，正常でも触知可能なのは下顎，浅頚（肩甲骨前），膝窩リンパ節である。
- 腹部の触診：腎臓は，猫では触知できるが，犬の右腎はほとんど触知できない。膀胱は後腹部で触知できる。犬の前立腺は直腸検査で触知できる。子宮は，妊娠時や異常がある場合に触知できる。

心臓の聴診

- 聴診器：イヤーピース，ゴム管，チェストピースからなる。製品ごとに，特にチェストピースの形状が異なり，片面型と両面型（膜型，ベル型），3面型があり，サイズは小児用と成人用がある。録音できる電子聴診器もある。
  - →膜型：高調な音の聴取に適する（例：小型犬，猫，呼吸音）。日常診療で主に使用。
  - →ベル型：低調な音の聴取に適する（例：大型犬の心音，過剰心音〔ギャロップ音など〕）。
- 心臓は犬では第3〜6肋間に，猫では第4〜7肋間に位置する。
- 心音：最も大きく聴こえる胸壁部＝最強点。ギャロップリズムは，第Ⅲ音（心室拡張期に心房から心室に血液が流入する際に発生，第Ⅱ音の後）もしくは第Ⅳ音（心房収縮時に心房から心室に血液が流入する際に発生，第Ⅰ音の前）の存在によって発現する。クリック音は過剰心音のこと。
- 心臓の聴診と同時に股動脈（＝脈拍）の触診を行う。
- 心拍数の測定：頻脈性あるいは徐脈性不整脈の存在の有無を評価できる。
- 心拍のリズム：刺激伝導系により維持されている。不整なリズムは不整脈の存在を示唆する。
- 心雑音：正常では聴取されない音。▶Link! p.247, 248心雑音の強さはLevine分類で6つに分類されている。犬の場合，心雑音は心疾患の存在を示唆する。僧帽弁閉鎖不全症の多くで，左胸壁心尖部から収縮期逆流性雑音が聴取される。猫で

は心疾患があっても心雑音が聴取できないケースや，心疾患がないにもかかわらず心雑音が聴取できるケース（無害性雑音など）があり，注意が必要である。心雑音が増強すると振動が胸壁まで到達し，胸壁の触診時に細かな振動として感じられることがある＝スリル。

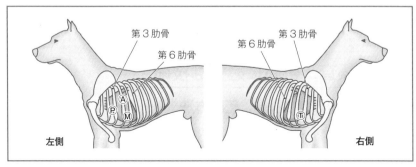

心臓の聴診部位

P：肺動脈弁，A：大動脈弁，M：僧帽弁，T：三尖弁
PとAの区分は明確ではない。猫の心臓は第4～7肋間に位置するが，心臓が小さいため，3つの弁を独立して聴診することは困難。

正常な心音

第Ⅰ音	・房室弁が閉じる際に発生する ・左側心尖部（第4～6肋間，胸骨左側）で最大 ・第Ⅱ音より長く大きい ・増強：交感神経の緊張時（運動，興奮） ・強度，分裂に注意
第Ⅱ音	・大動脈弁と肺動脈弁が閉じる際に発生する ・左側心基底部で最大 ・第Ⅰ音より短く，ピッチが高い ・強度，分裂に注意

Levine分類

第Ⅰ度	注意深い聴診のみによって聴取できる
第Ⅱ度	聴診器を当てるとすぐに聴取できるが弱い
第Ⅲ度	スリル（振戦）のない中等度の雑音
第Ⅳ度	しばしばスリル＋中等度～強度の雑音
第Ⅴ度	スリル＋強い雑音
第Ⅵ度	スリル＋聴診器を胸壁から離しても聴こえる

呼吸器の聴診

・喉頭部～胸部の呼吸音を聴診する（聴診時は口を閉じる）。胸部は左右それぞれ9つのエリアを聴診する。
・呼吸音の聴取が困難なケースでは，胸水貯留や気胸などが疑われる。うっ血性心

不全（心原性肺水腫）では<u>ラッセル音</u>が聴取されることがある。<u>猫の正常な呼吸</u>音はきわめて静かであるため，容易に聴取される場合には呼吸器疾患が示唆される。
- <u>ラッセル音</u>：<u>吸気</u>あるいは<u>吸気・呼気の両方</u>において聴取できるパチパチ（ボコボコ）という音。気管支に異常があるときに発現する。呼吸器疾患（気管支炎など）でも聴取されることがある。
- <u>いびき（様）音</u>：主に<u>吸気</u>時に聴こえる。音源を突きとめることは診断に有用。

2.　検査，処置に必要な技術

1) 注射器の取り扱い，管理方法

- <u>注射器</u>：<u>外筒（シリンジ）</u>と<u>内筒（プランジャー〔押し子〕）</u>からなる。ガラス製と樹脂（プラスチック）製があり，プラスチック製が一般的。
- <u>注射針</u>：<u>針基（ハブ，プラスチック製）</u>と<u>針管（針の部分）</u>からなる。針管の外径と長さで分類される。
- <u>廃棄の方法</u>：注射針や抗がん治療に用いた注射器などは，特別管理産業<u>廃棄物</u>（医療廃棄物含む）として処理する。▶Link! p.195, 196

針の分類

分類	表示法	特徴
外径	ゲージ（G）	・数字が大きいほど細い ・針基の色により区別。カラーコードで統一されている（例：23Gはブルー）
長さ	インチ	・例：1と1/4インチ（約32mm）
針先端の角度	レギュラーベベル（RB）	・カット面の角度は約14度 ・刃面長が長い ・主に筋肉内注射，皮下注射で使用
	ショートベベル（SB）	・カット面の角度は約18度 ・刃面長が短い ・主に採血，静脈注射，皮内注射で使用

2) 採血の目的，方法

- <u>目的</u>：<u>全血球計算（CBC）</u>や<u>血液化学検査</u>▶Link! p.272, 274を行うための材料（血液）の採取。
- <u>採血部位</u>：犬では<u>橈側皮静脈</u>，<u>頚静脈</u>，<u>外側伏在静脈（サフェナ）</u>，猫では<u>橈側皮静脈</u>，<u>頚静脈</u>，<u>大腿静脈</u>，<u>内側伏在静脈</u>を使用。
- 適切な<u>保定</u>が重要。
- 検査前に血液の必要量や，使用する抗凝固剤の種類，シリンジ・針のサイズや太さが適切であるか，採血後の処理・保存方法等を確認しておく。

採血の手技

・犬や猫では通常，23 Gの注射針を使用する。細い針は細くて脆い血管や，何度も採血した血管に適しているが，吸引時の陰圧に注意する。太い針は早く採血でき凝固系検査に適しているが，血管に対する侵襲が大きい。

・手順：①必要に応じ毛を刈った後，採血部位をアルコールで濡らし，血管を触知しやすくする→②針のカット面を上に向け，10〜20度の角度で刺入する→③針基へ血液が流れこんだら1〜1.5 cm程度刺入し，内筒をゆっくり引く→④採血できたら駆血をゆるめ，針を抜く→④刺入部位を綿で軽く圧迫し止血する。

動脈採血

・動脈血は酸塩基平衡や呼吸の状態を評価する際に有用。

・採血部位：麻酔していない場合は大腿動脈，足背動脈，麻酔下の場合は上腕動脈，橈骨動脈，大腿動脈，足背動脈を使用。

・抗凝固剤はヘパリンナトリウム，シリンジはガラス製 (1 mL) もしくはツベルクリン用を使用。

▶ 3) 採尿の目的，方法

・目的：採尿し尿検査▶Link! p.276を行うことで，腎泌尿器系，心血管系，肝臓，内分泌系などの機能や病態を評価できる。

採尿の方法

方法	手技	特徴
膀胱穿刺	超音波で膀胱を確認しながら，細い注射針で膀胱から尿を採取する	・簡単で安全 ・最も新鮮な尿を採取可能 ・尿がたまっていない場合や仰向けを嫌がる場合は困難 ・血液が混入することがある ・尿路上皮癌が疑われるときは禁忌
カテーテル導尿法	尿道からカテーテルを入れて採取する	・雄では比較的簡単 ・膀胱に尿が少量しかなくても採取可能 ・尿道を傷つけるおそれや，カテーテルの挿入により膀胱内に細菌を押しこむおそれがある ・暴れる動物や雌では困難
圧迫排尿	膀胱を用手で圧迫して排尿させる	・あまり推奨されない（圧迫により膀胱から腎臓へ尿が逆流することもある，膀胱への負荷が大きい）
自然排尿	トレーなどにたまった尿を採取する	・自宅でできる ・トイレ砂などが混入する可能性がある

▶ 4) 穿刺と吸引

穿刺と吸引の方法

方法	目的・手技	備考
穿刺細胞診 ▶Link! p.278	・手技：注射針やバイオプシー針を用いて採取する。	・適応：体表の腫瘤，表皮から近い臓器（乳腺，甲状腺など）。超音波や内視鏡ガイド下では種々の臓器で実施可能。
胸腔穿刺 ・ドレナージ	・胸腔穿刺の目的：胸腔内の貯留物（血液，空気，膿など）の排出・検査，薬液注入による治療。 ・胸腔ドレナージの目的：胸腔内の術後経過の評価，膿胸，血胸，気胸，乳び胸などにおける貯留物の持続的排出。 ・手技：超音波ガイド下で肋間に留置針を穿刺し，貯留物を採取・吸引する。必要に応じ肋間を小切開し，胸腔ドレーンを留置する。	・出血や臓器損傷に伴う状態の変化に注意する。 ・ドレーン挿入部の固定が不十分であると，空気の漏れや皮下気腫の原因となる。
心嚢穿刺	・目的：心嚢水の抜去，検体の採取。 ・手技：超音波ガイド下で留置針を穿刺する。	
腹腔（腹水）穿刺	・目的：腹水の検査，抗がん剤などの注入，腹水貯留による苦痛の緩和や呼吸の改善。 ・手技：超音波ガイド下（または目視）で腹部を穿刺する。 ・診断的腹腔穿刺：腹水の貯留が少ない場合に，保温した滅菌生理食塩水を腹腔内に注入→数分後に回収して検体とする。	・腹水を除去する場合は，慎重に行わないと腹水貯留を加速させる可能性がある。 ・一度に大量に抜くと呼吸の急変などが起こるため，穿刺前後の動物の様子に注意する。
関節穿刺	・目的：関節液の採取（検体，貯留過多である場合は除去），薬剤投与による治療。 ・手技：関節内に注射針を刺入する。	・関節造影を行う場合には，関節穿刺後に造影剤や空気を注入する。
腰椎穿刺	・目的：髄液の採取（出血や炎症，悪性腫瘍などの検査），薬剤投与による治療，造影剤の注入（X線造影），髄液の排出（頭蓋内圧の減圧），頭蓋内圧の測定。 ・手技：麻酔下で腰椎クモ膜下腔に穿刺する。	・終了後（麻酔覚醒後）は，動物の状態（特に意識レベルや瞳孔など）を慎重に観察する。

▶ 5) 酸素吸入

・適応：貧血，慢性の呼吸器疾患，循環器疾患によって血中酸素濃度が低下している場合，周術期（急性期）や救急状態の動物。

酸素吸入の方法

種類	装着方法・適応	備考
フローバイ法	・鼻腔から数センチのところで酸素を流す	・簡便 ・ほかの方法がうまくいかない場合に非常に有効
マスク法	・マスクを装着する	・簡便
フード法	・エリザベスカラーをつけ，前面をラップで覆い（二酸化炭素が逃げるよう隙間を空ける），酸素をチューブで送る	・簡便 ・過剰なあえぎ呼吸により高体温になるおそれがある

（次ページに続く）

種類	装着方法・適応	備考
酸素ケージ法	・ケージ内に酸素を入れる	・動物へのストレスが少ない ・猫や小型犬に適している ・高体温になる可能性がある
鼻カテーテル法	・方法：栄養チューブを鼻腔に挿入する ・適応：麻酔覚醒後も継続して酸素吸入が必要な場合，気管挿管はできないが重度の低酸素状態の場合など	・長時間の酸素治療に有効 ・装着がやや難しい
気管チューブ法	・方法：気管チューブを挿管する ・適応：手術中や麻酔覚醒前，意識がない，呼吸停止の場合など	・間欠的陽圧換気を行う唯一の方法

6) マイクロチップの装着

・マイクロチップの装着は，動物愛護管理法によりペットショップやブリーダーに義務づけられている（すでに飼育されている場合は努力義務）。▶Link! p.110 専用のリーダー（読取機）により，動物の体外から情報を読みとれる。番号は15桁で，国番号，動物種やメーカーのコードが示されている。

・安全性：日本では副作用やショック症状などの報告はない。X線・CT検査にも影響はない。MRI検査では画像にゆがみが生じることがあるが，体やメモリ，読みとりへの影響はない。

装着方法

・部位：犬や猫では背側正中線のやや左側，肩甲骨間から頚部寄りの皮下。

・適応年齢：犬は2週齢，猫は4週齢から装着可能。

・手技：①装着前に動物の体をリーダーで読みとり，装着されていないことを確認＆装着するチップを読みとり，番号を確認→②装着部位の皮膚を消毒→③インジェクターの針を深く刺しこみマイクロチップを押し出し，インジェクターを引き抜く→④脱落防止のため，装着部位をしばらく圧迫，または外科用接着剤による処置を行う→⑤マイクロチップ読みとりテストを行う→⑥データの登録手続きを飼い主に行ってもらう。

3. 投薬にかかわる技術

・投薬の注意点：無理な投薬は誤嚥につながったり，症状を悪化させたりすることもある。外用薬をなめると，嘔吐や薬物中毒につながることもある。

・注射方法：皮下投与（例：ワクチン接種），筋肉内投与（例：少量の薬剤），皮内投与（例：アレルギー検査），静脈内投与（例：抗がん剤，麻酔薬，刺激性のある薬剤）がある。▶Link! p.133, 134

・その他の投与方法：鼻腔内投与（例：犬の3種混合ワクチン），気管内投与（例：心肺蘇生時），骨髄内投与（例：新生子，小動物への投与，緊急時）。

・外用薬：スプレー，液剤，軟膏，塗布薬，点眼薬や点耳薬，吸入薬のほか，皮膚滴下タイプの寄生虫予防薬がある。状況に応じて，エリザベスカラーの着用（舐

めやひっかき防止)や毛刈り(被毛部に塗布する場合)を行う。

薬浴

・主に皮膚疾患治療時に薬剤を使って行う温浴(シャンプー療法)のこと。
・目的：急性の寄生虫疾患や真菌症，細菌性皮膚炎などの治療，難治性皮膚炎など慢性の皮膚疾患の治療や予防。▶Link! p.174, 263, 264
・方法：①ぬるま湯(30〜40℃)で全身を濡らす→②刺激の少ないシャンプーで洗う→③薬用シャンプーで洗う(5〜10分つけ置き)→④しっかりと乾かす→⑤必要に応じ，保湿剤などを使用する。

留置針の設置

・輸液や薬剤を連続して投与する場合に血管に設置する。橈側皮静脈，伏在静脈，頸静脈が使用される。
　→橈側皮静脈：静脈内輸液に最も適する。留置部が肘関節に近い場合，前肢を曲げると針が閉塞することがある。
　→外側伏在静脈：猫は細く利用しにくい。膝関節を曲げると針が閉塞するため，状況に応じ膝を曲げないように固定する(内側伏在静脈も同様)。
　→頸静脈：長いカテーテルを用いて中心静脈輸液を行うときや，造影剤などを急速注入するときに使用。無菌的に設置を行う。
・注意点：包帯を強く巻きすぎると肢端が腫れることがある。留置針は72〜96時間で交換する。留置部の痛み，発赤，腫脹，排液の有無を頻繁にチェックする。
・手順：①設置部の毛を刈る→②皮膚をアルコールなどにより消毒→③留置針を血管内に挿入し，キャップ(プラグ)をしてヘパリン加生理食塩水を流す(フラッシュ)→④粘着テープで固定→⑤包帯を巻き留置針を保護→⑥薬剤を投与する場合は，キャップに注射針を刺す。

🖉 4.　輸液にかかわる技術

▶ 1) 輸液の適用とリスク

・輸液の目的：体液の管理と循環血液量の維持が主。水分の補給，ナトリウムなどの電解質の補給，酸塩基平衡の補正，栄養源の補給，薬剤の希釈・添加などのために実施される。
・投与方法：静脈内輸液，皮下輸液，腹腔内輸液，骨髄内輸液など。
　→静脈内輸液：手術時や重篤な状態のときに用いられる。循環血流量の維持と体液管理に優れる。投与方法を誤ると，命の危険に直結する(肺水腫など)。過水和を防ぐため，尿量やバイタルのチェックを行う。
　→皮下輸液：慢性腎臓病や慢性の消化器疾患(嘔吐・下痢など)の治療に用いられる。使用できる輸液製剤が限られる(等張電解質液など)。過水和，輸液の吸収不全による疼痛などのリスクがある。

2) 各種輸液製剤の特性と適用

- 晶質輸液剤：ナトリウムを主とした電解質輸液剤。血漿の組成に似ており，細胞外液を補充し，体液のバランスを調節する。
- コロイド液（膠質輸液剤）：高分子の成分を配合し，晶質輸液剤よりも長時間静脈内に保持され，膠質浸透圧を維持する。血液凝固障害に注意する。ゼラチン，デキストラン40，デキストラン70，ヘタスターチ，アルブミン製剤など。
- 単一濃厚電解質液：輸液製剤の組成を調整するために用いる。50％ブドウ糖液，7％炭酸水素ナトリウム，塩化ナトリウム液，L-アスパラギン酸カリウム，塩化カリウム液，乳酸ナトリウム液など。
- 脱水の補正：等張電解質液で細胞外液を補正後，低張複合電解質液で細胞内脱水を補正。
- 酸塩基平衡の補正：アルカローシスではアルカリ成分を含まない生理食塩水やリンゲル液などを，アシドーシスではアルカリ成分を含んだ乳酸リンゲル液などを選択する。
- 輸液製剤は，体液との浸透圧差により，①等張電解質液，②等張糖液，③低張複合電解質液に分けられる。
- ①等張電解質液：細胞外液（ECF）を補給する（循環血液量の補給）。
  - →生理食塩水：ECFにくらべ高クロール（Cl^-）。緩衝液を含まない。低Cl^-性代謝性アルカローシスの補正をする
  - →リンゲル液：ECFにくらべ高Cl^-。陽イオンはECF組成に近い。低Cl^-性代謝性アルカローシスの補正をする
  - →乳酸リンゲル液：最もECFに近い組成。乳酸（アルカリ化作用）を含むため，乳酸代謝不全のときには使用不可
- ②等張糖液：水（自由水）を補給するが，カロリー補給にはならない。
  - →5％ブドウ糖液：猫では血糖上昇作用を示すことが多い
- ③低張複合電解質液：細胞内を含め体全体に水を補給する。
  - →開始液（ソルデム®1）：自由水と電解質を含み安全域が広い。病態不明の脱水症例の開始液として使用する。乳酸（アルカリ化作用）を含む
  - →脱水補給液（ソルデム®2）：自由水と電解質（特に高濃度のカリウム（K^+））を含む。電解質不足，代謝性アシドーシス時に使用する
  - →維持液（ソルデム®3）：自由水と電解質（特に高濃度のK^+）を含む。大きな電解質異常のない症例の維持液として使用する

▶ 3) 輸液計画

輸液量の算出

輸液量	①現在の欠乏量 (脱水量) +②正常に失われる量 (維持量) +③病気で失われる量 (異常喪失量)
①現在の欠乏量の推定	
体重から	健常時の体重 (kg) −現在の体重 (kg)
身体検査から	脱水量を評価し, 推定する
血液濃縮から	体重 (kg) ×0.6× (1−標準値PCV/現在のPCV)
②維持量	
基礎エネルギー要求量 (BER) から	体重 (kg)$^{0.75}$×70×補正係数 (例:ケージ内では1.25)
体重から	3 kg前後の場合は体重 (kg) ×80 mL/kg/日
③異常喪失量	
吐物量, 下痢量から推測。尿量は48 mL/kg/日を基準とし, それ以上なら異常喪失として計算	

脱水量と所見

脱水量	身体検査, 皮膚つまみ試験の所見
5%	口腔粘膜の軽度乾燥
6〜8%	ツルゴール*の軽度〜中程度低下 (皮膚つまみ試験2〜3秒), 口腔粘膜の乾燥, CRT** 2〜3秒, 眼球のわずかな陥没
8〜10%	皮膚つまみ試験6〜10秒
10〜12%	ツルゴールの激しい低下 (皮膚つまみ試験20〜45秒), CRT 3秒, 眼球の明らかな陥没, 中程度〜高度の沈うつ, 不随意的な筋肉のれん縮
12〜15%	明らかなショック状態, 切迫した死

*皮膚の張り (緊張) のこと。皮膚つまみ試験 (ツルゴールテスト) とは, 皮膚の張りや弾力をみることで脱水の状態を評価するテスト。
**毛細血管再充満時間。

手技

- 輸液製剤, 輸液セット, 延長チューブ (必要に応じて), 翼状針, 留置針の順に連結し, 輸液ポンプにセットする。輸液セットの構造は, 上から瓶針, 点滴筒, チューブ (ライン), クレンメとなる。複数の輸液製剤または薬剤を同時に投与する場合は, 三方活栓を使用する。
- 輸液の方法には輸液ポンプによるものと, 自然落下によるものがある。
  - →自然落下の輸液:体位, 留置針の装着部位, 関節の曲げ伸ばしなどにより, 速度が変動する。速度は, 点滴筒1分あたりに落下する水滴の数で調節する (通常, 20滴で1 mL)。

▶ 4) 輸液中のモニタリング

- 動物の観察:姿勢, 意識レベル, 呼吸の異常, 可視粘膜の変化がみられた場合, 獣医師に報告する。尿量も意識して観察する。
- 留置部の異常:発赤や腫脹, 疼痛, 血管外への漏出などに注意する。

・輸液ポンプ：閉塞，滴下異常，空液のサインがあった場合，確認を行う。閉塞の
サインでは留置部や輸液チューブを確認する。滴下異常のサインでは輸液ポンプ
のドロップセンサー，点滴筒の傾き，輸液チューブの変形（扁平化）などを確認
する。空液のサインでは，輸液製剤の残量，輸液ポンプのドロップセンサー，輸
液チューブのクレンメを確認する。

5. 輸血にかかわる技術

1）輸血計画

・輸血の目的：出血や貧血，凝固異常，低蛋白血症症例などへの血液成分（赤血球，
凝固因子，蛋白成分）の補充。
・輸血のリスク：血液製剤による感染および免疫学的副作用・合併症。
・リスクを考慮した上で，本当に輸血が必要か（輸血の適応），血液製剤は何を使
用するのか（製剤の選択），輸血量・輸血速度はどうするのか検討する。

輸血用血液の確保

・献血（供血）してくれる動物＝献血動物（ドナー），輸血を受ける動物＝受血動物
（レシピエント）。
・ドナーに適している動物：満1〜8歳程度，犬では25 kg以上，猫では5 kg以
上，ワクチン・ノミ・ダニ等の予防済など。
・輸血適合検査：血液検査や血液型検査，クロスマッチテスト（交差適合試験）な
ど数多くの検査を行う。

2）血液型とクロスマッチテスト

・血液型：犬では，犬赤血球抗原（DEA）による分類が一般的。輸血で重要なのは
DEA1型（1.1，1.2，1.3型）で，DEA1.1型抗原陽性（＋）・陰性（−）に分けら
れる。猫ではA型，B型，AB型の3種類があり，A型が多い。
・血液型判定キット：凝集の有無により犬ではDEA1.1の陽性・陰性，猫ではA・
B・AB型を判定できる。
・血液型の組み合わせ：基本的に同じ血液型同士。犬では初回輸血なら副反応のリ
スクは低い。クロスマッチテストの結果次第ではDEA1.1（−）→（＋）は可能だ
が，その逆は行ってはならない。猫はほかの血液型の抗体をもっているため，初
回でも同じ血液型同士でなければならない。特にB型→A型への輸血は重篤な副
反応を起こす。▶Link! p.66, 67
・クロスマッチテスト（交差適合試験）：ドナーとレシピエントの血液を混ぜあわ
せ，適合性を調べる検査。致死的な副反応を回避する目的で実施される。ドナー
の血球とレシピエントの血漿を混ぜあわせる「主試験」と，レシピエントの血球
とドナーの血漿を混ぜあわせる「副試験」を行い，凝集と溶血の有無を判定する。

▶ 3) 輸血製剤の特性と適用

- 全血：新鮮全血（全血液成分）と保存全血（赤血球, 血漿蛋白, 一部の凝固因子）がある。2～6℃で保存。
- 赤血球製剤（濃厚赤血球）：2～6℃で保存。
- 血漿製剤：新鮮凍結血漿（全凝固因子, 血漿蛋白）と凍結血漿（一部の凝固因子, アルブミン, グロブリン）がある。−18℃以下で保存。

▶ 4) 輸血にかかわる手技

- 輸血の流れ：ドナー選定→輸血適合検査→献血→輸血開始→輸血中の観察→輸血後の観察
- 献血採血：専用の採血バッグなどが必要。採血部位は頸静脈が一般的。溶血に注意する。
- 血液分離の有無：採取した血液をそのまま用いる全血輸血と, 必要な成分のみを用いる成分輸血がある。成分輸血では, 血液を遠心分離する。
- 必要器材：輸血用ポンプを使用し, 輸液セットは輸血用フィルターが付いているものを使用する。

輸血量・速度の決定

- 輸血量：体重（kg）×90*×（目標のPCV–レシピエントのPCV）÷ドナーのPCV（*猫では70）。全血輸血では1日あたり10～20 mL/kg以下が目安。
  →簡易的計算法：ドナーのPCVを40%と仮定した場合, 2.0～2.2 mL/kg輸血するとレシピエントのPCVが1%上昇
- 輸血速度と時間：輸血速度は0.5～1.0 mL/kg/時から開始し, 30分程度は急性輸血副反応の有無を確認する。最大10 mL/kg/時まで可。6時間以内に全量を輸血できるよう調整する。

▶ 5) 輸血による副反応

- 急性輸血副反応：輸血開始から24時間以内に発生。ふるえ, 発熱, 嘔吐, 暗色調の尿, 顔面腫脹, 流涎, 蕁麻疹, 呼吸困難, チアノーゼ, 下痢, 徐脈, 低体温など。
- 遅発性輸血副反応：輸血開始から24時間以降に発生。輸血後2週間程度は発生する可能性がある。溶血, 発熱, 下痢, 嘔吐, 血圧低下。

✎ 6. 心電図検査, 血圧測定にかかわる技術

▶ 1) 心電図検査の目的, 意義

- 心電図とは, 心筋細胞が興奮する際に生じる電位の変化（活動電位）を電極で検出し, 波形として記録したもの。

- ・目的：心拍数の測定，不整脈の検出・診断，心臓の形態異常の検出。不整脈を診断（特定）できる唯一の検査。
- ・適応：心疾患，心拍の不整や頻脈・徐脈，心雑音がある症例，不整脈に関連する徴候（疲れやすい，失神，虚脱など）がある症例，麻酔のモニタリングなど。
- ・刺激伝導系▶Link！p.20：洞房結節が心臓のペースメーカーであり，心拍動（数）をコントロールしている。

2) 心電図検査の実施方法

心電図の誘導法

- ・標準肢誘導：最も一般的。双極誘導（I，II，III誘導）と単極誘導（aVR，aVL，aVF誘導）がある。電極クリップは，右前肢に赤色，左前肢に黄色，右後肢に黒色，左後肢に緑色を装着する。
  - →双極誘導：アイントーベンの三角形の理論をもとに4肢に電極を装着する。右後肢はアースで，II誘導では右前肢と左後肢間の電位差を記録する。
  - →単極誘導：双極誘導と同じ電極だが単一。
- ・単極胸部誘導：前胸部に装着した複数の電極で記録する。標準肢誘導よりも右室拡大や心筋の梗塞部位，P波の検出に優れる。手技がやや複雑。
- ・A-B誘導：双極誘導の1つ。波形をできる限り大きく描くことが目的。猫で有用。

検査の方法

- ・右側臥位で保定→電極クリップを装着（前肢は肘，後肢は膝）→クリップと皮膚の接触部に専用のクリームやアルコールを塗布。
- ・記録：犬・猫のペーパースピードは50 mm/秒（1マス（1 mm）＝0.02秒），波形振幅（電位）の感度は10マス（10 mm）＝1 mV（1マス＝0.1 mV）が基本。

心電図の読み方

- ・心拍数の測定：心拍リズムがほぼ一定の場合は，RR間隔（R波の間隔）のマス目を数える。ペーパースピード50 mm/秒のときは，マス目数を3,000（＝50 mm×60秒）で割る（例：28マスなら3,000÷28≒107回/分）。

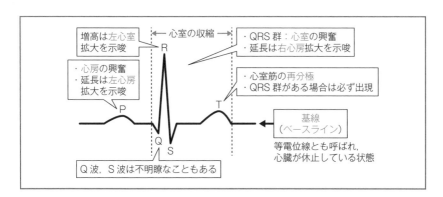

動物内科看護学

215

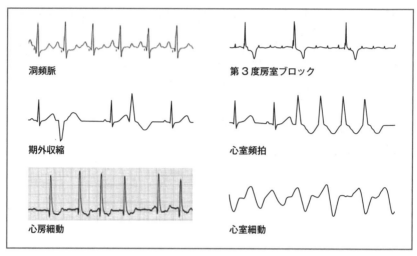

犬と猫の代表的な心電図の異常

エラー

・基線が細かく揺れる：原因として交流障害や，動物がふるえている，保定者が電極に触れていることが考えられる。
・波形が大きく上下する：原因として動物の抵抗による動き，呼吸による体動などが疑われる。

▶ 3) 血圧測定の方法，意義，注意点

・適応：健康診断や麻酔前のリスク評価，循環器疾患症例など。
・通常，動脈の血圧を測定する。収縮期血圧/拡張期血圧（平均血圧）の3種類を測定する（例：145/85（90）mmHg）。一般的に循環状態の評価には，収縮期血圧を用いる。

測定方法

・観血的測定方法（直接的）：動脈に直接カテーテルを設置して測定する方法。正確な測定値が得られるが，動脈留置が必要なこと，操作が複雑なこと，麻酔が必要なケースもあることから，ルーチン検査としては不向き。
・非観血的測定方法（間接的）：肢や尾根部にカフを装着して測定する方法。無麻酔で実施可能。正確さは劣るが容易に検査できるため，多用されている。
・測定の原理：超音波ドプラ法やオシロメトリック法など。
・カフ：幅は測定部位周囲長の30〜40％が推奨されている。装着部位は手根関節上部，足根関節上部，尾根部のいずれかを選択し，心臓と同等の高さを維持する。
・測定値：初回測定値は破棄し，少なくとも3回，基本的には5〜7回連続測定を行う。平均を算出して測定結果とする。

7. X線検査, CT検査, MRI検査にかかわる技術

1) X線検査

撮影装置
- デジタルX線撮影 (DR)：フィルム, 増感紙が不要。デジタル化された画像をモニター上で扱える。グリッドやカセッテを読みとる機器が必要ない。
- コンピュータX線撮影 (CR)：フィルムの代わりにイメージングプレート (IP) などを読みとる検出器が必要となる。

X線検査の基礎知識
- X線管球：X線の発生源 (＝一次X線)。陰極 (フィラメント) で放出された電子が陽極に衝突するときに熱とX線が発生する。管電圧 (キロボルト) と管電流 (ミリアンペア) の2つの電気回路が存在する。
- 散乱線：物体を通過する際に方向が変化したX線。画像コントラストやフィルム画質の低下, 被曝量増加の要因になる。抑えるにはしぼりを絞ったり, グリッドを使用する。
- キロボルト (kV)：発生するX線束のエネルギーレベルを調節する単位。高くするとX線画像のコントラストが低下する。軟部組織に対しては設定を高くし, 骨格系に対しては設定を低くする。
- ミリアンペア (mA)：発生するX線の数を表す。高くするとフィルムの黒化度が増加 (画像が黒くなる)。
- 照射時間：短いほど動きによるブレが少なくなり, 画質が向上する。
- カセッテ：X線撮影のフィルムを装填する入れ物。
- 増感紙 (スクリーン)：カセッテの内側に貼りつけられた白い紙。蛍光物質が塗られており, フィルムの感光を増大させる作用がある。
- フィルム：通常, 両面に乳剤が塗られている両面タイプが使用される。
- グリッド：散乱線がカセッテに到達する前にそれを制限する役割。
- X線透過性：高い ━━━━━━━━━━━━━━━━━━▶ 低い

  気体　　　　　脂肪　　水　　　　　　骨　　　金属
  (肺, 腸ガスなど)　　　　軟部組織

撮影方法
- 胸部：照射野は胸郭入り口～横隔膜 (後縁)。通常, 吸気時に撮影。撮影方向は右ラテラル像と腹背 (または背腹) 像の2方向が基本 (左ラテラル像を加えることもある)。心臓の形態や心拡大の有無, 肺血管や肺野の状態を評価する。心臓の内部構造や血行動態の評価は困難で, 心疾患の特定は不可能である。
- 腹部：照射野は横隔膜 (前縁)～股関節。最大呼気時に撮影。撮影方向は通常, 腹背像と右ラテラル像。

歯科X線検査
- 歯の病気の程度や進行度, 歯根や歯槽骨の状態を把握するために行う。

- 撮影方法：通常のX線装置やカセッテを使用して撮影する方法と，歯科用X線装置で撮影する方法がある。撮影法にはフィルムを口の中に入れて撮影する口内法と，口の外に置いて撮影する口外法がある。
- 平行法：口内法の1つ。標準型の歯科用フィルムを口腔内に設置して撮影する方法。フィルムと歯の軸が平行になるため，鮮明な画像が得られる。下顎臼歯部分にしか応用できないため，その他の部分は二等分（面）法で撮影する。

2) 造影X線検査と透視検査

造影X線検査
- 目的：臓器の機能・形態的異常，X線透過性異物の描出。
- 造影剤：陽性造影剤としては硫酸バリウム，ヨード造影剤（イオン性，非イオン性），陰性造影剤としては二酸化炭素，亜酸化窒素（笑気）などが使用される。陰性造影剤は二重造影検査に使用される。
- 排泄性（静脈性）尿路造影法：静脈内に非イオン性ヨード造影剤などを注射する方法。
- 逆行性尿路造影法：陽性造影，陰性造影，二重造影がある。ヨード造影剤を使用し，硫酸バリウムは使用してはいけない。造影剤の過剰投与による膀胱破裂で腹腔内漏出が認められたら，検査を中止する。
- 注意点：造影剤の誤嚥や血管外漏出などに注意する。消化管穿孔が疑われる場合，硫酸バリウムは使用すべきでない。

透視検査
- X線を連続的に照射し，造影剤では見えにくい臓器の形態・機能，血管の走行などをリアルタイム映像（動画）として観察できる。
- 適応：消化器疾患（食道など）や血管病変（門脈体循環シャントなど）の診断・治療，骨折・脱臼などの治療補助，気管の動きの評価など。

3) 放射線防護

- 放射線の影響を受けやすい＝真皮，リンパ組織，造血組織，乳腺，生殖細胞など細胞分裂の活発な組織。
- 確定的影響：被曝した線量が閾値を超えると問題（不妊，白内障，皮膚障害など）を発生する可能性が高くなること。
- 確率的影響：線量の増加に伴って問題（発がんなど）が発生する確率が高くなり，低い線量でも線量に比例して発生すると仮定する考え方。
- 放射線防護の三原則：①時間（撮影回数を減らす），②距離（被写体からできる限り体を遠ざける），③遮蔽（防護服やグローブなどの着用）。
- 防護用品：X線撮影の部屋にいるすべての人は，鉛の入った防護服やグローブ，ネックガードを装着する（折り曲げ厳禁）。
- 線量計：放射線の被曝量を測定するため，必ず装着する（男性は胸部，女性は腹部）。
- 現像：暗室内でカセッテからフィルムを取り出して現像する。デジタルX線自動現像機がある場合は必要ない。

4) CT検査，MRI検査

検査	CT検査	MRI検査
名称	コンピュータ断層撮影（CT）	磁気共鳴画像（MRI）
原理	X線を使用（被爆あり）	・電磁波（ラジオ波）を使用（被爆なし） ・水素原子核（プロトン）の分布を反映
撮影時間	数秒～数分	数十分
適応	肺，骨格，腹部（造影剤）などの評価	脳や脊髄，筋肉，靭帯などの評価
麻酔	場合によっては無麻酔や鎮静のみ	全身麻酔
補足	・画像の見え方はX線と同様 ・撮影後に3D画像を再構成できる	・MRI対応以外の金属類は持ちこめない ・検査時に大きな音がする ・マイクロチップの部位によっては撮影が制限される ・撮像条件が様々ある（T1〔T2〕強調画像，FLAIR〔フレア〕画像など）

8. 超音波検査にかかわる技術

1) 超音波検査の基礎と方法

・目的：心臓超音波検査では，心臓の形態，動き，心臓内の血液の流れなどを評価し，心疾患の確定診断や重症度を評価できる。腹部超音波検査では，腹腔内臓器の形態的な評価を行い，腫瘍化，腫大，萎縮などを検出できる。近年では，肺疾患（肺水腫など）や整形外科疾患（前十字靭帯断裂の確認など）でも実施される。
・原理：プローブから発生した超音波ビームが生体内に入り，その反射波（エコー）が臓器から返ってくる性質を利用。返ってきた超音波の強さは，輝度として画像に変換される。組織によって音響特性が異なり，それぞれが固有の値をもつ＝音響インピーダンス。

プローブの種類

プローブ	リニア型	コンベックス型	セクタ型
ビームの方向	↓↓↓↓		
表示画面の形	四角	扇型	扇型
接触面	広い	先端に丸みがある	狭い
適応	甲状腺などの表在臓器	深部臓器（腹部検査の主流）	心臓

・リファレンスマーク：プローブの側面にある突起部。このマークが常に動物の左側あるいは尾側に位置するように走査する。
・見え方：反射したエコーが強いほど明るく（白い），弱いほど暗い（黒い）＝エコー源性の差による。

無エコー	低エコー	等エコー	高エコー

液体 (尿など)　　筋肉　　　　　肝臓　脂肪　脾臓　　　　　　骨・ガス

アーティファクト

- ・多重反射：ガスや金属などの強い反射体に反射した超音波が，プローブと反射体の間で反射を繰り返すことによって発生する (例：胃ガス)。
- ・音響陰影 (シャドーイング)：石や石灰化病変などの強く超音波が反射する構造物において，超音波が後方に通過できずに発生する無エコー域 (例：結石，消化管内異物)。
- ・音響増強：液体など超音波の反射の少ない場合に，その後方で周囲よりもエコー源性が高くなる現象 (例：嚢胞などの液体貯留)。

検査方法

- ・できれば毛刈りする。検査部位には検査用ゼリーやアルコールを塗布する。
- ・心臓超音波検査：心電図の電極を装着する。プローブはセクタ型を使用。保定は右側臥位 (左上) と左側臥位 (右上) のどちらか，あるいは両方で実施する。心臓超音波検査用の台は心臓の位置に切れこみがあり，プローブを当てやすい。前肢はなるべく前方に引っ張る。
- ・腹部超音波検査：プローブは腹腔内全域の検査ではコンベックス型を使用。保定は仰臥位。
- ・胃・小腸・大腸の所見：正常では，壁の構造が5層＝内腔 (白)，粘膜 (黒)，粘膜下組織 (白)，筋層 (黒)，漿膜 (白)。

2) Bモード，Mモード，ドプラ法

- ・Bモード：基本となる表示モード。
- ・Mモード：心臓超音波検査特有の検査モード。心臓の各部位の動きのパターンを検出可能。
- ・Dモード (ドプラ法)：ドプラ効果を利用して血流の向きや速さを計測する。
  - →パルスドプラ法：1点の血流波形を記録。
  - →連続波ドプラ法：ビーム上にあるすべての点からの血流波形を記録。
  - →カラードプラ法：血流の有無，移動する方向，速度を表示する機能。プローブに向かう血流は赤色系，遠ざかる血流は青色系の色付けがされ，乱流はモザイクで描出される。

9. 内視鏡検査にかかわる技術

1) 内視鏡検査の目的，意義

- ・目的：外科的に体を切開しないため，低侵襲で病気の診断・治療ができる。生検，ポリープの摘出，レーザーによる手術，腹腔鏡や関節鏡による手術や，異物

の除去，胃瘻チューブや食道瘻チューブの留置に用いられる。

- ・種類：消化管内視鏡，気管支鏡，腹腔鏡，関節鏡などがある。スコープの構造には，硬性鏡（腹腔鏡，膀胱鏡など）と軟性鏡がある。
- ・鉗子：把持鉗子は異物摘出時に使用。生検鉗子は消化管の生検に使用。
- ・消化管内視鏡の適用：空腸には内視鏡が届かない。摘出できない異物がある（消化管を傷つけるor摘出時に噴門部や食道部で閉塞する可能性のある異物など）。腹膜炎の際は禁忌である。消化管の筋層や漿膜側の観察・生検は不可能。

▶ 2) 内視鏡検査の準備，実施方法

準備

- ・基本的に全身麻酔が必要。緊急でない限り，検査前は12時間程度絶食する。
- ・保定：上部消化管の検査では左側臥位。開口器や舌鉗子で口を開けると内視鏡を挿入しやすく，歯による内視鏡の破損も防止できる。
- ・下部消化管内視鏡検査では浣腸を行う。

方法

①口から内視鏡を挿入し，胃内に進む。胃ガスが多い場合は，希釈した消化管ガス除去剤（ジメチルポリシロキサン〔ガスコン®ドロップ〕）を注入→②送気しながら上部消化管を観察（口腔内→食道→胃→十二指腸）→③下部消化管を観察（肛門部→直腸→結腸→盲腸→回腸）→④生検した組織は粘膜側を上に，粘膜面の反対側を濾紙に貼りつけ，カセッテに収納してホルマリン固定→⑤ガスを吸引し検査終了。

- ・検査中は，胃の過膨張やバイタルサインに注意する。

▶ 3) スコープの洗浄，消毒法

- ・終了後，すぐに洗浄・消毒する。
- ・方法：①鉗子類を水洗い（可能であれば超音波洗浄装置で洗浄）→②洗浄液に浸したガーゼで内視鏡全体を拭く。鉗子チャンネルから洗浄液を吸引→③吸引ボタンからブラシを挿入し洗浄→④洗浄液を吸引し，内部をさらに洗浄→⑤水ですすぐ→⑥消毒液に浸漬しすすぎ，アルコールをスプレーし水分を飛ばす。

✎ 10. 神経学的検査にかかわる技術

▶ 1) 姿勢反応と脊髄反射

姿勢反応

- ・姿勢をコントロールする経路（末梢の感覚神経・運動神経，脊髄，脳幹，小脳，大脳）が正常か調べる検査。
- ・固有位置感覚：肢端をひっくり返して背側面（甲）を床につけ，正常に戻るまでを観察。四肢すべてで行う。正常では数秒以内に戻る。
- ・跳び直り反応：体を抱えて3本の肢を持ち，検査を行いたい1肢のみを床につけ

て体重をかけながら外側へ重心を移動させ，跳び直りがみられるかを確認する。

脊髄反射

・脊髄反射とは感覚刺激に対し不随意に筋肉が収縮することで，通常は大脳を経由しないため（＝反射弓），検査により脊髄病変の局在診断や，中枢神経疾患と末梢神経疾患の鑑別が可能。▶Link! p.39
・膝蓋腱反射：側臥位に保定し，打診槌で膝蓋腱を軽く叩打する。正常では叩打直後に膝関節が伸展する。
・橈側手根伸筋反射：前肢で最も誘発させやすい脊髄反射。側臥位に保定し，橈側手根伸筋の起始部を打診槌で軽く叩打する。正常では叩打直後に手根関節が伸展。
・引っこめ反射：側臥位に保定し，趾間を鉗子または指でつまみ刺激を与える。正常では肢を曲げる動作がみられる。ただし，痛覚がなくても屈曲は可能なため，解釈には注意。

▶ 2) 脳神経検査

・発作，意識レベルの低下，捻転斜頸などで，大脳，小脳，脳幹の疾患が疑われるときに有効な検査。脳神経検査により，病変部位を絞りこむことが可能。
・脳神経障害による神経症状：側頭筋の萎縮（三叉神経），顔面神経麻痺（顔面神経），眼振，捻転斜頸（前庭障害，内耳神経）など。
・検査内容：顔面の対称性，眼瞼反射，角膜反射，威嚇瞬き反応，瞳孔の対称性，斜視，眼振，対光反射，顔面知覚，開口時の筋緊張，綿球落下試験など。

▶ 3) 神経学的検査の評価，記録法

・神経学的検査は0〜4のスコアで評価（正常2，反応なし0，反応低下1，反応亢進3，クローヌスを伴う4）。評価できない場合はNEと記載。
・脊髄反射：反射の低下（0〜1）を下位運動ニューロン徴候（LMNs），反射の亢進（3〜4）を上位運動ニューロン徴候（UMNs）という。
・脳神経検査では統一された記載方法がない。

✏ 11. 眼科検査にかかわる技術

・シルマー試験（涙液量検査）：試験紙を下眼瞼に挟み，1分間の涙の分泌量を測定。犬では15mm/分未満で涙液量低下と評価。
・フルオレセイン染色検査：フルオレセイン染色液を点眼し，角膜に傷（潰瘍）がないかを調べる検査。傷がある場合（角膜潰瘍）▶Link! p.265は，蛍光色（緑色）に染まる。鼻涙管の開通をみることもある。
・眼圧検査：緑内障のスクリーニング検査。眼圧計を角膜に当てて検査を行う。正常は犬で15〜18mmHg，猫で17〜19mmHg（測定器や犬種などによって異なる）。犬や猫では約25mmHg以上なら異常と評価する。頸部の圧迫や無理な開瞼は眼圧上昇の要因となる。▶Link! p.266

- 眼底検査：眼底の状態 (視神経乳頭, 網膜, 脈絡膜, 血管の状態など) をみる検査。直像鏡, 検眼鏡, 倒像鏡と非球面レンズなどを用いる。
- その他の眼科検査：視診 (羞明, 眼脂, 流涙など), 視覚検査 (威嚇瞬き反応, 眩惑反射, 対光反射, 綿球落下試験, 網膜電図検査など), スリットランプ (細隙灯) 検査, 超音波検査など。

 ## 12. 皮膚, 耳の検査にかかわる技術

▶ 1) 皮膚病変の観察, 記録法

皮疹の種類

原発疹: 健常な皮膚に最初に出現する皮疹。疾患の本質を表している。		原発疹または続発疹: 原発疹あるいは続発疹に続いて生じる皮疹。	
丘疹 結節	硬い隆起性病変。1 cm 未満=丘疹, 1 cm を超える=結節。	脱毛	部分的もしくは完全な毛の消失。
局面	平坦な隆起性病変で, 1 cm を超えるもの。丘疹が拡大 or 集合して形成される。	鱗屑	剝がれた角層が集積したもの。
膿疱	角層下や表皮内に膿を貯留する, 境界明瞭な隆起性病変。	痂皮	滲出物や血液などの残渣が集積したもの。
囊胞	上皮で内張りされた袋状の構造物 (液体などを含む)。	面皰	角質や脂腺分泌物の貯留により開大した毛包のこと。
斑	盛り上がりがない境界明瞭な色素性変化。→紅斑：血管拡張や充血による赤い斑 →紫斑：皮内出血による赤い斑 →色素斑：メラニンなどの沈着による黒色・青色の斑	続発疹: 原発疹あるいは続発疹に続いて生じる皮疹。	
		表皮小環	円形に認められる鱗屑の一型。
		びらん 潰瘍	基底膜を突破しない浅いレベルの表皮欠損=びらん, 基底膜を突破する深いレベルの表皮破壊=潰瘍。
		苔癬化	皮膚の肥厚および硬化。

▶ 2) 皮膚搔爬検査, スタンプ検査, 被毛検査, 皮膚生検

- 皮膚搔爬検査：体表のフケや毛を用いて寄生虫や真菌を検出する検査。メス刃または鋭匙で搔爬し, スライドグラスに垂らしたミネラルオイルに載せて鏡検する。疥癬や皮膚糸状菌の検出時は表面の浅いところを, ニキビダニの検出時は毛包の深いところを出血するまで搔爬する。フケに付いた皮膚糸状菌の検査では, 角質融解作用をもつ水酸化カリウム (KOH) 液を使用することがある。
- スタンプ検査：皮膚表面の細胞や細菌などを検出する検査。病変に直接スライドグラスを押捺し, 染色・鏡検する。マラセチアでは, セロハンテープを用いて検査することがある (セロハンテープ検査)。
- 被毛検査：毛の状態評価や寄生虫などを検出する検査。モスキート鉗子で抜毛し, スライドグラスに垂らしたミネラルオイルに載せて鏡検する。毛が途中で切れている裂毛や, 皮膚糸状菌, ニキビダニなど観察される。

・皮膚生検：上記の検査では診断に至らない疾患や，治療に対する反応が乏しい際などに行う。一般的に，採材した皮膚組織はホルマリン液に入れ，検査機関に提出する。採材には生検用トレパンなどを使用する。

▶ 3) ウッド灯検査と真菌培養法

・ウッド灯検査：皮膚糸状菌に関する検査。ウッド灯と呼ばれる紫外線照射装置で紫外線（365 nm）を患部に照射する。*Microsporum canis* が感染している場合は毛がライトグリーンに発光する。

・真菌培養検査：真菌の検出および同定のための検査。毛やフケを鉗子または鋭匙などで採材し，DTM培地で培養する（コロニーから同定する場合にはサブロー寒天培地を使用）。

▶ 4) 外耳道の検査方法と意義

・視診，嗅診，触診：見た目（腫瘤，外耳孔閉塞の有無など）や，におい（無臭，脂漏臭，化膿臭など）を確認する。外耳道を触診し，腫れや痛み，硬結感がないかなどを確認する。

・耳鏡検査：外耳道内の皮疹の検査。垂直耳道→水平耳道→鼓膜の順に観察する。保定する際は耳道を圧迫しないよう注意する。ビデオオトスコープを用いると，家族も同時に耳道内を観察でき，画像や動画データを残すこともできる。

・耳垢細胞診：綿棒や栄養カテーテルを用いて耳垢を採材・染色し，鏡検する。

✏ 13. 各器官系の検査

・歯周病の評価：歯垢指数，歯石指数，歯肉炎指数，歯の動揺度，根分岐部指数，歯周ポケット測定

・精液検査：犬は用手法によって容易に精液を採取できる。雄の不妊症（造精機能障害）や前立腺液を検査できる。

・腟スメア検査：▶Link! p.59

・オルトラニ試験：股関節形成不全の診断法の1つ。後肢を動かし，大腿骨頭が寛骨臼に整復された際の音や触知（＝オルトラニサイン）によって診断する。

・脛骨前方引き出し試験：膝関節の前方への安定性を確認する検査。前十字靱帯完全断裂では，膝関節に圧迫を加えると前方に脛骨が移動する＝脛骨前方引き出し徴候（ドロアーサイン）。

・脛骨圧迫試験：前十字靱帯断裂の評価（特に大型犬）。脛骨に圧迫を加える。

・IgE検査：血清検査（IgE抗体の検出，IgEの定量測定），皮内反応検査（アレルゲンの皮内注射）がある。

・リンパ球反応検査：犬の食物アレルギーの診断で行う。IgE検査と併用することがある。

・除去食試験：食物アレルギーの診断を目的に行う。少なくとも30〜60日間，加

水分解蛋白食などの低アレルギー食を与え，アレルギー症状を評価する。
・クームス試験 (直接グロブリン試験)：赤血球に対する抗体がつくられているかどうかを確認する検査。免疫介在性溶血性貧血 (IMHA) などが疑われる際に行う。抗IgG抗体と赤血球を用いて検査し，凝集の有無で判定する。▶Link! p.179
・抗核抗体 (ANA) 検査：抗核抗体とは，細胞の核内成分に対する自己抗体の総称。全身性エリトマトーデス (SLE) の診断などに用いられる。

2　動物外科看護学

1. 創傷管理

1) 創傷の分類と管理

・創傷：何らかの原因により皮膚の解剖学的連続性が絶たれ，組織の防御機構が物理的または生理的に障害された状態のこと。主に外的な力により生じた創傷を外傷と呼ぶ。
・創傷は，その発生要因 (外力の作用機転) や形状から，切創，刺創，挫創，裂創，割創，咬創 (咬傷)，擦過創，絞扼創，剥皮創 (剥離創，剥脱創)，褥瘡などに分類される。受傷機転 (受傷の原因) による分類 (銃創，手術創など) などもある。
・創傷の治癒形態の分類：①一次治癒 (一期癒合)，②二次治癒 (二期癒合)，③遷延性一次治癒，④表面的剥脱創の再生治癒，の4パターンに分けられる。
・①一次治癒 (一期癒合)：創縁が平坦で汚染や挫滅がなく，創縁が接するのみで治癒が可能なもの。通常は，縫合により治癒する。肉芽の増殖は伴わない。
　→例：切創 (手術創など創縁がきれいなもの)
・②二次治癒 (二期癒合)：最も一般的な創傷の治癒形態であり，4つのフェーズを経る。
　→出血凝固期 (創面が血餅で覆われる) →炎症期 (好中球などの炎症性細胞による創内の異物除去，壊死組織の融解による創傷の清浄化) →増殖期 (肉芽組織の増殖，上皮化が進行) →再構築 (リモデリング) 期 (創傷の収縮と上皮化，周辺組織に合わせて組織を再構築)
・③遷延性一次治癒：二次治癒によりある程度収縮した状態の創傷を途中で縫合し，閉鎖することで治癒する。
・④表面的剥脱創の再生治癒：真皮レベルの剥脱創では，肉芽の形成を伴わずに，皮膚付属器や周囲の基底層からの上皮化が生じ，治癒する。

・創傷の偽治癒：一見きちんと上皮化して癒合したように見える創傷において，創傷の強度が保たれておらず，皮膚の張力に負けて離開してしまうことがある。特に，副腎皮質機能亢進症の動物などでは，上皮下のコラーゲン生成がうまく進まないことがある。
・創傷の慢性化（難治性化）：健康な肉芽が形成されず，慢性化して不良肉芽や炎症性肉芽となると，創傷の治癒が停滞する。

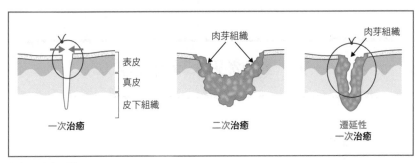

表皮
真皮
皮下組織

一次治癒　　　　　二次治癒　　　　遷延性一次治癒

肉芽組織　　肉芽組織

創傷の治癒形態

・創傷の感染：創傷は，感染徴候（炎症の4大徴候）の有無により，感染創と非感染創（汚染創）に分類されていたが，現在はこれらの中間的な状態を含めて以下の4つに分類する方法が一般的である。
　　→①Wound contamination（創汚染）：創傷に菌が存在するだけで増殖していない状態。
　　→②Wound colonization（コロニー形成）：増殖能をもつ細菌が創傷に付着しているが，悪影響を及ぼしていない状態。
　　→③Critical colonization（危機的定着）：②よりも細菌数が多くなり，創傷感染に移行しそうな状態。
　　→④Wound infection（創感染）：増殖する細菌が組織内部に侵入し，創傷に悪影響を及ぼしている状態。
・創傷管理：創傷の治癒を妨げるような因子を取り除くことで，治癒しにくい状況を改善することをwound bed preparation（創面環境調整）という。
・Wound bed preparationでは，チェック項目が4つある（TIME）。
　　→①壊死組織，不活性組織の有無（T），②感染，炎症の有無（I），③湿潤のアンバランスの有無（M），④創辺縁の治癒遅延，皮下ポケットの形成の有無（E）
・デブリードマン（デブライドメント）：壊死組織や異物を取り除いて創傷を清浄化すること。血行不良により生じた壊死組織や不活性な肉芽組織，異物などが創内に存在すると治癒の妨げになるため，除去する。
・Moist wound healing（湿潤環境下療法）：創傷表面の滲出液には，細胞成長因子や各種増殖因子などが含まれているが，創傷が乾燥するとこれらが効果的に作

用することができなくなる。また，乾燥により創傷表面の細胞が壊死すると，治癒の妨げになる。よって，創傷は適度な湿潤環境で管理するのがよい，という考え方を基本とする創傷管理法。ドレナージやドレッシング材を用いて，適切な湿潤環境に保つ。

- ドレナージ：膿瘍や漿液腫（組織液の貯留），体腔内などにドレーンチューブを設置し，貯留する体液を体外に排出させることで，創傷を適切な湿潤環境に保つ。
- ドレナージの種類：ドレーンの先端が外界と接続しているか否かで，①閉鎖式ドレナージと②開放式ドレナージに分けられる。
- ①閉鎖式ドレナージ：ドレーンの先端が閉鎖もしくは排液を回収するためのバッグに接続されたものであり，閉鎖式ドレナージはさらに，能動的ドレーン（持続的に陰圧をかけて排液を回収する）と，受動的ドレーン（排液は腹圧や重力など自然に生じる圧力に任せる）に分けられる。先端が開放されておらず，陰圧がかかった状態であり，感染リスクを低減できる。
- ②開放式ドレナージ：ドレーンの先端が開放されており，毛細管現象や重力，腹圧などの圧力によって排液される。排液は，先端に設置したガーゼや吸水性パッドなどに吸わせて回収する。逆行性に感染が生じるリスクがある。
- Wet-to-wet dressing：ドレッシング材を用いた創傷管理の方法（ドレッシング法）の1つで，汚染や壊死組織のある創傷面に対して使用される。1日2～3回の交換により，創傷の湿潤環境を維持しつつ，デブリードマンとドレナージを兼ねることができる。
- ドレッシング材：創傷における湿潤環境形成を目的とした近代的な創傷被覆材をいい，従来のガーゼは除く，と定義されている。創傷面からの距離により，一次～三次に分類される。様々な特徴をもつドレッシング材が各医療メーカーから発売されているので，創傷の状態に適したものを選択する。
- 形成外科的閉鎖法：慢性創となった創傷は保存的管理では治癒に向かわないことが多く，ドレッシング管理が長期にわたると様々なコストがかかるため，早期に外科的閉鎖を選択する場合も少なくない。単純な縫合により閉鎖できない場合は，減張縫合や，皮弁（フラップ），植皮（グラフト）を用いて外科的に閉鎖する。

ドレッシング材の分類

分類	概要	具体例
一次ドレッシング（第一層）	創傷面を直接覆うドレッシング材。創傷の滲出液を吸収し，湿潤環境を保つ。	・ハイドロジェル ・ハイドロコロイド ・ポリウレタンフォーム ・アルギン酸塩
二次ドレッシング（第二層）	一次ドレッシングを保護する。通気性があり，創傷面を外部の汚染から保護しつつ，湿潤環境を保つ。	・ポリウレタンフィルム
三次ドレッシング（第三層）	ドレッシング全体を保護する固定層として用いる。	・バンデージ

▶ 2) 止血法

- 出血：動脈性出血と静脈性出血に分けられる。一般的な外傷に伴う出血は多くの場合，静脈性の出血であり，凝固異常などがない限りは軽い圧迫により止血される（＝圧迫止血）。出血が続く場合はドレッシング材を当て，軽く圧迫して包帯やバンデージで固定する。
- 出血が少ない場合：乾いたガーゼを直接創傷面に使用すると，ガーゼが固着して取れなくなり，剥がすときに再出血するため注意する。一次ドレッシングには，非固着性のガーゼを使用するとよい。
- 出血が多い場合：アルギン酸塩を使用したドレッシング材は止血作用に優れているため，有用である。
- 動脈性出血への対応：太い動脈が断裂して勢いよく出血している場合，出血している動脈を糸や止血クリップで直接結紮して止血すべきである（全身麻酔下での処置）。四肢（または尾）の出血に限り，止血帯を用いることができるが，動脈を遮断するためにはかなり強く絞扼しなくてはならず＊，絞扼部より遠位に，強い痛みと血行不良による組織の損傷や壊死を引き起こす可能性がある。よって，止血帯による止血は，断脚（または断尾）を想定した場合にのみ使用する，救命を目的とした緊急的止血法といえる（無麻酔下で実施可）。

＊通常，動脈は静脈より深くに位置しており，また動脈圧より静脈圧の方が低いため，中途半端な締めつけは静脈のみを遮断することになり，うっ血を生じて出血量が増加する。

▶ 3) 包帯法（バンデージング）とキャスティング

- 包帯法（バンデージング）の目的：骨折整復後の再転位防止，副木（副子，添木）の固定，脱臼整復後の再脱臼防止，軟部組織損傷時の患部の安静保持，ドレッシング材の固定などの際に，患部の固定と安静，保護を目的として行われる。
- 動物にバンデージを施す際の注意点（四肢）：犬や猫の四肢には，趾や爪，趾間のヒダ（水かき）などの複雑な構造があることに加えて，骨や関節周囲には軟部組織が少ないことから，不適切なバンデージングにより新たな創傷が生じる危険性がある。狼爪，手根球（前肢），肘や踵などの関節部分に包帯を巻く際には，医原性の創傷を生じないよう注意が必要である。
- 動物にバンデージを施す際の注意点（尾）：尾には数本の動脈が通っているが，いずれも細く，圧迫により容易に血行が遮断されるため，壊死を生じやすい。伸縮性包帯は極力使用せず，使用する場合にはクッション包帯などで十分に保護した上で，テンションを加えずに巻く。
- キャスティングの目的：キャストやスプリントは，骨折部を固定するための方法である。原則として，四肢の肘関節，膝関節より遠位の非開放性骨折を対象とし，観血的（手術）or 非観血的な方法により，骨折面をそろえた状態で行う（全身麻酔下or鎮静下で行う）。

包帯の巻き方の種類

種類	概要
環行帯	包帯を単純にぐるぐる重ねて巻く方法
螺旋帯	包帯を1/2～1/3くらいずつ重ねてずらして巻き上げる方法
折転帯	一巻きごとに包帯をV字に折り返して巻く方法
亀甲帯	関節部の可動性を残しながら8の字に巻く方法
麦穂帯	肩や股関節など体幹部に連結した関節部に用いる方法（人）
三角帯	踵などの三角形になる部位に対して用いる方法

動物の四肢に用いる包帯法

種類	概要
ロバート・ジョーンズ包帯法	術前の骨折の一時的な固定や，肘または膝関節より遠位のドレッシング材の固定などを目的とした包帯法。アンカーテープを使って包帯の抜け落ちを防止する。
カーパル・スリング法	足底の外傷の管理などの際に，前肢による負重を防ぐための方法。手根関節を屈曲させて固定する。
エーマー・スリング法	後肢を挙上した状態で固定する方法。頭側～背側に脱臼した股関節を整復した後の管理に使用される。
ヴェルポウ・スリング法	カーパル・スリング法と同様の目的で，折りたたんだ前肢を前胸部に密着させて肢全体を不動化させる方法。肩関節の内方脱臼の保存的管理などで使用される。
スパイカ・スプリント	前肢の全範囲を伸展させて固定する方法で，肩関節の外方脱臼や肘関節脱臼の外科的固定後に用いられる。

2. 骨折，脱臼の管理

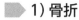

1）骨折

・骨折：骨が折れたり，骨に亀裂が入ったりすることをいう。多くの場合，交通事故や高所からの落下など，骨に強い力が加わることで生じる。

・骨折の治療：骨を癒合させるためには，骨片同士が動かないように固定する必要がある。固定方法には，外固定と内固定がある。

　　→外固定＊：ギプス，スプリント，キャストによる固定

　　→内固定：プレート，スクリュー，ワイヤーなどを用いて骨片同士を直接固定する（外科手術）

＊外固定が適応となるのは，前肢では肘関節よりも遠位，後肢では膝関節よりも遠位のみである。また，開放性骨折の場合は，スクリューなどが感染の温床となる危険性があるため，完全骨折であっても内固定の適応とはならない。

3

2

動物外科看護学

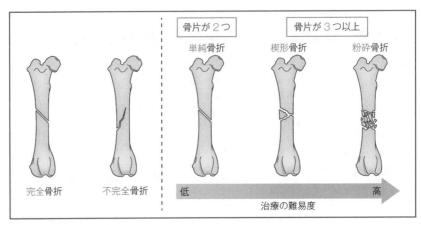

骨折の分類
完全骨折：骨の連続性が完全に断たれた骨折，不完全骨折：骨に亀裂が入った状態の骨折。犬や猫では不完全骨折の発生はごくまれである。楔形骨折と粉砕骨折は骨片が3つ以上に分かれた骨折であり，楔形骨折は整復したときに主骨片同士が部分的に接触するが，粉砕骨折は接触しないのが特徴である。治療の難易度は単純骨折→楔形骨折→粉砕骨折の順に上がる。

2) 脱臼

・脱臼：関節を構成する骨が本来の位置から変位して，正しい位置関係が失われた状態をいう。
・脱臼の治療：はじめに麻酔下で脱臼が整復できるかどうかを確認し，非観血的に整復できたら，再脱臼しないように固定する。非観血的に整復できない場合や，整復後に再脱臼が起きた場合は，靭帯再建術や腱固定術といった外科手術による観血的整復を行う。脱臼の方向や，受傷からの期間，本来の関節の形（低形成の有無など）によって治療法は異なる。

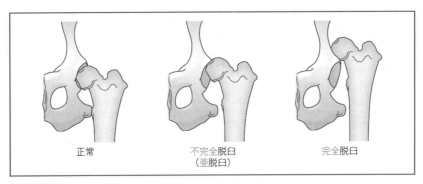

脱臼の分類
骨の変位の程度により，完全脱臼と不完全脱臼（亜脱臼）に分類される。

3. 手術の準備

1) 手術器具の準備

・器具の滅菌：外科的処置による医原性の感染リスクを抑えるため，外科手術で使用する器具は，滅菌された状態でなければならない。よって，実施される手術に必要となる器具は，すべて揃えて事前に滅菌しておく必要がある。動物医療では，高圧蒸気滅菌器（オートクレーブ）による高圧蒸気滅菌や，エチレンオキサイドガス（EOG）によるガス滅菌などが広く利用されている。▶Link! p.175, 235
・器具と生体の消毒：手術前の動物の皮膚，上記の滅菌法が適応できない機器などには消毒を行う。動物の体を無菌状態にはできないが，術野に存在する微生物をできる限り減らすことで，手術時の感染リスクを低減する。▶Link! p.175〜177

2) 術者の準備

・術前の手洗い：普段の手洗いとは異なり，細菌をできるだけ減らすことを目的とした手洗いで，必要な手順と時間が決められている。術前の手洗い法には，①スクラブ法（消毒薬と手洗いブラシを使用して洗う）と，②ラビング法（石けんと水道水による手洗いの後，アルコールをもみこむ）がある。
・①スクラブ法の手順：洗浄液（クロルヘキシジン）を滅菌ブラシにつける→指先をブラシで磨く（爪のあいだは特に念入りに）→指を磨く→手のひらを磨く→手の甲を磨く→腕を肘まで磨く。先に磨いた部分に，ほかの部分を磨いた後の洗浄液がつかないよう（垂れてこないよう），指先は常に上に向ける。
・②ラビング法の手順：石けんと水道水で，両腕の指先から肘まで洗浄する→滅菌されたタオルやペーパータオルで水気を完全に拭きとる→アルコールを適量手に取り，手指，腕にもみこむ。アルコールの使用量，もみこむ時間は，使用する製剤により異なる（クロルヘキシジンを併用する方法もある）。
・グローブの装着法：閉鎖式グローブ法と開放式グローブ法があり，手術の際には，無菌的な状況を保つことができる閉鎖式グローブ法を用いる。

4. 麻酔管理の補助

1) 麻酔の手順

・麻酔の手順：麻酔前評価（動物の状態の確認，血液検査，心電図検査など），必要であれば絶食＆絶水→麻酔プロトコールの決定→麻酔前投与薬の投与→麻酔導入＆気管挿管→麻酔維持→覚醒

・麻酔リスクの評価：ASAによる全身状態分類に準じ，Ⅵの脳死状態を除いたⅠ〜Ⅴの5段階評価を行う。短頭種は元気であってもⅡに含む。Ⅲ以上の高いリスクにある動物は，極力全身状態を改善させてから手術に臨むべきで，麻酔の際には麻酔薬の減量や，導入薬の投与速度の減速などの対応が必要となる。

・麻酔に使用する薬剤：▶Link! p.136

麻酔リスク評価（ASA分類）

クラス	動物の状態	具体例
Ⅰ	正常で健康な状態	臓器疾患のない正常な動物，健康な動物
Ⅱ	軽度の疾患を有する状態	新生子や老齢動物，軽度〜中等度の肥満，単純骨折，症状のない心疾患など
Ⅲ	重度な疾患を有する状態	中等度の全身性疾患，軽度〜中等度の発熱，中等度の脱水や貧血，慢性心疾患，慢性腎臓病，軽度〜中等度の胸部外傷など
Ⅳ	重度な疾患を有する状態で生命の危機にある状態	ショック，発熱，尿毒症，重度の脱水や貧血，病的な肥満，衰弱，代償されていない心疾患・腎疾患・肝疾患，胃拡張捻転症候群，重度の胸部外傷，横隔膜ヘルニアなど
Ⅴ	外科的な介入をしても24時間以内に死亡する可能性のある状態	進行性多臓器不全，重度のショック，大きな外傷，播種性血管内凝固（DIC）など

2) 麻酔のモニタリング

・安全に麻酔を行うため，麻酔中には様々な項目のモニタリングを行う必要がある。モニタリングの際は決められた記録用紙を使用し，決められた時間に各項目をチェックして記録をつけるようにする。異常がみられた場合はすぐに獣医師に伝える。

・モニタリングに用いる機器：カプノメーター（呼気終末二酸化炭素分圧（$EtCO_2$）を計測する），パルスオキシメーター（動脈血酸素飽和度（SpO_2）を計測する），体温計，心電計，血圧計などがある。それぞれ，正確に計測できるか術前に確認しておき，麻酔時はエラーが生じないよう適切に装着する。

・機器を用いずに行うモニタリング：麻酔の深度をはかることを目的とし，モニターの確認だけでなく，毛細血管再充満時間（CRT），粘膜色の目視での確認，角膜反射（眼の表面を刺激する），眼瞼反射（眼瞼を刺激する），瞬目反射（眼に強い光を当てる）などの反射，眼振，流涙の有無の観察も重要である。

麻酔下のモニタリング項目

項目	犬	猫
心拍数 (回/分)	70〜180	145〜200
呼吸数 (回/分)	10〜40	20〜40
体温 (℃)	38.3〜40	38.3〜40
PCV (%)	35〜54	27〜46
総蛋白 (g/dL)	5.7〜7.8	6.3〜8.3
収縮期血圧 (mmHg)	110〜160 血圧は全身麻酔では一般に下がりやすく, 特に吸入麻酔下の動物や衰弱した動物では顕著である。一般的に全身麻酔下では, すべての動物種で平均血圧を 60〜70 mmHg 以上に保つ必要がある。	
拡張期血圧 (mmHg)	70〜90	
平均血圧 (mmHg)	80〜110	
動脈血pH	7.35〜7.45	
$EtCO_2$ (mmHg)	35〜45	
SpO_2 (%)	95〜100	
HCO_3^- (mEq/L)	17〜30	
総 CO_2 (mEq/L)	18〜31	
アニオンギャップ (mEq/L)	−4〜＋4	

特に, 心拍数, 体温, 血圧の低下に注意が必要である。また, $EtCO_2$の上昇, 呼吸数の低下 (or 呼吸停止) がみられる場合は, 換気の補助が必要となる。なお, 表中の動脈血pH, HCO_3^-, 総 CO_2, アニオンギャップは, モニタリングするために観血的な処置が必要となる。
PCV：血球容積比率 (ヘマトクリット値), $EtCO_2$：呼気終末二酸化炭素分圧, SpO_2：動脈血酸素飽和度, HCO_3^-：重炭酸濃度。

5. 術中補助

1) 手術に使用する手術器具, 縫合糸

手術器具・機材の種類とその特徴

種類			特徴
一般外科器具	メス	外科用メス	メス刃はナンバーにより刃の形が異なっており, ナンバーが小さいほど刃は小さく (細く), 大きいほど大きい (幅が広い)。
		電気メス	術前, 動物の下に対極板を敷いておく必要がある。
	剪刀	メッツェンバウム剪刀	脂肪や薄い筋肉などの組織を切開したり, 組織を鈍性に剥離したりするのに用いる。
		メイヨー剪刀	厚い結合組織のような硬い組織を切開したり, 組織を鈍性に剥離したりするのに用いる。
		リッタウアー抜糸剪刀	縫合糸の切断に用いる。
		上記のほか, ワイヤー切断剪刀, リスター包帯剪刀など	

(次ページに続く)

	種類	特徴
持針器 (把針器)	メイヨーヘガール持針器	縫合時に一般的に用いられる。
	オルセンヘガール持針器	あごと蝶番のあいだに剪刀が付いていて，結紮と糸切りがどちらもできる。
	マチュー式持針器	握り続けることでラチェットが開く持針器で，強い力で針を進めることができる。
	カストロビエホ持針器	主に眼科手術時の縫合に用いる。
ピンセット (鑷子)	ブラウン・アドソンピンセット	主に，縫合時に使用する。
	アドソンピンセット	主に，組織の切開時に使用する。
	有鉤ピンセット	主に，皮膚や筋膜をつかむのに使用する。
	ドベーキーピンセット	あごの部分が細長い鑷子で，主に血管や腸管などの粘膜に使用する。
	ドレッシングピンセット	主に，包帯交換時に使用する。
鉗子	アリス鉗子	先端が広く，歯が付いている鉗子で，組織を把持する際に使用する。
	バブコック鉗子	先端が広く，溝が付いている鉗子で，胃，腸，膀胱などを把持する際に使用する。
	タオル鉗子	タオルやドレープを動物の体に固定するのに用いる。
	ロエデルタオル鉗子	先端部分に金属の玉が付いており，組織に貫通することなくタオルやドレープを固定することができる。
止血鉗子	ハルステッド・モスキート鉗子	主に，小さな血管の止血に使用する。
	ケリー鉗子	主に，大きな血管の止血に使用する。
	クライル鉗子	主に，大きな血管の止血に使用する。
	ロチェスター・ペアン鉗子	主に，大きな組織や血管のコントロールに用いる。
	ロチェスター・オクスナー鉗子	主に，組織を挫滅するのに用いる。
リトラクター	手持ち式リトラクター	開創部分に器具を引っかけ，その器具を手で保持することで，術野の視界を良好に保つ。
	開創器	ハンドルにロック機能が付いているため，術野の視界を良好に保てる位置で固定できる。
	センリトラクター	両端の刃先の形状が異なっているリトラクターで，主に，皮膚，脂肪，筋肉の保持に使用する。
	ホーマンリトラクター	単鉤とハンドルで構成されるリトラクターで，主に整形外科や関節外科で使用する。
	卵巣子宮摘出鉤	先端がフック状になっているリトラクターで，卵巣子宮全摘出手術時に使用する。
	バルフォー開創器	腹壁にかける2つ鉤と，スプーンのような大きな鉤が1つ付いている開創器で，腹壁の牽引に使用する。
	フィノチェット開胸器	ラチェットが付いているため強力な牽引が可能であり，肋骨の牽引に使用する。
	ゲルピー開創器	主に，筋肉の牽引に使用する。
	ウェイトライナー開創器	主に，筋肉の牽引に使用する。

（次ページに続く）

種類		特徴
整形外科器具	ロンジュール	骨，軟骨，線維組織などの高密度の組織を破砕して切除するときに使用する。
	骨把持鉗子	骨，骨片を把持するために使用する。
	骨鋭匙	壊死した骨の除去や，海綿骨の削り出しなど，硬組織を削るために使用する。
	骨膜剥離子	骨の表面から骨膜やほかの軟部組織を剥離するために使用する。
歯科器具	歯科ユニット	歯科処置に必要な器械や器具が配置されている装置。
	超音波スケーラー	歯石除去を行う際に使用する器械。先端から水が出て，超音波の振動による摩擦熱を冷却する。
	高速ハンドピース	歯を削ったり分割したりするのに使用する。
	歯周プローブ	歯肉の縁下部の探査に用いる器具で，歯周ポケットの深さを調べるための目盛りが付いている。
	エレベーター	抜歯時，歯槽骨から歯を脱臼させるために使用する。
	抜歯鉗子	脱臼させた状態の歯を，つかんで抜去するのに使用する。

縫合糸

・縫合糸には様々な種類があり，使用する部位，目的によって使い分ける必要がある。糸の太さは，5が一番太いものと定められており，0より細いものは2-0，3-0（ニゼロ，サンゼロ）とゼロを重ねて番号が増えていき，番号が大きくなるほど糸は細くなる（5-0の糸は髪の太さと同じくらい）。

・縫合糸への組織反応：縫合糸は生体にとっては異物であるため，組織反応が起こる。組織反応の激しい順に，①天然素材のマルチフィラメント（絹糸）→②合成マルチフィラメント（ナイロン糸）→③合成モノフィラメント（ポリグリコネート（MAXON™））となる。

・縫合糸を高圧蒸気滅菌した場合：ポリグリコール酸（PDS®）やポリグラクチン（VICRYL®）は重度の損傷を受け，張力が破壊される。絹糸は軽度の損傷を受け，張力が減弱する。これらの滅菌は，エチレンオキサイドガス（EOG）によるガス滅菌にて行う。ナイロン，ポリエステル，ポリプロピレン，金属糸は，高圧蒸気滅菌にかけても張力を失わず，少なくとも3回の高圧蒸気滅菌に耐える。

縫合糸の分類

吸収性による分類	
吸収糸	・60日程度で張力を失う。 ・治癒が早い組織に使用する。
非吸収糸	・時間が経過しても張力が維持される。 ・治癒が遅い組織に使用する。
素材による分類	
合成糸	・ナイロン糸やステンレス糸などがある。 ・強い組織反応を起こしにくい。
天然糸	・絹糸などがある。 ・絹糸は，激しい組織反応を起こすことがある。
編み方による分類	
マルチフィラメント	・結び目がほどけにくい。 ・縫合糸の繊維内に感染が生じることがある。
モノフィラメント	・単一の繊維から形成されており，組織傷害や感染を起こしにくい。 ・結び目がゆるみやすい。

2) 直接補助と間接補助

・愛玩動物看護師が行う術中補助には，①直接補助と②間接補助がある。どちらを行うにしても，常にモニターを確認して動物の状態を把握すること，術野を無菌的に保つこと，術者の負担を軽減するよう努めることが重要である。
・①直接補助：術者と同じように手洗いをして，術衣，グローブを装着し，手術助手として無菌操作を行うこと。術者への器具出し，皮膚や消化管切開の補助，組織の牽引と保持，術野の止血や洗浄など，手術がスムーズに進められるようサポートする。
・②間接補助：術中に必要となった手術器具や縫合糸などの用意や，麻酔器やモニターの操作など，無菌的な操作が必要とならない手術室内外での補助を行う。

6. 術後管理

1) 麻酔覚醒後のモニタリング

・手術後の動物は，自発呼吸が戻り，意識が回復して麻酔から覚醒したようにみえても，麻酔から完全に離脱して状態が安定しているわけではない。全身麻酔に関連する大きな事故は術後3時間以内に多発するとの報告があり，その原因は循環障害，呼吸障害であるといわれている。すなわち，これらの異常を見落とさないようにモニタリングすることが重要である。
・全身性炎症反応性症候群 (SIRS)：手術の原因となった病態や，手術侵襲，疼痛を原因として，炎症性物質 (サイトカイン) による全身性過剰反応であるSIRSが起こることがある (敗血症もこの一種)。いち早く発見するためには，TPR (体温，脈拍，呼吸)，尿量，CBC (特に白血球数)，循環状態の確認が重要である。

入院室に移動する前に確認する事項

①意識レベル：清明であるか？
②体温：低すぎたり，高すぎたりしていないか（36℃以上あるか）？
③心拍：聴診，触診による心拍（脈拍，股圧），心電図は正常か？
④呼吸：聴診，触診，視診による呼吸は正常か？
⑤出血はないか？
⑥強い疼痛はないか？
⑦経皮的動脈血酸素飽和度（SpO₂）は正常か（98％以上あるか）？
⑧血圧は正常か？
⑨可視粘膜色，粘膜のうるおい，CRTは正常か？

2) 術後の疼痛管理

・手術によって引き起こされる痛みは，急性痛に分類される。痛みのピークは手術直後から12時間で，一般的に術後2〜3日間は痛みが続く。痛みがあると，食欲低下，術創の治癒遅延，睡眠障害，人とのコミュニケーションを嫌がるなどの影響が生じるため，痛みは積極的に取り除く必要がある。術後は痛みの有無，痛みのレベルを定期的に評価し，個体にあわせた疼痛管理を行う。

・疼痛管理に使用する薬剤：▶Link! p.138, 139

動物の示す疼痛のサインの例

犬	猫
・姿勢または体の位置を変える ・態度が変化する（攻撃的になる，人と遊ばなくなるなど） ・鳴き声の変化（クンクン鳴く，キャンと悲鳴を上げるなど） ・触れた際の反応（怒る，体をこわばらせるなど） ・動きが変化する（跛行がみられる，動かないなど） ・食欲が減少する ・落ち着かない ・呼吸が速い ・手術部位をなめる，噛む ・流涎がみられる	・眉間を狭め，目を細め，首を垂れる（頭を下げる） ・背中を丸め，腹部を緊張させる（腹部の外科手術後） ・異常な歩行，異常な体重移動をする，異常な姿勢で座る or 横臥する ・活動が低下し，食欲が消失する ・動かず静かになり，物陰に隠れ，威嚇音と唸り声を発する ・体の特定の領域を過度になめる（通常は術創） ・防御行動をとり，攻撃的になる ・グルーミングをしなくなる，尾を振る

7. 救急救命

心肺停止症例への対応

・心肺停止（CPA）：心臓と呼吸が止まり，機能的な血液循環と換気が停止している状態のこと。院内で発生する場合と，院外でCPAが発生して来院する場合がある。入院症例がCPAに陥らないよう，動物の変化を見逃さない看護を心掛ける。

・CPAとなる可能性が高い入院動物：麻酔から覚醒中の短頭種の犬，気道に異常のある動物，低血圧状態にある動物，重度の外傷がある動物，ショック状態にある動物など

心肺停止を起こしうる代表的な病態

・ショック	・呼吸不全	・重度の電解質異常
・重度脱水	・重症外傷	・心不全
・重度アシドーシス	・脳圧亢進	・血液量減少　など

・CPAが発生したときに，スムーズに心肺蘇生法（CPR）を実施することができるよう，必要となる薬剤や器具は分かりやすく整理整頓しておく。また，CPRにはチームワークが不可欠であるため，普段からスタッフ全体で手順を確認し，訓練しておく必要がある。

・心肺蘇生法（CPR）：VECCSから，犬と猫の心肺蘇生ガイドライン（RECOVER）が発表されている。RECOVERは，一次救命処置（BLS）と，二次救命処置（ALS），心拍動再開後の処置に分類されている。CPA発生後，すみやかにCPRを実施しなければ死に至るため，判断に無駄な時間はかけず，呼吸をしていない，脈がない，無反応な状態であればCPAを疑って，直ちに処置を開始する。

・心肺停止やショックの場合に使用する薬剤：▶Link! p.140, 144, 268

・救急救命時のモニタリング：麻酔覚醒後のモニタリング▶Link! p.236と同様，各バイタルサインのモニタリングを行う。

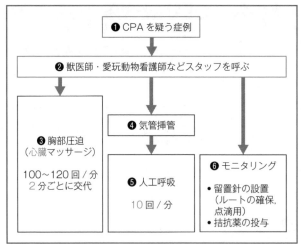

❶ CPA を疑う症例

❷ 獣医師・愛玩動物看護師などスタッフを呼ぶ

❹ 気管挿管

❸ 胸部圧迫
（心臓マッサージ）

100～120 回 / 分
2 分ごとに交代

❺ 人工呼吸

10 回 / 分

❻ モニタリング

・留置針の設置
（ルートの確保，点滴用）
・拮抗薬の投与

犬と猫の心肺蘇生法のアルゴリズム

❶～❺までが一次救命処置（BLS）で，❻は二次救命処置（ALS）である。CPRの現場に複数人いる場合は，ALSとBLSを同時に実施することが望ましい。

8. 動物理学療法

1) リハビリテーションと理学療法

・リハビリテーション：現在の医療では，「失った機能の回復だけでなく，障害者が人間らしく生きる権利の回復を援助すること」と解釈している。これを動物医療にあてはめると，「傷ついた動物が機能回復し，再び伴侶動物らしく生きられるように手助けすること」といえる。

・理学療法：手術や外傷などで一度は落ちてしまった身体機能を回復し，生活の質（QOL）を改善することを目的として行う療法のこと。リハビリテーションの一部を構成するものであり，動物医療においては，特に運動機能の維持もしくは回復を目的に行う療法のことを指す。動物医療における理学療法は，「疾患，高齢，障害などによって運動機能が低下もしくは低下が予測される動物に対し，基本的動作能力の維持と改善を目的に，運動療法や物理療法を施すこと」と定義される。

理学療法の利点

・生活の質（QOL）の改善	・非ステロイド性抗炎症薬（NSAIDs）を減量できる
・回復スピードの促進	
・疼痛の緩和と合併症の軽減	・非侵襲的
・筋肉，神経，関節の機能を改善	・家族参加型医療
・患肢への体重負重の増加や運動機能の向上	・ほかの損傷の予防

・早期からの理学療法が必要な理由：長期的にケージレスト*，寝たきりの状態，ギプス固定などの不活動状態になると，筋萎縮，骨萎縮，関節拘縮，褥瘡形成といった「廃用症候群」が生じる。神経学的または整形外科学的な異常がみられる部位，動物の状態，手術内容にあわせて，廃用症候群を引き起こさないよう理学療法を行うことが，機能回復のポイントとなる。

＊整形外科や神経外科の手術を行った後，関節や脊柱の不安定，骨折の癒合が不十分な場合には，ケージレストが適用される。10〜14日間の運動制限を行うが，このあいだはマッサージや屈伸運動，温熱療法などの負担のかからない理学療法は実施可能であり，痛みがある場合は鎮痛薬を使用する。

整形外科疾患に対して理学療法を行う際のポイント

・疾患，手術の種類，安定性などを考慮し，なるべく早期から治療を開始する。
・患肢への体重負重，筋力の増強，関節可動域の改善，浮腫の改善，筋けいれんや疼痛の緩和，動きの質の改善を目標とする。
・疼痛は，理学療法の妨げとなることがあるので，適切な疼痛管理を行う。
・最初はすべての運動療法を制限した上で行う。再骨折や再脱臼などを起こして，手術結果を増悪させないように注意する。

3

2

動物外科看護学

▶ 2) 理学療法の種類

・理学療法の種類：現在，小動物臨床領域で行われている理学療法は，運動療法と物理療法に大別される。
・理学療法の効果：疼痛緩和，関節可動域 (ROM) の改善，筋力の維持と増強，神経機能の改善効果が見こめる。
・理学療法で使用するもの：ほとんどの理学療法は，治療を行う者の手のみで行うことができるが，効果的に行うためには，ゴムマット，アイスパック，ホットパック，スイスボール，バランスボード，カバレッティレール，陸上または水中トレッドミル，吊り具 (ハーネス)，補助歩行用車椅子，電気刺激装置，超音波治療装置，低反応レベルレーザー治療器といった特別な器具や装置が必要となることもある。

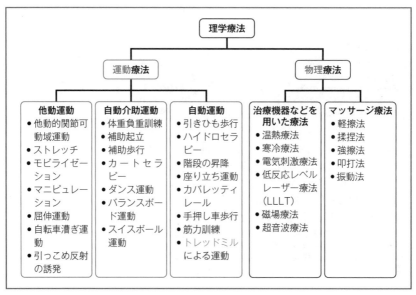

理学療法の種類

3 動物臨床看護学総論

 ## 1. 動物看護業務

- 動物看護におけるマネージメント：目標（求められる動物看護サービスの提供）に向かってチームや組織をつくり動かしていくことだけではなく，取り巻く資源を有効利用し維持管理することが必要とされる。
- マネージメント：目的を達成するために人や物をまとめて機能させ，進めていく過程のこと。
- PDCA サイクル：Plan（立案・計画）→Do（実行）→Check（評価・確認）→Action（改善）といったサイクルのことで，目的を達成するために必要なしくみである。
- 動物看護におけるマネージメントでは，病院の規模や形態にあわせた看護ケア提供システムを取り入れることが重要である。
  - →例：チームナーシングシステム：チームリーダーが責任をもってチーム内のメンバーに業務を割りあて，それぞれがケアに当たるシステム。
  - →例：プライマリーナーシングシステム：1人の看護師が，入院から退院までを一貫して担当し，ケアのすべてに責任をもつシステム。
  - →例：患者受けもち方式：1人の看護師が1人もしくは特定の患者を受けもち，1勤務帯において受けもち患者のケア，患者・家族・医師間の調整など看護のすべてを行う方式（新人教育）。
  - →例：機能別看護方式：患者の看護に必要な仕事をリストアップし，業務内容ごとに係を決めて看護する方式。
- 医療安全管理におけるリスクマネージメント：医療の現場においては，医療事故対策，感染予防対策，災害の予防と対策が基本として行われる。
- リスクマネージメント：損害（リスク）を組織的に管理（マネージメント）し，損失などの回避または低減をはかる手法のこと。
- インシデントレポート：通常では起こらない出来事が起きたとき，再発防止を目的として，その状況を報告するもの。
- インシデント：事故につながりかねない行為を未然に防げた例や，結果的には傷害や不利益を及ぼさなかったヒヤリ・ハット事象のこと。

2. 動物看護過程の展開

- 動物看護過程：①アセスメント→②動物看護診断→③動物看護計画→④動物看護実践→⑤動物看護評価。
- ①アセスメント：情報を収集し，整理・解釈・判断する過程。ノンバーバルコミュニケーション（表情，身だしなみ，声のトーンなど）とバーバルコミュニケー

ション(話す言葉づかい，メールや文章など)を適切に使って，飼い主との信頼関係を築くことが重要である。

- ②動物看護診断：動物看護師が介入することで除去・軽減・改善できる問題を抽出する過程。動物看護上の問題点の優先度を判断することが重要である。
- ③動物看護計画：それぞれの問題に対して目標を設定し，具体策を立案する過程。具体策の視点は，評価(観察)項目(検査のスケジュール管理，日常行動の観察，主症状や投薬副作用の観察など)，直接的な動物看護介入(食事介助やリハビリテーションなど動物への直接介助)，飼い主への教育指導(動物の療養生活に関するケアや，症状など観察ポイントの指導)に分けられる。
- ④動物看護実践：対象の状態にあわせて，安全・安楽を考慮して動物看護を実施し，その結果を記録する過程。動物看護記録(愛玩動物看護師が行う動物看護を一定の法則に則って記載したもの)を記載する際には，正確，簡潔，明瞭であることと，動物と飼い主の権利を尊重すること，責任の所在を明示することに注意する。
- ⑤動物看護評価：それぞれの目標の達成度を評価し，計画を継続・修正・終了すべきか判断する過程。目標として設定した期日だけでなく，毎日のケアの振り返りや病気の経過の移り変わり，退院など状況に変化があった場合にはその都度評価を行う。

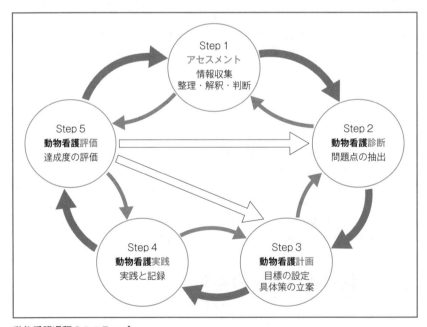

動物看護過程の5ステップ
基本的にはグレー矢印のとおりに進むが，修正が必要な場合はオレンジ矢印のように戻ったり，白矢印のように途中で見直しが入ったりする。

3. 診療録と動物看護記録

- ・動物病院での動物の記録には診療録と動物看護記録の２種類があり，どちらも動物病院の公的な記録である。
- ・診療録（カルテ）：獣医師の責任で作成される記録で，飼い主の情報に加え，動物の情報，既往歴，現病歴，現症状，各種検査所見，治療方針を系統的に記載したもの。▶Link！ p.104
- ・動物看護記録：主に愛玩動物看護師の責任で記載する記録で，実際に動物看護を実践するにあたり，動物の環境，普段の生活の状態に関する情報，家族との関係性，現在の健康状態，疾患に伴う病態の情報と経過，実際に行った看護の内容，それぞれの看護実践における報告事項などについて記載したもの。
- ・POS（問題指向型システム）：その患者の健康上の問題を認識して問題解決を進める考え方，およびそれに伴う一連の作業のこと。これに基づいて作成したカルテをPOMR（問題指向型診療録）と呼ぶ。
- ・動物看護記録の記載方法：POSを実践するための様式であるSOAP方式が有効である。

SOAPを構成する４つの要素

要素	記載内容	例
S（Subjective Data）	主観的情報	・動物についての家族の発言 ・異常についての窠告
O（Objective Data）	客観的情報	・愛玩動物看護師が実際に観察する中で得られた内容 ・各種検査結果や所見
A（Assessment）	解釈・判断	・主観的情報と客観的情報から考えられること ・実際の看護介入の具体策
P（Plan）	計画・実践	・問題を解決するための看護目標 ・目標をもとに実際に行った看護の項目や内容

4. 入院動物の看護

- ・感染症に罹患している，またはその可能性がある入院動物の受け入れ時の注意：触れる場合は使い捨ての手術着と手袋，ゴーグル，マスクを着用し，一般入院室ではなく隔離室に入れる。隔離室から出た後は，手洗いや消毒も丁寧に行い，踏みこみ式の消毒槽の必要性も検討する。
- ・入院動物の保温が必要な場合：低温やけどに注意しながら，湯たんぽや動物用ホットカーペットなど，温度を微調整できるものを使用する。
- ・入院動物が暑がっている場合：空調管理を行う，ケージの前で扇風機を回すなど，風通しをよくする工夫をする。
- ・入院動物の観察ポイント：食事・食欲，排便・排尿の様子，分泌物（吐瀉物，膿など）の有無，点滴やチューブの状態などを観察する。気づいたことは入院管理

カードに記入する。また，決められた時間にTPR（体温，脈拍，呼吸）などを記録し，投薬についても確認する。
・動けない動物のケア：寝返りを打たせること（褥瘡の予防），マッサージ（筋肉の萎縮の予防），圧迫排尿（排尿の補助）などが必要となる場合がある。
・高齢動物の看護に必要となるもの：ペットシーツ，歩行用ハーネス，動物用車椅子，動物用ワゴン，担架，褥瘡（床ずれ）防止用のパットや低反発マット，スロープやステップ（段差がある場所），滑りにくい床材，サークル，食器台などを，動物の状態に応じて用意する。

5. 在宅医療における動物看護

・在宅医療の定義：広義には，病院外で行う医療全般のことをいい，狭義には，通院困難な動物が過ごす自宅，もしくは施設などに医療者が訪問し，医療を継続することをいう。
・在宅医療で必要となりうるサポート内容：輸液・皮下注射の手技の指導，酸素発生器の導入についての説明・指導，投薬の指導，痛みのコントロール，ネブライザー用の薬剤のつくり方と使い方の指導など。

6. 終末期にある動物の看護

・人医療での終末期医療（ターミナルケア）：治癒の望めない終末期（ターミナル）を迎えた患者に対して，苦痛を与えるだけの延命治療を中止し，最期を迎えるまで患者にとって人間らしく意義のある生活を送り，尊厳ある死を迎えることができるよう援助すること。
・動物医療での終末期医療：人医療と違い，安楽死という選択肢がある。
・ホスピスケア：完治の見こみがないと分かった段階で，疾患の治療ではなく，その患者が楽に感じられるような症状の緩和，環境の整備，専門家による維持治療を優先して行い，症状を抑えること。
・緩和ケア：診断時や治療時から死に至る過程まで，病気の進行度にかかわらず苦痛を和らげること。
・死に対する援助（グリーフケア）：▶Link! p.280, 298
・エンゼルケア：生前の面影を可能な限り取り戻すとともに，体を清潔にし，感染症の予防を行うための処置をすること。

4　動物臨床看護学各論

✎ 1.　臨床徴候の理解と評価

- 症状と徴候：医学領域において「症状」とは，自覚症状のことを示す。しかし獣医学領域においては，動物は体調不良や疼痛を自ら言葉で訴えることはできず，飼い主が動物の何らかの異変を感じて来院するため，他覚症状を示す「徴候」という言葉を用いる。獣医学領域では，飼い主の訴える臨床徴候が「主訴」であり，その主訴に基づいて診察を進める。
- 問診の記録：5W1H(When：いつ，Where：どこが，Who：誰が・誰から，What：何が，Why：なぜ，How or Howmuch：どのように・どの程度)を意識するとよい。
- 動物の健康状態の把握には，TPR (体温，脈拍，呼吸) を基本としたバイタルサインの確認▶Link! p.203のほか，ABCD評価が有用である。
- ABCD評価：ABCは酸素が運搬される順番であり，ABCの経路が破綻している，または不安定な場合は，最も緊急性が高く危険な状態であるといえる。
  - →AB (呼吸の評価：Aは気道，Bは呼吸＆換気)：頻呼吸，努力性呼吸 (猫では鼻翼呼吸や開口呼吸) がないか確認する。
  - →C (循環の評価)：意識レベル，心拍数，粘膜の色の異常の有無から，ショックに陥っていないか判断する。
  - →D (中枢神経系機能の評価〔意識レベルの評価〕)：人の昏睡評価法を小動物用に改変した小動物コーマスケールや，改変グラスゴーコーマスケール (MGCS，運動機能，脳幹反射，意識レベルのスコアの合計により評価) を用いて，意識レベルを評価する。

✎ 2.　全身徴候

食欲不振，食欲廃絶

- 定義：明確な定義はないが，食事を摂取したいという生理的な欲求が喪失している状態を指す。食欲は，食事の変化 (におい，味，温度など)，口や歯などの痛み，慢性消耗性疾患や腫瘍 (がん性悪液質など) の状態，環境因子 (食器の材質，ほかの動物や人の存在など) などの影響を受ける。
- 食欲亢進＆抑制の機序：健康な状態では，空腹時に胃から食欲刺激物質 (＝グレリン) が放出されることで，食欲が亢進する。また血糖値の低下も摂食中枢を刺激し，食欲を亢進する。摂食によって，胃の伸展刺激，血糖値の上昇，(セロトニンの分泌)，膵臓からのインスリンの分泌，消化管からのコレシストキニン (CCK)，ペプチドYY (PYY)，グルカゴン様ペプチド1 (GLP-1) などの消化管ホルモンの分泌が起き，摂食行動が抑制される。

3
4
動物臨床看護学各論

元気喪失

- 定義：活動が抑制され，刺激に対する反応がない状態。
- 身体的要因：全身性疾患，疼痛，呼吸器疾患，循環器疾患など多岐にわたる。

発熱・低体温

- 定義：体温が参考値の上限を超えた場合を発熱，下回った場合を低体温という。一般的に犬猫では，39.2℃以上を発熱と捉える。
- 体温は視床下部の体温調節中枢で調節され，日内変動している。▶Link! p.49
- 発熱時は，内因性or外因性発熱物質によって体温調節中枢のセットポイントが変更され，平熱を超えて体温が上昇する。
- 内因性発熱物質（＝発熱性サイトカイン）：外因性発熱物質などによって，マクロファージ，好中球，リンパ球から放出される。この発熱性サイトカインによって，体温調節中枢の血管内皮細胞からアラキドン酸カスケードを経て，プロスタグランジン（PG）E_2が産生され，体温が上昇する。
- 低体温：獣医療では一般的に，鎮静や麻酔により生じることが多いが，それ以外で生じる低体温は，甲状腺機能低下症による代謝の低下や，敗血症やショックなど体の代償機構の破綻で起こり，致死的な病態であることが多い。

体温の変動による弊害

体温の変動		弊害
高体温	42〜43℃が持続	蛋白変性が起こり，細胞傷害から多臓器不全に発展する。
	41℃を超える	神経細胞が傷害を受ける。
低体温	32〜35℃	頻呼吸，頻脈，高血圧，シバリングなど交感神経反応が認められる。
	28〜32℃	体温低下に対する反応が消失する。シバリングの消失，意識障害，徐脈（心房細動や房室ブロック）が認められる。
	28℃を下回る	昏睡に陥り，呼吸停止，高度徐脈（心室細動や洞停止）が認められ，死に至る。

熱型

種類	弛張熱	稽留（持続）熱	周期熱	間欠熱
概要	・日内差が1℃以上，最低体温が39.2℃以上 ・敗血症，ウイルス感染，化膿性疾患など	・日内差が1℃未満，体温が39.2℃を超えて持続する ・リンパ腫，髄膜炎など	・無熱期と有熱期が一定の間隔をおいて規則的な周期で現れる ・マラリア感染症など	・日内差が1℃以上，最低体温が平熱に戻るときもある ・薬剤アレルギーなど
39.0℃				

疼痛

・原因によって侵害受容性（炎症性）疼痛，神経障害性疼痛，どちらにも当てはまらない疼痛に分類される。がん性疼痛は通常，炎症性疼痛と神経障害性疼痛の両方の特徴を示す。▶Link! p.49, 138

削痩（体重減少）

・定義：標準体重から20%以上の減少が認められる場合 or 短期間に10%以上の減少が認められる場合。体脂肪量の減少が主であるが，進行すると筋肉量も減少していく。人医療では体型の評価にBMIを用いるが，犬猫では主にボディ・コンディション・スコア（BCS）を用いる。▶Link! p.82

・明確な基準はないが，一般的に重度の食欲不振や食欲廃絶が3〜5日以上継続する場合 or 短期間に体重の10%以上が減少する場合には栄養療法を検討する。栄養療法の原則は「消化管に問題がない限り消化管から栄養療法を行う」ことである※。▶Link! p.86

※消化管へのエネルギー供給が途絶えると腸絨毛が萎縮し，消化管からのバクテリアルトランスロケーション（腸管のバリア機能が破綻し，腸内細菌や産生された毒素が体内に移行すること）を起こし，多臓器不全に発展する可能性がある。

3. 特異的徴候

1）循環器，呼吸器にかかわる特異的徴候

運動不耐性（易疲労性）

・定義：散歩を嫌がったり，今まで行っていた運動をしなくなったりする状態。

・原因：筋骨格疾患，肥満，内分泌疾患など多岐にわたるが，循環不全や低酸素状態に関連する貧血，循環器疾患，呼吸器疾患であることが多い。

発咳（咳嗽）

・定義：深吸気に引き続き，声門を閉じて胸腔内の気圧を極端に上昇させ，声帯を開いて一気に呼出する特有な呼吸で，気道内の異物の排除機構として反射的に生じる。咳受容体は気管から気管支に多く分布しているため，肺実質（肺胞）のみの疾患の場合は発咳を示すことは少なく，この場合は努力呼吸や呼吸困難を示すことが多い（咳以外の呼吸状態の確認が重要）。

・咳の評価：多くの場合，カフテストで評価する。咳を機械的刺激により誘発し，咳の出やすさを5段階で評価する。

心雑音

・心臓の収縮期，拡張期 or 2相期にわたって出現する。重要なのは心雑音が生じる時相である。▶Link! p.204

心雑音の分類と鑑別疾患

時相	心雑音の分類	鑑別診断	心音図
収縮期	駆出性雑音	最強点：左心基底部 ・肺動脈狭窄症 ・大動脈狭窄症 ・相対的肺動脈狭窄症 ・右室二腔症 ・左室流出路閉塞	
	逆流性雑音	最強点：右心尖部 ・三尖弁閉鎖不全症 ・心室中隔欠損症（VSD） 最強点：左心尖部 ・僧帽弁閉鎖不全症 ・房室中隔欠損症（ASD） ・僧帽弁異形成	
拡張期	逆流性雑音	最強点：左心基底部 ・大動脈弁閉鎖不全症 ・肺動脈弁閉鎖不全症	
その他	連続性雑音	最強点：左心基底部 ・動脈管開存症（PDA）	
	往復雑音	・大動脈弁狭窄症 　＋大動脈弁閉鎖不全症 ・心室中隔欠損症（VSD） 　＋大動脈弁閉鎖不全症（AR）	

不整脈

・定義：洞調律（心臓の規則的な興奮収縮のリズム）が一定でない不整な脈のこと。リズム不整の種類によって，頻脈性不整脈（心拍数が180回/分以上〔犬〕），徐脈性不整脈（60回/分未満〔犬〕），期外収縮（洞結節以外で刺激が発生する）に分けられる。不整脈が発生する場所によって，上室不整脈と心室性不整脈に分類される。▶Link! p.214

高血圧

・定義：一般的に，安静時の動脈圧が持続的に一定基準を超える状態と定義され，動物では収縮期血圧160 mmHg以上とされる。▶Link! p.203

・高血圧には，全身性高血圧，呼吸器疾患や心臓病などで肺動脈圧が上昇する肺高血圧症，肝硬変などで門脈血圧が上昇する門脈高血圧（≒門脈圧亢進症）がある。このうち全身性高血圧は，本態性高血圧と二次性高血圧に分けられ，一般的に動物では二次性高血圧が多いとされている。

努力呼吸

・呼吸困難とは呼吸に伴う不快感と定義され，呼吸が苦しいという主観的な自覚症状であり，呼吸不全とは異なる。獣医学領域では，動物が努力呼吸を行っている場合，呼吸困難であると判断する。呼吸不全に陥っている場合は，直ちに酸素吸入を行う。▶Link! p.208

・呼吸音（異常呼吸音）の評価：スターターは鼻腔から鼻咽頭の閉塞時に生じ，口を閉じているときに鳴る。ストライダーは喉頭口から胸腔外気道の閉塞で生じ（軟口蓋過長，喉頭虚脱など），口を開いているときに鳴る。ゴロ音，ゼロ音は気道分泌の過剰亢進（重症の蓄痰）を示唆し，吸気でも呼気でも聞こえ，音の発生は不規則である。▶Link! p.256

▶ 2) 消化器にかかわる特異的徴候

流涎

・定義：唾液分泌が異常に亢進した状態と定義される。流涎の原因は，唾液分泌反射に関与する末梢因子の障害，分泌中枢の障害に分けられる。
→末梢性の流涎：口内炎，舌炎など口腔内の異常や疼痛による
→中枢性の流涎：ヨード，水銀塩などの薬物中毒，てんかんなどの神経疾患

・嚥下障害に起因する口外への唾液流出は，仮性流涎症と呼ばれる。

・唾液分泌中枢が嘔吐中枢の近くに存在することから，嘔吐中枢が刺激されると唾液分泌中枢も一緒に刺激され，悪心や嘔吐時に流涎も認められる。

嘔吐

・定義：胃内容物の口からの急激な吐出と定義され，胃噴門部の弛緩，胃幽門部の収縮，横隔膜腹壁筋の収縮が連動した反射運動によって生じる。▶Link! p.147 吐物がみられない空嘔吐も嘔吐に含まれる。

・吐物による気道閉塞，誤嚥性肺炎，脱水に注意する。

吐出

・定義：腹圧の上昇を伴わず，食道内に停滞した食物が体動により受動的に口から排出されることで，嘔吐とは区別される。主に，食道の運動機能異常による蠕動運動の低下，器質的な異常による狭窄が原因となる。

下痢

・定義：糞便中の水分含有量が増加して，糞便が泥状や水様になること（泥状便，軟便，水様便など）。

・症状が続く期間により，急性下痢（3週間以内に消失）と慢性下痢（3週間以上続く）に分けられる。また，障害を受ける部位により，大腸性下痢と小腸性下痢に分けられる。

・さらに，下痢は原因により，①浸透圧性下痢（高浸透圧性物質による），②滲出性下痢（腸粘膜上皮細胞の透過性亢進による），③炎症性下痢（≒滲出性下痢），④分泌性下痢（腸陰窩の水分の分泌亢進による），⑤腸管運動異常（腸内容物の急速な通過による）に分けられる。

→例：①浸透圧性：薬剤性，乳糖不耐症，②滲出性：細菌性大腸炎，炎症性腸疾患（IBD），③炎症性：内分泌腫瘍，④分泌性：甲状腺機能亢進症，糖尿病

小腸性下痢と大腸性下痢の鑑別

臨床症状	小腸性下痢	大腸性下痢
便の量	＋＋＋	＋
粘液	－	＋＋＋
排便の頻度	＋	＋＋＋
しぶり	－	＋＋＋
排便障害	－	＋
体重減少	＋＋	＋
嘔吐	＋	＋＋＋
全身状態の悪化	＋	－

便秘
・定義：排便回数の減少 or 排便が困難な状態と定義される。
・便秘は，①機能性便秘（腸管の運動異常に伴う）と，②器質性便秘（腸の通過障害，大腸の狭窄などによる）に大別される。
・①機能性便秘には，食事性便秘（食事の偏りによる），直腸性（習慣性）便秘（排便刺激の無視などの習慣による），弛緩性便秘（大腸の緊張低下や収縮力低下による），けいれん性便秘（副交感神経の過緊張による）がある。

血便
・定義：肛門からの血液の排出を総称して下血と呼び，その色調によって血便（鮮血便）と黒色便（タール便＝メレナ）に分かれる。大腸（特に横行結腸以下，直腸に近い部位）からの出血ほど鮮血色（赤い）になる。
・黒色便：主に上部消化管の出血による。赤血球中のヘモグロビン（鉄）が酸化されることで黒色調を呈する。上部消化管で大量に出血した場合には，血便を呈することもある。鉄剤の大量投与や，鼻出血，口腔内の出血を嚥下した場合にも生じることがあり，これは偽性タール便と呼ばれる。
・粘血便：鮮血＋白色調の粘液の便。

黄疸
・定義：血中ビリルビン濃度が上昇し（TBil：2.0〜3.0 mg/dL以上），皮膚や粘膜が黄染した状態。原因によって，①肝前性，②肝細胞性（肝性），③閉塞性の3つに大別される。
・①肝前性黄疸：主に溶血性疾患によって，肝細胞の処理能力を超えるビリルビンが産生される場合に起こる。
・②肝細胞性（肝性）黄疸：非抱合型ビリルビン*の肝細胞への取りこみ障害（肝細胞障害），肝細胞の抱合能の異常，抱合型ビリルビン*の肝細胞から胆汁への排泄異常などによって起こる。肝リピドーシスなどにより生じる。
・③閉塞性黄疸：胆汁排泄経路の通過障害（胆汁うっ滞）により生じる，抱合型ビ

リルビンの排出障害，肝細胞への非抱合型ビリルビンの取りこみ低下，血中への
ビリルビンの逆流によって起こる。胆汁うっ滞は閉塞部位により，肝内胆汁うっ
滞と肝外胆汁うっ滞に分けられる。

＊ビリルビン代謝：ビリルビンとは，赤血球の代謝に伴いヘモグロビンが分解されて生じる物質で
ある。ビリルビンは，アルブミンと結合して血液中を運搬され，肝臓でグルクロン酸抱合を受
け，抱合型（直接）ビリルビンとなって肝臓から胆汁中に分泌される。胆汁成分として腸管に排泄
されたビリルビンは，最終的にウロビリノゲンになり，尿や便に排泄される。グルクロン酸抱合
を受けていない遊離型ビリルビンは，非抱合型（間接）ビリルビンと呼ばれる。

3) 泌尿器にかかわる特異的徴候

・下部尿路徴候：排尿に関する徴候の総称。多くの場合，頻尿や血尿が主訴。

頻尿

・原因：器質的または機能的な膀胱容量の減少，膀胱粘膜の刺激，多尿など。

血尿

・定義：腎臓 or 尿路からの出血により，尿中の赤血球数が増加した状態。肉眼的
血尿と顕微鏡的血尿に分けられ，多くの場合，肉眼的血尿を主訴として来院す
る。肉眼的に赤い尿の場合には，ヘモグロビン尿（血色素尿≒溶血性疾患の潜在）
やミオグロビン尿（筋色素尿≒筋組織の傷害）の場合もあるので注意する。

・原因：腎臓由来（例：腎盂腎炎），尿路由来（例：結石），血液凝固異常など。

多飲多尿

・定義：多飲は，飲水量が犬で90〜100 mL/kg/日以上，猫で45〜50 mL/kg/日
以上の場合。多尿は，尿量が犬で45〜50 mL/kg/日以上，猫で40 mL/kg/日以
上の場合。

・原因：多尿が多飲に起因する場合（心因性多飲，ステロイド投与など）と，多飲
が多尿に起因する場合（尿崩症，糖尿病，腎臓病など）がある。飲水量は視床下
部-下垂体，腎臓によって調節されているため，これらに異常がある場合や，こ
の調節機構に対する異常がある場合に，多飲多尿となる。多飲多尿を示す多くの
疾患では，利尿作用により尿量が増加した結果，多飲が引き起こされる。

・バソプレシン（AVP，抗利尿ホルモン）：血漿浸透圧の上昇により下垂体後葉か
ら分泌される。腎臓の集合管における水の再吸収を促進する（＝尿量減少）。

4) 神経系，運動器系，感覚器系にかかわる特異的徴候

跛行

・定義：四肢のうち一肢以上を引きずって歩くことをいう。跛行の多くは疼痛に続
発して起こるが，ほかに神経障害，機械的骨格異常（対側肢の長さの違いや関節
の変形など），自己免疫性疾患，代謝性疾患，腫瘍，感染に続発して起こること
もある。遺伝，肥満や成長期の栄養過多or不足などが原因となることもある。

掻痒

・定義：掻きたくなるような皮膚の特別な刺激感のこと。皮膚をなめる，引っか
く，体をこすりつけるなどの行動や，皮膚の掻破痕がみられる。

- 原因：多くは感染症，アレルギー疾患が原因だが，ほかに角化症，精神的な要因，免疫介在性疾患，腫瘍などが原因になることもある。
- 痒み刺激の種類：皮膚での痒み刺激は，末梢の感覚神経（求心性C線維）によって，脊髄後角を介して中枢に伝達される。痒みを伝達する神経経路は，①ヒスタミン依存性と②ヒスタミン非依存性の2つが知られている。ヒスタミンは肥満細胞から放出され，急性の痒みに関連する。②ヒスタミン非依存性では，インターロイキン（IL）-31が関与する（Th2細胞で産生されるサイトカイン）。

発作（全身性発作）

- 定義：ぜんそく発作やてんかん発作，心臓発作，脳卒中など，様々なものがある。獣医学領域では発作といえばけいれんを指す場合が多く，けいれんは主にてんかん発作（大脳のニューロンの過剰興奮）によって起こる。
- てんかん発作には部分発作と全般発作があり，原因によって特発性てんかん，症候性てんかん，潜因性てんかんに分けられる。▶Link! p.140, 264 また，発作は臨床徴候によって，欠神発作，脱力発作，ミオクロニー発作（一部 or 全身の筋収縮），強直性発作（全身の筋収縮，弓なり緊張の姿位），間代性発作（筋肉の収縮・弛緩の反復），強直間代性発作に分けられる。

視覚障害

- 定義：急激または徐々に進行する視覚の低下，喪失。
- 原因：眼疾患（角膜や水晶体などの中間透光帯の疾患，網膜の障害）と，視路（視神経から脳まで）の疾患に分けられる。

難聴

- 定義：音が耳に入ってから脳に伝わるまでの段階の障害により，音が聞こえにくいor全く聞こえない状態。障害の部位によって，伝音難聴（外耳〜中耳の障害），感音難聴（内耳の障害），混合性難聴，中枢神経性難聴に分けられる。

眼振

- 定義：不随意に起こる両眼共同性で律動性の往復眼球運動と定義される。眼球の揺れの形から，①振子型（方向性をもたず往復運動を繰り返す）と，②衝動型（急速相と緩徐相がある）に分けられる。揺れの方向から，水平性，垂直性，回旋性に分けられる。
- ②衝動型：急速相の向き＝眼振の方向（例：水平眼振で急速相が右＝右向き眼振）。緩徐相が病的な相。
- 原因：前庭動眼反射など，眼位を一定に保つ機能の障害や，小脳，前庭核など神経経路の異常。食欲低下や嘔吐を伴うことがある。

捻転斜頚

- 定義：体幹と四肢の正常な位置からずれて，一方の耳を地面の方向に傾けた状態（＝耳が水平でない状態）。眼振と同様，前庭障害で特徴的な臨床徴候。
- 前庭障害は，障害される部位によって末梢性前庭障害と中枢性前庭障害に分けられる。通常，捻転斜頚は病変のある方に傾き，その方向に旋回することもある（傾いた方にぐるぐる回る）。

5) 血液系にかかわる特異的徴候

貧血
- 定義：末梢血中の赤血球数 (RBC)，ヘモグロビン濃度 (Hb)，血球容積比率 (ヘマトクリット値，PCV) のいずれか1項目以上の低下。▶Link! p.272 Hbが低下し，血液の酸素運搬能が低下し，臓器が低酸素状態になる。
- 原因：赤血球の産生減少 (造血幹細胞 or その分化の障害，赤芽球の増殖成熟の障害)，赤血球消失量の増大 (溶血や出血)，or その両方。

赤血球の形態による分類

分類	MCV	MCHC	原因の例
正球性正色素性	正常	正常	出血，急性の溶血
大球性正色素性	↑	正常	再生性貧血
大球性低色素性	↑	↓	再生性貧血
小球性正色素性	↓	正常	慢性疾患による貧血
小球性低色素性	↓	↓	慢性鉄欠乏

MCV：平均赤血球容積，MCHC：平均赤血球血色素濃度。

出血傾向
- 定義：止血機構に先天性or後天性の量的異常，質的異常をきたすことで，容易に出血し，一度出血するとなかなか止まらない状態のこと。
- 原因：止血は一次止血と二次止血 (血液凝固) に分けられ，出血傾向をきたす場合は，一次止血＆二次止血の異常，線溶系の亢進が疑われる。止血機構に関連する因子のいずれかに異常が生じると出血傾向となりうる。▶Link! p.46, 155, 228

4. 特異的病態

1) 尿毒症

- 定義：腎機能低下によって，何らかの臨床徴候が出ている状態。血中尿素窒素 (BUN) などの蓄積による中毒症状だけを指すのではなく，腎機能障害によって生じる水分や電解質の異常，代謝性アシドーシス，ビタミンDの活性化障害，副甲状腺 (上皮小体) ホルモンの産生＆分泌亢進，エリスロポエチンの産生低下などによってもたらされる，多彩な臨床徴候の総称である。
  →例：食欲不振，嘔吐，多飲多尿，高血圧，貧血，発作

2) 肝性脳症

- 定義：重度肝機能障害や門脈体循環短絡 (シャント) により，体内で発生or腸管から吸収された中毒性物質が，肝臓で解毒されずに脳などの中枢神経に到達し，意識障害や異常行動などの神経症状を起こす症候群のこと。

・原因物質：特にアンモニアが重視されているが，アミノ酸インバランス (分岐鎖
アミノ酸 (BCAA) と芳香族アミノ酸 (AAA) のバランス) による脳内伝達物質代
謝の異常，短鎖脂肪酸なども挙げられている。
・管理：窒素負荷を軽減させるため，低蛋白食の給与と腸内細菌のコントロールが
重要であるが，エネルギー不足に注意する。▶Link! p.85

3) 褥瘡

・定義：体に加わった外力により，骨と皮膚表層のあいだの軟部組織の血流が低下
or停止し，組織が不可逆的な虚血性障害に陥ること。
・外力とは，主に体重による圧迫のことを指すが，圧迫には垂直方向に圧縮する力
だけでなく，「引っぱり応力」「せん断応力」といわれる力も含まれている。
・褥瘡は，①虚血性障害，②再灌流障害，③リンパ系機能障害，④細胞&組織の機
械的変形の4つの機序が複合的に関与している。寝たきりの動物や，脊髄損傷な
どで完全or不全麻痺を抱える動物で多く発生する。
・管理：マットレスやタオルで褥瘡部に体重がかからないようにする。寝返りは
2〜3時間おきに行う。

4) 播種性血管内凝固 (DIC)

・定義：様々な基礎疾患によって血液凝固系が活性化され，全身の微小血管内に微
小な血栓が多発する病態であり，致死的で非常に危険な状態である。重症化する
と，微小循環不全による臓器障害や，微小血栓が大量につくられることによる血
小板や血液凝固因子の枯渇&線溶系の亢進＝出血傾向を示すこともある。

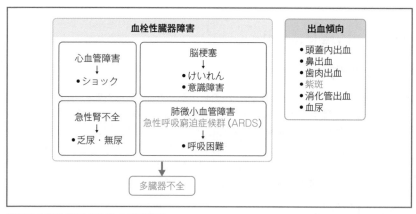

播種性血管内凝固 (DIC) の臨床徴候

5. 代表的な疾患

1) 循環器疾患

代表的な循環器疾患

疾患名	病態	特徴
僧帽弁閉鎖不全症	・僧帽弁(左心房と左心室の境界にある)の閉鎖不全により,僧帽弁逆流が起こる。 ・進行すると左心房拡大が顕著となり気管支が圧迫され,発咳が誘発される。	・症状:心雑音や発咳。進行するとうっ血性心不全(心原性肺水腫)になり,呼吸困難,チアノーゼ,失神,虚脱などがみられる。 ・好発品種:キャバリア・キング・チャールズ・スパニエル,小型犬。
拡張型心筋症 (DCM)	心臓の運動性が低下し,心臓の重度拡張が誘発される(収縮能の低下)。	・症状:初期には不整脈以外の症状がほとんど認められず,進行するとうっ血性心不全や致死性の不整脈が起こることがある。 ・好発品種:大型犬。
肥大型心筋症 (HCM) ▶Link! p.69	心室中隔と左室自由壁の心筋肥大により拡張能が低下する。	・症状:初期にはほとんど症状が認められない。進行するとうっ血性心不全とともに胸水貯留による呼吸困難がみられることがある。 ・動脈血栓塞栓症へと進展することがある。 ・好発品種:メインクーン,ラグドール。
動脈血栓塞栓症	重度に拡大した左心房や左心耳内で形成された血栓が各動脈に塞栓する。	・症状:罹患直後からの重度の疼痛や患部の冷感,運動異常。 ・神経・運動機能障害。
腹膜心膜隔膜ヘルニア	横隔膜の癒合不全により心膜腔と腹膜腔が横隔膜腹側部で連絡する。	・無症状のことが多いが,呼吸器・消化器症状を呈することもある。 ・先天性の疾患。外傷による場合もある。
心房中隔欠損症	欠損孔を通して左心房から右心房への短絡血流が発生する。特に欠損孔が大きい場合は右心房と右心室が拡張する。	・欠損孔が小さい場合:症状はほとんどない。 ・欠損孔が大きい場合:運動量の低下,チアノーゼ(アイゼンメンジャー症候群*による)。 ・先天性心疾患であるが,発生頻度は高くない。
心室中隔欠損症 ▶Link! p.69,128	心室中隔に欠損孔が存在し,欠損孔を通して左心室から右心室経由で肺動脈への短絡血流が発生する。	・犬,猫では心室中隔膜性部の欠損タイプが多い。 ・欠損孔が小さい場合:症状はほとんどない。 ・欠損孔が大きい場合:運動量の低下,チアノーゼ(アイゼンメンジャー症候群による),左心不全による心原性肺水腫がみられる。
卵円孔開存症	心房中隔の癒合が不完全で,卵円孔弁部にわずかな隙間が存在する。	・犬,猫では問題となることは少ない。
右大動脈弓遺残症	胎生期における大動脈弓の異常発生により右大動脈弓が遺残することで,胸腔内の各血管の位置に偏位が起こり,食道を取り囲む輪状の組織が形成される。	・症状:食道狭窄による離乳後からの吐出,発育不良。 ・誤嚥性肺炎を併発することがある。
動脈管開存症 ▶Link! p.69,128	胎生期にみられる動脈管の閉鎖が起こらず,大動脈から肺動脈への血流が起こる。	・症状:運動量の低下,チアノーゼ(アイゼンメンジャー症候群による)。 ・罹患率は雄より雌のほうが2〜3倍高い。
犬糸状虫症:▶Link! p.169, 190		

*アイゼンメンジャー症候群:肺動脈圧が大動脈圧を上回り,この血圧の差に依存して逆短絡(肺動脈から大動脈へ血液が移動する)が起こる病態。

▶ 2) 呼吸器疾患

代表的な呼吸器疾患

疾患名	病態	特徴
アレルギー性鼻炎	様々なアレルゲンに感作されることで，鼻粘膜の炎症が起こる。	・症状：くしゃみ，水様性～粘性の透明鼻汁など。
気管虚脱	気管軟骨が軟化し，呼吸運動に伴って変形する。	・症状：荒く乾いた慢性的な咳（ガチョウの鳴くような咳）。 ・好発品種：チワワ，トイ・プードル，ポメラニアンなどの小型犬。
短頭種気道(閉塞)症候群	上部気道の内腔が狭まり，吸気努力を呈する。	・症状：酸欠，失神(暑い季節，興奮時，運動時)。 ・ペルシャなどの猫でもみられる。
軟口蓋過長	軟口蓋が過剰に長く，喉頭蓋に達して気道をふさぐことにより呼吸状態が悪くなる。短頭種気道症候群の1つ。	・症状：いびき，吸気時の異常音，チアノーゼ，呼吸困難。 ・好発品種：短頭種。
気管支拡張症	重度または慢性的な呼吸器感染症とそれに伴う炎症により，気管支の不可逆的な拡張が起こる。	・症状：慢性・湿性の咳，吐き気様症状，粘性・膿性の喀痰，運動時の呼吸困難など。
気管支炎	主に細菌やウイルス感染により気管支壁に炎症が起こり，気道に腫脹や分泌物がみられる。	・急性気管支炎，慢性気管支炎がある。
アレルギー性肺炎	異物を繰り返し吸引することにより，肺胞でアレルギー反応による炎症が起こる。	・症状：咳，発熱，呼吸困難。 ・原因：もとは病原性のない埃やカビ，化学物質など。
誤嚥性肺炎(吸引性肺炎)	誤嚥した液体・異物・食物などが気道内に吸引されて，肺に炎症が起こる。	・症状：誤嚥時の突然の発咳，その数時間以内の呼吸困難・ショック。
肺水腫	肺の中を通る血管内の液体成分が肺の間質や肺胞に漏出する。	・心原性肺水腫(主に左心不全による)と非心原性肺水腫に分けられる。
猫喘息	突然の咳，呼吸困難。気管支が炎症を起こし狭くなることで，気道閉塞が起こる。	・症状：軽度の咳から，重度の開口呼吸を起こすものまで様々な呼吸器症状を示す。
膿胸	細菌などの感染により，胸腔内に多量の膿性滲出液が貯留する。	・チアノーゼ，呼吸困難，犬座姿勢による開口呼吸などの呼吸器症状，発熱，ショックなど。

猫上部気道感染症(猫カリシウイルス感染症，猫ウイルス性鼻気管炎)，ケンネルコフ，犬ジステンパー：▶Link! p.172, 173

▶ 3) 消化器・栄養代謝性疾患

・歯周病は歯肉炎と歯周炎に分けられる。
・歯石：歯垢に唾液中のカルシウムなどが沈着して石灰化が起こったもの。歯垢は歯ブラシで除去できるが，歯石はできない。

代表的な口腔・食道の疾患

疾患名	病態	特徴
不正咬合	上下の歯がきちんと噛み合っていない。	・原因：乳歯遺残によることが多い。
歯肉炎	歯肉が炎症を起こし，赤くなったり腫れたりする。	・歯周病の一番初期の病変である。 ・原因：歯垢中の細菌。 ・治療によりもとの状態に戻すことができる。
歯周炎	歯肉炎が進行し，歯と歯肉のあいだに歯周ポケットが形成される。	・歯槽骨が破壊されているため，治療してももとの状態に戻すことはできない。
猫の歯肉口内炎（尾側口内炎）	歯肉炎や歯周病とは関係なく口腔後部の粘膜に炎症が起こる。	・症状：発赤，潰瘍などによる激しい疼痛，食欲低下など。 ・治療：抜歯，ステロイドの投与など。
口蓋裂	本来は口腔と鼻腔を隔てるはずの口蓋や軟口蓋が，発育過程で癒合せず，口腔と鼻腔が通じた状態。	・症状：嚥下困難，鼻からミルクの逆流，発育不良，くしゃみなど。 ・後天性に起こる場合は，進行した歯周病に起因することが多い。
食道炎	食道を保護している防御機能の崩壊により，食道粘膜に炎症が起こる。	・症状：吐出，嚥下困難，流涎，食欲不振など。 ・原因：異物・刺激物質の摂取，慢性的な胃内容物の食道への逆流など。
食道狭窄	炎症に対する反応として瘢痕形成が起こり，食道に通過障害が生じる。	・原因：逆流性食道炎，テトラサイクリン系の抗菌薬による食道炎（猫），異物による食道壁の損傷など。
巨大食道症	食道筋の変性により食道が弛緩し，食道が拡張することによって，食物が胃に送りこまれなくなる。	・症状：吐出，体重減少，多食，脱水，咳など。 ・先天性の場合，迷走神経の異常が関与する。 ・後天性の場合は，神経-筋疾患*，右大動脈弓遺残などに続発して起こる。 ・合併症：誤嚥性肺炎，食道炎。 ・管理：立位での食事などが必要となる。

＊神経-筋疾患：重症筋無力症，全身性エリテマトーデス，多発性筋炎など。

代表的な胃・腸の疾患

疾患名	病態	特徴
幽門狭窄	良性の幽門筋肥大が起こり，肥大した筋肉によって胃流出路閉塞が起こる。	・症状：食後すぐの嘔吐，体重減少など。 ・二次的に食道炎，巨大食道症，吐出を起こすことがある。 ・類似疾患：胃前庭粘膜過形成。 ・好発品種：短頭種，シャム。
胃拡張胃捻転症候群（GDV）	急激に胃が拡張し，さらに拡張した胃が捻転する。	・症状：進行性の腹部の鼓脹，空嘔吐（ゲップ），流涎など。 ・原因：原因は不明だが，食後の運動などが危険因子といわれている。 ・好発品種：大型で胸郭の深い犬種（アイリッシュ・セターなど）。
急性胃炎	胃の粘膜に急激な炎症が起こる。	・症状：急性の嘔吐。 ・原因：腐敗・汚染された食物，異物，化学物質，薬剤の摂取など。 ・発症頻度：犬＞猫

（次ページに続く）

疾患名	病態	特徴
慢性胃炎	胃の粘膜に持続的な炎症が起こる。	・症状：食欲不振，嘔吐。 ・原因：免疫介在性，食物アレルギー，寄生虫感染など。 ・発症頻度：犬＜猫
蛋白漏出(喪失)性腸症(PLE)	腸管から蛋白質が漏れ出し，低蛋白血症になる。	・症状：慢性的な下痢，腹囲膨満(腹水による)，呼吸困難(胸水による)。 ・原因：リンパ球性形質細胞性腸炎，好酸球性腸炎，腸リンパ管拡張症，消化器型リンパ腫など。
炎症性腸疾患(IBD)	慢性的に腸の粘膜に炎症が繰り返し起こる。	・IBDの中で最もよく診断される疾患：リンパ球性形質細胞性腸炎。 ・原因：細菌や食事の抗原に対する免疫系の反応が関与する。
食事反応性下痢(FRD)	食物アレルギーや食物不耐性により生じる。	・症状：嘔吐，下痢。
抗菌薬反応性下痢(ARD)	十二指腸や空腸に存在する過剰な数の細菌に対する異常な反応。	・症状：下痢，体重減少，嘔吐。 ・治療：広域スペクトルの抗菌薬。
腸リンパ管拡張症	リンパ管の閉塞により，腸管から蛋白質が漏出する。	・症状：下痢，嘔吐，体重減少，浮腫。 ・多くで低蛋白血症を示す。
胃内異物	異物が食道を通過して胃内に停滞する。	・症状：嘔吐，食欲不振，食欲廃絶。 ・治療：催吐薬の投与，消化管内視鏡や胃切開術による異物の除去。
腸閉塞	異物，腫瘍，重積，狭窄，癒着などにより，腸が閉塞する。	・症状：嘔吐，食欲不振，嗜眠，下痢など。 ・治療：ひも状異物の誤食が疑われる場合は緊急開腹し，摘出する。
腸捻転	腸間膜根部付近で腸がねじれ，重度の血管障害が起こる。	・症状：重度の吐き気，嘔吐，腹痛，沈うつ，血様下痢。 ・続発疾患として腸閉塞があり，大型犬に多い。
腸重積	腸管の一部が，続く腸管の中に入りこむ。	・症状：嘔吐，食欲不振，腹痛，ショックなど。
巨大結腸症	結腸が異常に拡張する。結腸での糞便の長期間停滞により，便秘を呈する。	・症状：便秘，しぶり*，食欲不振，嘔吐など。 ・原因：骨盤骨折や脊髄疾患による機械的・機能的障害。猫では原因不明(特発性)なことが多い。
直腸脱	直腸の刺激によりいきみ，直腸粘膜の一部もしくは全部が脱出する。	・原因：若齢動物では小腸炎や大腸炎，高齢動物では腫瘍，会陰ヘルニア，前立腺疾患などに起因する。
会陰ヘルニア	骨盤腔内から直腸や脂肪，前立腺，膀胱などが尾側方向へ脱出する。	・症状：会陰部の膨らみ，しぶり，便秘など。 ・中～高齢の未去勢の犬によくみられる。

パルボウイルス感染症：▶Link! p.173

＊しぶり：排便の姿勢をするが排便できない状態。

代表的な肝臓・胆嚢・膵臓の疾患

疾患名	病態	特徴
急性肝炎	肝細胞が急性に傷害される。	・原因：感染性，中毒性のものが多い。 ・症状：無症状から，元気・食欲低下，嘔吐，下痢，黄疸，凝固異常，肝性脳症など多岐にわたる。
肝硬変	慢性肝炎による肝実質障害と線維化が進行し，肝機能が失われる。	・症状：黄疸，腹水，肝性脳症，下血など。
肝リピドーシス	肝臓に脂肪が過剰に蓄積する。	・症状：元気・食欲の低下，嘔吐，下痢，黄疸など。 ・猫で最も多い肝疾患。特に肥満猫が食欲不振となった際に起こりやすい。 ・治療：栄養療法（食事を与えること）が重要。
門脈体循環シャント ▶Link! p.70, 253	肝臓を迂回する短絡血管（シャント）により，食物の消化の際に発生する有害物質やアンモニアが解毒されないまま体中に運ばれる。	・症状：無症状のものから，意識障害，神経症状を起こすものもある。 ・好発品種：ヨークシャー・テリア，ミニチュア・シュナウザー，マルチーズなど。
胆嚢粘液嚢腫	胆嚢内に粘稠性の高い寒天状orゼリー状の塊が形成され，それに伴い胆嚢の機能障害や胆管閉塞などが起こる。	・症状：嘔吐，食欲不振，多飲多尿，黄疸など。 ・高脂血症，甲状腺機能低下症の犬に多い。
膵炎	膵臓から産生される消化酵素により，組織融解が起こる。	・症状：食欲不振，元気消失，嘔吐，下痢など。 ・中高齢の肥満動物に多い。高脂肪食が膵炎誘発の素因といわれている。 ・診断：膵特異的リパーゼ（PLI）の測定など。
膵外分泌不全症（EPI）	膵臓から産生される消化酵素が不足し，消化吸収不全が起こる。	・症状：白〜灰白色の脂肪便。多食だが下痢，削痩がみられるなど。

4) 腎泌尿器疾患

代表的な泌尿器疾患

疾患名	病態	特徴
急性腎障害（AKI）	急速に腎臓の機能が低下する（次頁の図参照）。	・症状：無症状のものから食欲不振，嘔吐，強い口臭，黒色便，意識障害，発作など様々である。 ・尿の量：重篤な場合は低下するが，軽度では多いことや変化がみられないことがある。
慢性腎臓病（CKD）	腎臓の機能もしくは構造の異常が長期間続く。進行状況により4ステージ（国際獣医腎臓病研究グループ〔IRIS〕の分類）に分けられる。	・症状：ステージ1では臨床症状はなく，ステージ2では多飲多尿や脱水がみられはじめ，ステージ3の後半もしくはステージ4に達すると，貧血や明らかな尿毒症の症状がみられる。 ・高齢の猫に多い。
腎盂腎炎（上部尿路*感染症）	腎臓に細菌感染が起こる。細菌性膀胱炎があり，膀胱内の細菌が尿管から腎盂に到達し生じる（上行性の感染）。	・症状：食欲不振，嘔吐，発熱など。 ・感染部位は腎盂だけとは限らず，腎臓の実質に波及することがある。 ・緊急性の高い病態である。

（次ページに続く）

疾患名	病態	特徴
蛋白喪失性腎症（糸球体疾患，PLN）	糸球体に炎症が起き，血球や蛋白質が糸球体の毛細血管から尿中に漏れ出る。	・症状：高度な蛋白尿，低蛋白血症（低アルブミン血症），浮腫など。 ・原因：感染性，炎症性，免疫介在性，腫瘍性など様々である。 ・中～高齢の犬で発生することが多い。
下部尿路*感染症	細菌（真菌）が外尿道口から侵入して，尿道や膀胱に感染が起こる。	・症状：排尿時のしぶりや疼痛，外陰部からの尿の滴下，血尿など。 ・原因：免疫低下を引き起こす基礎疾患，膀胱粘膜の障害，尿のうっ滞。
尿路結石症 ▶Link! p.86, 277	尿路に結石（尿石）が形成される。結石の認められた部位によって腎結石，尿管結石，膀胱結石，尿道結石に分けられる。	・腎結石：特に症状はないが，腎盂腎炎やCKDの原因になることがある。 ・尿管結石：片側の尿管閉塞では血尿などがみられる。両側の尿管が閉塞すると，急激な尿毒症を示して死に至ることがある。 ・膀胱結石：頻尿，尿しぶり，排尿痛，血尿など。 ・尿道結石：尿道が閉塞すると，排尿困難，排尿痛などがみられる。触診では固く膨満した膀胱が触知される。
膀胱炎	膀胱に炎症が起こる。	・症状：頻尿，尿しぶり，排尿痛，血尿など。 ・原因：細菌感染，膀胱結石，もしくはそれらの併発，また薬剤投与によるものもある。
猫下部尿路疾患（FLUTD）	尿道・膀胱に異常が起こる病態の総称。	・主な原因疾患：尿路結石症，尿路感染症，猫特発性膀胱炎（FIC）。
尿道閉塞症	尿道に通過障害が生じる。神経性（脊髄の腫瘍や損傷，交感神経系の活性化など）と非神経性（結石，腫瘍，前立腺の肥大，尿道栓子，尿道炎など）のものに分かれる。	・症状：重度の高カリウム血症，アシドーシス，ショック（尿毒症による）。 ・早急に閉塞を解除する必要があり，尿道カテーテルを設置することがある。 ・雄の尿道は雌よりも細くて長いため，雄で起こりやすい（特に雄猫）。
レプトスピラ症：▶Link! p.173, 188		

＊上部尿路は腎臓から尿管までの部分で，下部尿路は尿道から膀胱までの部分のことである。

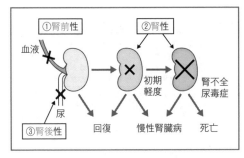

急性腎障害の原因と転帰

急性腎障害（AKI）の原因は①腎前性，②腎性，③腎後性に分けられる。
①腎前性：腎臓への血液流入量が低下して，腎臓の機能が急速に低下する。
②腎性：感染症や炎症，腎臓に毒性を示す物質への曝露などにより腎臓の構造が傷害を受けて腎臓の機能が急速に低下する。
③腎後性：尿路（尿管や尿道）の閉塞により尿が排泄できなくなることで腎臓の機能が急速に低下する。

5) 内分泌疾患

・内分泌疾患の特徴：体型，皮膚，被毛などの外見や活動性，飲水量などが変化する。

代表的な内分泌疾患

疾患名	症状	特徴
甲状腺機能低下症	体重の増加，胴体の脱毛，活動性の低下，徐脈，多飲多尿，皮膚の肥厚，色素沈着，ラットテールなど。	・原因：甲状腺ホルモンの欠乏。 ・主に犬でみられる。 ・悲しそうな表情を呈することがある。
甲状腺機能亢進症	嘔吐，下痢，活動性の亢進，多飲多尿，頻脈，被毛粗剛，体重の減少など。	・原因：甲状腺ホルモン（サイロキシン[T₄]）の過剰。 ・主に猫でみられる。よく食べるのに痩せた，攻撃的になったという主訴の場合もある。
糖尿病	多飲多尿，食欲の亢進，体重の減少，白内障（犬）など。	・原因：膵臓におけるインスリンの分泌・作用の低下。 ・犬，猫どちらにもみられる。
副腎皮質機能亢進症（クッシング症候群）	脱毛，皮膚の菲薄化，皮膚の石灰化，多飲多尿，腹囲膨満（ポットベリー）など。	・原因：コルチゾール分泌の亢進。下垂体性（下垂体腫瘍），副腎性（副腎腫瘍），医原性（ステロイドの投与など）がある。 ・診断：副腎皮質刺激ホルモン（ACTH）刺激試験，低用量デキサメタゾン抑制試験など。 ・主に犬でみられる。
副腎皮質機能低下症（アジソン病）	元気・食欲の低下，下痢や嘔吐，徐脈など。	・原因：副腎皮質ホルモンの分泌の低下，クッシング症候群の治療による副腎機能の過剰抑制。 ・主に犬でみられる。 ・循環血液量減少により，X線検査では心臓の陰影が小さく見える。 ・低ナトリウム血症，高カリウム血症などがみられるが，電解質の異常がない「非定型」もある。
尿崩症	多飲多尿。	・中枢性尿崩症：下垂体におけるバソプレシンの分泌の低下。 ・腎性尿崩症：腎臓におけるバソプレシンの作用の低下。

6) 生殖器疾患

代表的な生殖器疾患

疾患名	病態	特徴
前立腺炎	前立腺に細菌が感染して炎症を起こす。	・症状：排尿痛，膿尿，血尿，元気・食欲低下，発熱，嘔吐，歩行異常。 ・未去勢の中～高齢犬に多い。 ・膀胱炎，前立腺膿瘍へと移行することがある。
前立腺肥大	前立腺組織が肥大する。	・ほとんどが良性である。 ・去勢手術を行うことで治療できる。
子宮蓄膿症	肛門，外陰部周辺，腟内の細菌が子宮頚管を経由して子宮へ侵入し炎症を起こす。	・食欲不振，多飲多尿，発熱，嘔吐，腹部膨満，外陰部からの排膿。 ・高齢の未経産犬，長く繁殖を行っていない犬に多い。

（次ページに続く）

疾患名	病態	特徴
乳腺腫瘍	乳腺に腫瘤ができる。	・犬：約50%が悪性である。 ・猫：80〜90%が悪性である。シャムに多い。 ・早期（初回発情前など）の避妊手術により発症率が低下する。
腟脱	発情時に雌犬の外陰部から腟壁の一部が飛び出す。	・発情が終了すれば症状は改善されるが，発情ごとに繰り返す可能性がある。 ・発情時のエストロゲンの作用による。
乳腺炎 （乳房炎）	乳頭口や傷口から，乳腺へ細菌が感染し，炎症を起こす。	・症状：発熱，食欲不振，元気消失，脱水，乳腺の硬化・肥大，局所の腫脹・熱感・疼痛など。 ・乳汁の性状：黄色〜黄褐色となり，粘稠性が増す。

潜在精巣：▶Link! p.53，偽妊娠：▶Link! p.62，犬ブルセラ症：▶Link! p.174, 188

7) 整形外科疾患

・骨折の治癒過程：①炎症期→②修復期→③リモデリング期
・①炎症期：損傷を受けた軟部組織，微細な骨片，内出血などが，免疫細胞によって除去される時期。
・②修復期：骨折部の腫脹，疼痛がみられる。新しい骨（仮骨）がつくられる時期。3〜6週で仮骨が石灰化する。
・③リモデリング期：骨がもとの正常な状態に修復される時期。仮骨が徐々に吸収されてもとの強い骨に置き換わる。
・骨関節炎とは，関節の炎症を伴う疾病の総称である。変形性関節症（DJD）と同じものを指す。
・骨関節炎の4つのステージ：
　ステージ1：成長中の犬にごく軽度の臨床徴候が表れる。
　ステージ2：若い成犬において，数時間に及ぶ断続的な臨床徴候が表れる。
　ステージ3：成犬が運動不耐性を示し，日常生活に支障が出るようになる。
　ステージ4：老犬が歩行や日常生活における動作をできなくなる。
・骨関節炎の治療法：非ステロイド性抗炎症薬（NSAIDs）の投与，体重の最適化，定期的な運動，外科手術などがある。

代表的な整形外科疾患

疾患名	特徴
橈尺骨骨折	・トイ犬種において頻度が高い。 ・橈尺骨遠位1/3の部位で好発する。 ・適切な治療が行われれば，10〜12週間程度で骨は癒合し，予後は良好である。
骨盤骨折	・通常は高エネルギー外傷（交通事故や落下）で起こるため，X線検査で生命にかかわる肺挫傷や気胸が生じていないか評価を行う必要がある。骨盤骨折に併発して膀胱破裂や尿道断裂が生じていないかも評価する。
開放骨折	・外部に骨折端が出てしまっている骨折のこと。 ・骨折部位はそれ以上の損傷が起きないように外部から固定し，加温した生理食塩水による洗浄と抗菌薬の投与を行う。

（次ページに続く）

疾患名	特徴
股関節脱臼	・犬の脱臼の80〜90%を占めており，背側前方脱臼が最も起こりやすい。 ・非観血的整復の成功率：約20% ・多くが交通事故などの外傷や股関節形成不全などに続発して起こる。
膝蓋骨脱臼 （パテラ）	・膝蓋骨が大腿骨滑車溝から脱臼する。70〜80%が内方脱臼である。 ・小型犬では両側での脱臼も多くみられる。 ・I〜IV段階までのグレード分類がある。 　グレードI：膝蓋骨を指で押すと脱臼するが，離すとすぐにもとの位置に戻る。 　グレードII：膝蓋骨は容易に脱臼し，指で押さないと戻らない。 　グレードIII：膝蓋骨は常に脱臼しているが，指で戻すことができる。 　グレードIV：膝蓋骨の脱臼は不可逆的で，指で戻すことはできない。
前十字靱帯断裂	・半月板損傷がある場合，歩行時にクリック音が聴取され，シットテスト（お座り試験）が陽性になり，患肢を曲げるのを嫌がる。 ・脛骨高平部水平化骨切り術（TPLO），変形中心に基づく脛骨水平化骨切り術（CBLO），脛骨粗面前方進化術（TTA）などが行われる。
股関節形成不全（股異形成）	・先天的に股関節に不整合性が生じる疾患（大型犬，メインクーンで好発）。 ・モンローウォーク（腰を左右に振りながら歩く）などの症状がみられる。 ・予防的手術：三点骨盤骨切り術（TPO）といった矯正骨切り術を行う。 ・救済的手術：股関節全置換術（THR）が行われる。
レッグ・カルベ・ペルテス病	・大腿骨頭と大腿骨頚部に起こる虚血性の変性のことである。 ・3〜9ヵ月齢の若齢犬に起こり，通常は小型犬，特にテリア種やトイ犬種に認められる。 ・股関節の触診時に痛みを呈し，関節のクリック音が聴取されることがある。 ・外科的な治療法：大腿骨頭頚部切除術（FHNE）
骨肉腫	・犬で最も多い骨の原発腫瘍。悪性腫瘍である。 ・病的骨折を生じることがある。 ・平均発症年齢は7.5〜8歳で，生存期間は1年以内であることが多い。 ・血行性に転移し，初期の段階から遠隔転移している症例が多い。 ・血清ALPの上昇は犬の骨肉腫の予後不良因子である。

8) 皮膚疾患

代表的な皮膚疾患

疾患	病態	特徴
膿皮症	細菌が増殖し，痒みや脱毛，皮膚の赤みや湿疹が起こる。	・原因細菌は主にブドウ球菌（特に *Staphylococcus pseud-intermedius*）。 ・臨床型によって，表面性，表在性，深在性の3つに分類される。 ・表在性：最も一般的。表皮や毛包内に細菌が感染した状態。膿痂疹，粘膜皮膚膿皮症，細菌性毛包炎があり，細菌性毛包炎がよくみられる。 ・深在性：真皮や皮下組織へ感染が波及した状態。 ・症状：初期は毛包を中心とする丘疹や膿疱。その後，鱗屑や紅斑，表皮小環がみられる。痒みの程度は様々。
脂漏症	角化の異常により，フケの異常な増加，皮膚・毛のべたつきが起こる。	・乾性脂漏：フケが主体となる脂漏症のこと。 ・湿性脂漏：べたつきが主体となる脂漏症のこと。 ・原因は原発性と二次性に分けられ，二次性のものは炎症や内分泌疾患，栄養・環境要因により生じる。 ・好発品種：アメリカン・コッカー・スパニエルなど。

（次ページに続く）

疾患	病態	特徴
アトピー性皮膚炎	アレルギー反応により皮膚の炎症が起こる。遺伝的素因，皮膚バリア機能の低下，免疫反応の異常などにより生じる。	・IgE抗体が関連している。 ・多くの場合，3歳までにor遅くとも5歳までに発症する。好発部位は眼囲，口囲，外耳，腋窩，鼠径，肢端，肛門周囲など特徴的な分布がみられる（犬種によって分布が異なる）。 ・治療：ステロイド，シクロスポリン，オクラシチニブの投与，ロキベトマブの皮下注射など。
ノミアレルギー性皮膚炎	ノミの唾液に対するアレルギー反応により皮膚の炎症が起こる。	・原因：主にネコノミ。 ・症状：腰部や尾部の痒み。 ・初夏～初冬の時期に，5歳以下でみられることが多い。
好酸球性肉芽腫	口腔や皮膚に肉芽腫が生じる。	・猫での症状：後肢尾側の肉芽腫，舌・硬口蓋の増殖性病変，顎の腫脹。 ・犬での症状：口腔，腹部，指に結節ができる。
外耳炎	外耳道に炎症が起こる。	・原因：アレルギー，内分泌疾患（甲状腺機能低下症など），異物，外部寄生虫（耳ヒゼンダニ症など）。 ・ノミ取り櫛検査：ノミの虫体やノミ糞を検出する。 ・症状：耳の掻破行動や頭を振るような行動，多量の耳垢，独特のにおいなど。
天疱瘡 ▶Link! p.179	自己免疫疾患により膿疱や痂皮が形成される。	・落葉状，尋常性，増殖性，腫瘍随伴性，紅斑性の5つに分類され，犬・猫では主に落葉状のものがみられる。 ・原因：デスモゾームに対する自己抗体。
メラノーマ（悪性黒色腫）	メラニン細胞（メラノサイト）から悪性腫瘍が生じる。	・口腔，爪床に発生するメラノーマは悪性度が高い。 ・一般的には褐色から黒色の腫瘤だが，無色素のものもある。
疥癬，耳ヒゼンダニ症，毛包虫（ニキビダニ）症：▶Link! p.168, 190，皮膚糸状菌症，マラセチア皮膚炎：▶Link! p.174, 189		

9) 神経疾患

・神経系疾患の観察ポイント：意識状態，排泄の様子，性格の変化，姿勢・歩様が異常でないかを観察する。

代表的な神経疾患

疾患	病態	特徴
脳炎	脳に炎症が起きる。	・壊死性髄膜脳炎（NME），壊死性白質脳炎（NLE），肉芽腫性髄膜脳脊髄炎（GME）の3種類がある。 ・原因：犬では原因不明なことや自己免疫異常によることが多い。猫では細菌，ウイルスによることが多く，中枢性の炎症性疾患として猫伝染性腹膜炎（FIP）が約50%を占める。 ・好発品種：トイ犬種や小型の短頭種（パグなど）。
水頭症	脳内を循環する脳脊髄液が過剰に溜まり，脳が圧迫される。	・犬では先天性のものが多い。 ・生後3ヵ月～半年で神経徴候が表れることが多い。 ・好発品種：トイ犬種や小型の短頭種（チワワなど）。
てんかん	けいれん発作や体の一部の硬直，ふるえなどを繰り返す。	・特発性てんかん（脳に器質的異常が認められない）と構造的てんかん（脳に異常が認められる）がある。 ・群発発作，重積発作：▶Link! p.142 ・発作がひどい場合は入院管理になることが多い。

（次ページに続く）

疾患	病態	特徴
ウォブラー症候群	尾側頚椎の奇形や不安定性により脊髄が圧迫される。	・症状：後肢のふらつき，開脚姿勢など。 ・好発品種：大型犬（グレード・デン，ドーベルマンなど）。
椎間板ヘルニア	椎間板物質*が飛び出し脊髄が圧迫される。	・ハンセン1型とハンセン2型がある。 ・1型：髄核が線維輪を破り，椎間板物質が脊柱管内へと脱出したもの。 ・2型：線維輪が徐々に肥厚し膨隆するもの。 ・軟骨異栄養犬種ではハンセン1型が多い。 ・症状：後肢がよろけるといった軽度なものから起立不能状態となる重度なものまで様々である。 ・好発品種：軟骨異栄養犬種（ダックスフンド，シー・ズーなど）。
変形性脊椎症	椎体終板周囲から骨増殖が発生する。	・重篤な神経症状を示すことはまれである。 ・X線検査にて椎間板におけるブリッジ（骨棘）が観察される。 ・高齢動物で発症することが多い。
馬尾症候群	馬尾神経**が圧迫を受けることで神経症状を引き起こす。	・症状：腰のあたりの痛み，後肢のふらつき，尿失禁。 ・原因：変性性腰仙椎狭窄症***に起因することが多い。

＊椎間板物質：椎体（骨）間にあるクッションの役割をしているもの。
＊＊馬尾神経：脊髄の尾端の神経線維が束となっている部分。▶Link! p.37
＊＊＊変性性腰仙椎狭窄症：加齢性変化により変性した関節包や線維輪が膨隆し，脊柱管や椎間孔を狭窄することで馬尾神経を圧迫する疾患。

10) 眼疾患

代表的な眼疾患

疾患	病態	特徴
結膜炎	結膜に炎症が起きる。	・原因：猫では猫ヘルペスウイルス1型，クラミジアの感染によることが多いが，犬ではほかの疾患に続発によることが多い。 ・緑内障，ぶどう膜炎でも結膜充血がみられるため，鑑別する必要がある。
角膜炎	角膜に炎症が起こる。	・潰瘍性角膜炎（角膜潰瘍）と非潰瘍性角膜炎に分かれる。 ・非潰瘍性角膜炎：慢性表層性角膜炎（パンヌス），表層点状角膜炎，色素性角膜炎がある。
乾性角結膜炎（KCS）	涙液量が減少し，角膜や結膜に炎症が起こる。	・症状：眼脂の増加，結膜充血など。 ・シルマー試験：涙液量を測定できる。10 mm/分未満でKCSと診断。
角膜潰瘍	角膜に傷ができる。	・症状：眼脂，結膜充血，羞明（しょぼつき）。 ・フルオレセイン染色検査：角膜の傷ついた部分が緑色に染色される検査。 ・デスメ膜瘤：角膜潰瘍が進行して深くなり，デスメ膜が飛び出た状態。 ・角膜穿孔：角膜が完全に破れた状態。
ぶどう膜炎	虹彩，毛様体，脈絡膜に炎症が起こる。	・症状：結膜充血，羞明，流涙，縮瞳，視覚障害など。 ・スリットランプ検査：眼に細い光を当て，角膜や眼房，虹彩，水晶体をチェックする検査。ぶどう膜炎では，房水フレア（眼房水の混濁），前房蓄膿，前房出血などが観察される。

（次ページに続く）

疾患	病態	特徴
緑内障	眼圧の上昇などにより視神経が障害され，眼が見えなくなる。	・原因：眼房水の排出ができず，眼の中に過度に貯留し，眼圧が上昇する。 ・症状：角膜の浮腫，強膜血管のうっ血，結膜充血など。急性期には強い疼痛。 ・眼圧の基準：25 mmHg以上であると上昇していると判断できる。
白内障	水晶体が白く混濁し，網膜まで光が透過しなくなる。	・白内障の段階：初発白内障→未熟白内障→成熟白内障→過熟白内障。 ・成熟白内障：水晶体全体が完全に混濁してしまい，視覚障害が起こる。 ・スリットランプ検査で水晶体の状態を観察する。
核硬化症	水晶体が老齢性変化により圧縮され凝集する。	・発症年齢：犬では6〜7歳ごろである。 ・水晶体の中心部が青白く観察される。 ・視覚への影響はほとんどない。
流涙症	涙が溢れ出て眼周囲の被毛を濡らす。	・原因：涙液産生量の増加と涙液排出経路の閉塞。 ・涙やけ：流涙による被毛の着色のこと。そのままにしておくと皮膚炎などを生じる。
瞬膜腺脱出（チェリーアイ）	瞬膜腺が，反転して脱出する。	・瞬膜腺：瞬膜の眼球側に存在する涙液の生産にかかわる腺のこと。 ・瞬膜腺が脱出したまま放置すると，瞬膜腺が炎症を起こし，涙液産生量が減少する。
異所性睫毛	睫毛が瞼の内側から生えている。	・症状：流涙，羞明など。

▶ 11）造血器・免疫介在性疾患

代表的な造血器・免疫介在性疾患

疾患	病態	特徴
免疫介在性溶血性貧血（IMHA）▶Link! p.179	赤血球が自己の免疫に攻撃・破壊されることで貧血を起こす（Ⅱ型アレルギー）。	・原因：自分の赤血球に対する抗体（主にIgG抗体）。 ・症状：貧血，発熱，ヘモグロビン血症，血色素尿，黄疸，嘔吐，脾腫，リンパ節の腫脹など。 ・好発品種：オールド・イングリッシュ・シープドッグ，イングリッシュ・コッカー・スパニエル，プードルなど。
ネギ中毒 ▶Link! p.85	ネギ類を食べることにより溶血性貧血になる。	・症状：溶血性貧血，血色素尿，コーヒー色の尿など。 ・原因：ネギ類に含まれる有機チオ硫酸化合物という物質。犬，猫が食べると体内でフリーラジカルとなる。 ・ネギ中毒による赤血球の異常：ハインツ小体の形成。 ・治療：摂取後すぐであれば催吐薬・活性炭の投与と胃洗浄，貧血を起こしていれば酸素吸入，輸血など。
腎性貧血	腎臓からのエリスロポエチンの産生が減ることで貧血になる。	・原因：慢性腎臓病進行によるエリスロポエチンの産生量の減少。 ・貧血の種類：骨髄での赤血球系造血が低下することによる非再生性貧血。
血友病	遺伝的に血液凝固因子がつくられず，大出血が起こりやすくなる。	・血友病Aと血友病Bがあり，どちらもX染色体性潜性（劣性）遺伝である。▶Link! p.69 ・本質的な治療はない。

（次ページに続く）

疾患	病態	特徴
リンパ腫	リンパ球系細胞が腫瘍性に増殖し，腫瘤を形成する。	・腫瘍が発生する臓器から多中心型（複数の体表リンパ節の腫大），前縦隔型，消化器型，皮膚型，節外型などに分類される。 ・リンパ腫の分類：新Kiel分類，新WHO分類，臨床病期分類，解剖学的分類がある。
白血病	骨髄において骨髄由来の細胞が腫瘍化する。	・リンパ球以外の白血病の治療はきわめて困難である。 ・赤血病：赤血球をつくる細胞が腫瘍化して，赤血球が全くできずに貧血となる疾患。 ・骨髄穿刺によって検査が行われる。▶Link! p.277
肥満細胞腫	肥満細胞が腫瘍化する。	・肥満細胞：皮膚や様々な臓器に存在して炎症を起こすときにはたらく細胞。細胞質に顆粒が多くあり，ライト・ギムザ染色で紫色に染まる。 ・皮膚にできる腫瘍として非常に多い。内臓型は犬ではまれであるが，猫では脾臓型が多い。 ・犬ではすべてが悪性腫瘍であるが，猫では良性腫瘍もみられる。
バベシア症：▶Link! p.171，猫伝染性腹膜炎，猫白血病ウイルス感染症，猫免疫不全ウイルス感染症，ヘモプラズマ症：▶Link! p.174, 175			

6. 救急疾患とその対応

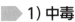

1) 中毒

・中毒に対する処置：胃洗浄，毒物を除去するための薬物（催吐薬，吸着薬（活性炭），瀉下薬，解毒薬など）の投与，吸収された毒物の排泄促進（利尿薬などの投与，輸液，尿のpHの変更，腹膜透析），支持療法などがある。
・胃洗浄：胃を洗うことで動物の体内から毒物を除去すること。全身麻酔下で，毒物摂取後2時間以内に行う。

中毒の種類と対応

原因物質	症状や特徴	対応
鉛	・症状：嘔吐，腹痛などの消化器症状，けいれん，運動失調など。 ・原因：鉛による体内酵素の阻害。 ・大量の有核赤血球が出現する。	キレート剤として，Ca-EDTAの投与を行う。
殺虫剤	・症状：中枢神経障害による流涎，排便，排尿，嘔吐，呼吸困難，チアノーゼなど。 ・原因：有機リン酸塩，カルバミン酸塩によるコリンエステラーゼ阻害。	アトロピンの投与を行う。
殺鼠剤	・症状：体腔内出血による粘膜蒼白や，体外出血による黒色便，鼻出血，吐血，点状出血など。 ・原因：ワルファリンによる血液凝固因子（ビタミンK₁）の阻害。	ビタミンK₁の投与を行う。

（次ページに続く）

3

4

動物臨床看護学各論

原因物質	症状や特徴	対応
アセトアミノ フェン	・猫では効果的に代謝，排泄することができない。 ・症状：溶血によるハインツ小体性貧血，血尿，メトヘモグロビン血症など。 ・原因：アセトアミノフェンとグルタチオンの結合によるグルタチオン濃度の減少。	摂取後すぐであれば催吐薬の投与，胃洗浄，時間が経っている場合は活性炭，N-アセチルシステイン，アスコルビン酸の投与などを行う。
エチレングリ コール	・市販の不凍液に含まれる。甘味がある。 ・症状：3期にわたって進行する。 　第1期：中枢神経系の症状と嘔吐がみられる。 　第2期：12〜24時間経過後，心肺系が障害される。 　第3期：摂取後，犬では24〜72時間，猫では12〜24時間から，乏尿性腎不全が起こる。	摂取後すぐであれば催吐処置，胃洗浄，輸液を行う。以降は，ホメピゾールorエタノールの静脈投与が有効である。エタノールの使用時は副作用に注意する。

ネギ類，チョコレート：▶Link! p.85

2) 中毒以外の救急疾患

中毒以外の救急疾患と対応

疾患	症状と特徴	対応
誤飲・誤食	・誤飲誤食により，中毒，食道閉塞，胃内異物，腸閉塞，消化管穿孔などが起こる。 ・食道閉塞の症状：過度の流涎，吐出，チアノーゼなど。 ・消化管穿孔の症状：嘔吐，軟便，ショック，腹膜炎など。	・食道閉塞：内視鏡による異物の除去などを行う。 ・消化管穿孔：緊急開腹手術を行う。
交通事故	・交通事故によって起こりうる傷害：骨折，内臓の破裂や損傷，脳や脊髄神経の損傷，眼球の損傷など。	・ショックや大量出血など，重要度の高いものから治療する。
熱中症	・症状：高体温，パンティング，頻脈，血便，血尿など。 ・酸塩基平衡の不均衡，播種性血管内凝固（DIC），脳の浮腫がみられることがある。	・冷水浴，デキサメタゾンやマンニトールの投与（脳浮腫の予防）など。
熱傷	・熱傷は深度により4つに分類される。 　1度：表皮のみが損傷を受ける。 　2度：真皮の表層までが損傷を受ける。 　3度：真皮の全層が損傷を受ける。 　4度：筋肉や骨が露出するほどの損傷を受ける。 ・熱傷が体表面積の20%以上を占めると，代謝異常が生じる可能性がある。	・局所治療の場合：壊死組織の除去，冷水洗浄，抗菌薬の軟膏塗布など。 ・全身治療の場合：ショックがあればその治療，抗菌薬の投与など。
感電	・頬粘膜や舌粘膜などに熱傷が生じ，損傷部位の周辺が黒色を呈することがある。 ・程度によっては，呼吸困難，神経原性肺水腫，呼吸停止，発作，心室細動などの不整脈，消化管や筋骨格の損傷を生じることもある。	・各種モニタリングと，X線検査にて肺水腫の確認を行うが，感電後18〜24時間は異常所見が認められないこともある。
ショック ▶Link! p.123	・原因：低酸素症により起こる。 ・心血管系の状態を把握するためには，血液量，心拍出量，動脈血圧，酸素供給のモニタリングをすることが重要である。	・輸液，必要に応じてステロイドや抗菌薬の投与を行う。
アナフィラキシーショック ▶Link! p.179	・昆虫，食物，薬剤（ワクチン含む）などの抗原が体内に入ることにより生じる重篤な過敏性反応。 ・症状：蕁麻疹などの皮膚症状，呼吸困難，血圧低下，循環不全など。	・アドレナリン，デキサメタゾンの静脈内投与を行う。

7. 担がん動物の看護

1) がんの定義と診断

- がんの定義：がんとは，悪性の腫瘍（新生物）を意味する。新生物とは，その個体の中で発生する，無制限，無秩序な増殖を行う細胞の集団（細胞が異常に増えて塊になったもの）のことをいう。▶Link! p.126
- 腫瘍の分類と名称：▶Link! p.127
- 悪性腫瘍の発生年齢：悪性腫瘍は加齢とともに発症する傾向があるが，猫白血病ウイルス（FeLV）感染に関連したリンパ腫，ミニチュア・ダックスフンドの消化器型リンパ腫，骨肉腫，横紋筋肉腫は，若齢で発生することもある。
- 身体検査時に体表腫瘤を発見した場合，外観だけでは悪性腫瘍なのか良性腫瘍なのかを判断することは困難である。腫瘤を見つけたら，針吸引生検（FNA）を行うことが望ましい。▶Link! p.278

悪性腫瘍と良性腫瘍の違い

特徴	良性腫瘍	悪性腫瘍
転移性	なし	あり
破壊性	なし～弱い	強い
腫瘍死	なし	あり

悪性腫瘍の場合，無秩序に増殖した異常細胞が組織を破壊したり，組織に浸潤したりする。遠方へ転移することもあり，生命を脅かす重大な悪影響を及ぼす可能性がある。

悪性腫瘍を疑わせる病歴の例

- 慢性的な体重の減少
- 中～高齢動物に発生した慢性の嘔吐or下痢で，治療に対する反応が乏しいもの
- 多飲多尿で，嘔吐や食欲不振を伴うもの
- 以前から存在していた体表腫瘤の急速な腫大
- 大きくなったり小さくなったりする体表腫瘤
- 再発性，難治性の膀胱炎や血尿
- 鼻出血（特に片側性）
- 局所的な口腔内潰瘍性病変（扁平上皮癌などの可能性）
- 猫の下顎の腫脹（扁平上皮癌の可能性）
- 白猫の鼻鏡や耳介の慢性痂皮（扁平上皮癌の可能性）
- 左右非対称な大きさの精巣
- 対症療法に対する反応が乏しい跛行

2) がんの治療の選択肢

- 腫瘍の治療：①外科療法，②化学療法（抗がん剤），③放射線療法の大きく３種類がある。腫瘍の種類や進行度合いによって選択される。
- ①外科療法：「根治」「緩和」「予防」を目的に実施される。切除可能な範囲に存在する早期のがんであれば，手術のみで根治が期待できる。一方，進行性のがんでは手術のみでの根治は難しいことが多く，全身状態が悪いと実施できない，または合併症が起こる可能性もある。
- ②化学療法：抗がん剤の注射や内服によって，がん細胞が増えるのを抑えたり，がん細胞を破壊したりする治療法。▶Link! p.160
- ③放射線療法：高いエネルギーのＸ線などを腫瘍に照射する方法で，体の機能や

外貌を温存したい場合，切除不可能な部位に腫瘍がある場合などに選択される。ただし，照射できない範囲に腫瘍がある場合や，遠隔転移がある場合には適応とならない。放射線の照射により腫瘍細胞数を減少できるが，正常な細胞も破壊してしまい，放射線障害が生じる。実施時は，毎回全身麻酔が必要となる。

- 緩和治療：がんの動物とその家族の生活の質（QOL）を改善するためのアプローチであり，がんとは直接闘わず，痛みや栄養状態の管理，動物にとって辛い徴候を和らげることを主目標とした治療。緩和治療はがんと上手に共存するための治療法であり，根治を目指すものではない。
  - →例：疼痛緩和（骨肉腫が発生した肢の断脚，自潰した乳腺癌の切除〔減容積〕，緩和放射線療法の実施，非ステロイド性抗炎症薬〔NSAIDs〕，オピオイド〔モルヒネなど〕，局所麻酔薬などの投薬）
  - →例：症状緩和を目的とした化学療法（排尿困難の改善，胸水貯留の軽減）

3) 腫瘍随伴症候群

- 腫瘍随伴症候群（PNS）：腫瘍から離れた部位に発生する臓器の機能障害で，様々な腫瘍性疾患に併発する。主な原因としては，腫瘍が産生する物質（ホルモン，サイトカインなど）による直接的or間接的な障害や，正常物質の減少などが挙げられる。多くのPNSは，原因となる腫瘍を取り除くことで改善するが，機能障害が長期に及ぶと不可逆的な障害になることがあるため，腫瘍の治療と並行してPNSに対する支持療法を行う必要がある。
- 腫瘍崩壊症候群：腫瘍細胞の急激かつ大量の崩壊によって引き起こされる病態（高リン血症，低カルシウム血症，腎機能低下，不整脈など）のこと。特に，化学療法や放射線療法後には注意が必要である。
- がん性悪液質：従来の栄養サポートで改善させることが困難で，進行性の機能障害をもたらし，脂肪組織の有無にかかわらず著しい筋組織の減少を特徴とする，複合的な代謝障害症候群と定義される。がん細胞が産生する炎症性サイトカインや神経内分泌の異常などが，蛋白質，糖質，脂質の代謝に影響を及ぼし，体重減少が引き起こされると考えられている。がん性悪液質は，前悪液質→悪液質→不可逆性悪液質の3段階に分類され，不可逆性悪液質に至ると，栄養療法に抵抗性を示す。がん細胞のエネルギーの消費によって飢餓状態にならないよう，より早い段階から栄養療法を開始することが重要である。▶Link! p.86

腫瘍随伴症候群（PNS）の種類と原因となる腫瘍

PNSの種類	腫瘍種
がん性悪液質	・様々な悪性腫瘍
消化管潰瘍	・肥満細胞腫 ・ガストリノーマ
高カルシウム血症	・リンパ腫 ・肛門嚢腺癌 ・多発性骨髄腫 ・副甲状腺（上皮小体）腫瘍 ・胸腺腫 ・メラノーマ ・乳腺癌 ・その他
低血糖	・インスリノーマ ・肝細胞癌 ・平滑筋腫 ・血管肉腫 ・リンパ腫 ・乳腺癌 ・メラノーマ ・腎細胞癌 ・唾液腺癌 ・その他
高エストロゲン血症	・セルトリ細胞腫 ・セミノーマ ・間細胞腫 ・顆粒膜細胞腫
高グロブリン血症	・多発性骨髄腫 ・ほかの骨髄関連性疾患

PNSの種類	腫瘍種
貧血	・リンパ腫 ・白血病 ・血管肉腫 ・その他
赤血球増加症	・腎細胞癌 ・鼻腔内線維肉腫 ・平滑筋肉腫
好中球増多症	・肺腺癌 ・リンパ腫 ・その他
血小板減少症 （DICを含む）	・リンパ腫 ・白血病 ・血管肉腫 ・炎症性乳癌 ・その他
末梢神経障害	・インスリノーマ ・肺の悪性腫瘍 ・乳腺癌 ・その他
肥大性骨症	・悪性腫瘍の肺転移 ・原発性肺腫瘍 ・食道腫瘍 ・その他
発熱	・様々な悪性腫瘍

5　動物臨床検査学

1.　臨床検査の基礎

・臨床検査とは：生体から得られる各種材料をもとに行う検査のこと。

・生体から得られる材料：血液（全血，血漿，血清），糞便，尿，貯留液（腹水，胸水，関節液，心膜液），生検材料（スワブ材料，スタンプ標本を含む），脳脊髄液など。

・特殊検査：スクリーニング検査▶Link! p.187で異常な器官系の目安をつけた後に，さらに診断を進めるために行う検査のこと。

・精度管理：院内で用いる検査機器の測定結果が正しい物となるように管理すること。

- 内部精度管理：病院内機器あるいは外注先検査機関の機器の精度管理のこと。
- 外部精度管理：医療・検査関連団体が検査施設を対象に共通条件のもと測定結果を調査すること。
- 管理試料：濃度が既知の試料で，測定精度を確保するために使用されるもの。内部精度管理に使用する。
- 検査における判定の正確さを表すものとして感度と特異度がある。▶Link！p.187

2. 血液検査

1) 全血球計算

- 全血球計算 (CBC)：赤血球，白血球，血小板，血漿成分に関する総合的な検査。CBCを行うときは，採取した血液をEDTA (抗凝固剤) 入り採血管に入れ，転倒混和する。
- 平均赤血球容積 (MCV)：赤血球の容積の平均値。
- 平均赤血球血色素量 (MCH)：赤血球1個あたりのヘモグロビンの量。
- 平均赤血球血色素濃度 (MCHC)：赤血球1個あたりの容積に対するヘモグロビンの量の比率。

ヘマトクリット毛細管を用いた検査

- 血球容積比率 (PCV)：ヘマトクリット値ともいい，血液中に占める赤血球の体積の割合のこと。
- バフィーコート：血液を遠心分離したときの血漿層と赤血球層のあいだの白い部分のこと。白血球が大部分を占めている。
- 黄疸指数 (II)：血液中のビリルビン濃度の上昇を反映している。肝疾患，溶血性疾患で上昇することがある。
- 血漿蛋白濃度 (TP)：血漿中に含まれる蛋白質の濃度のこと。

ヘマトクリット毛細管を用いた検査の手順

①ヘマトクリット毛細管を2本用意する。
②毛細管現象を利用し血液を約8分目まで吸う。
③管のまわりについた血液を拭き，拭いた端を指の腹で押さえる。
④反対側の端をシールパテで封入する。
⑤パテのついた端を外側にして，遠心分離機にセットする。
⑧11,000～12,000 rpmで5分間遠心分離する。
⑨1本はPCV，II，TP測定用に使用し，もう1本は予備でフィブリノーゲン測定用に使う。

rpm：回転/分，II：黄疸指数，TP：血漿蛋白濃度。

血液塗抹標本の観察

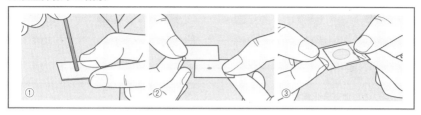

カバーグラスを用いた血液塗抹標本のつくり方

血液塗抹標本の作製手順

①血液塗抹標本をメタノールで固定する（1〜2分）。
②メタノールを捨て，ライト・ギムザ染色液で染色する（30分）。
③スライドグラスを水洗した後，乾燥させる。
④キシレンにつける。
⑤血液塗抹標本の上に封入剤を1滴垂らし，封入する。

・赤血球の観察：並び方の異常（連銭形成，自己凝集），多染性（ヘモグロビンの赤色とRNAの青色が混ざること），大小不同，赤芽球（有核赤血球），赤血球の輪郭の異常（金平糖状，球状，有棘，分断赤血球），赤血球の厚みの異常（菲薄，標的赤血球），赤血球内部構造の異常（ハインツ小体，ヘモプラズマ症やバベシア症などの寄生虫，ジステンパーウイルスの封入体，好塩基性斑点など）がないか観察する。
・ハウエルジョリー小体：赤芽球から核が脱出する際に核の一部が残ったもの。大小不同，多染性のある標本でみられることがある。
・白血球の左方移動：若い細胞が出現すること。シリングの白血球分化模式図では，左側に若い細胞，右側に成熟した細胞が並ぶことからこのように呼ばれる。再生性左方移動（白血球総数増加）と変性性左方移動（白血球総数減少or正常）がある。
・白血球数の評価：リンパ球，単球，好中球，好酸球，好塩基球の実数を測定。白血球数が2万/μL未満では200個数え，それ以上では500個程度数える。有核赤血球が>5%の場合は白血球数を補正する必要がある。
・核クロマチンの色：（濃）好中球→リンパ球→単球（薄）
・白血球の中毒性変化：重度の細菌感染などによる変化。好塩基性細胞質，デーレ小体，泡沫状変性，空胞変性，異型リンパ球，アズール顆粒リンパ球，輪状核好中球，巨大好中球，過分葉好中球など。

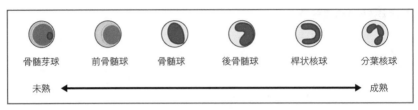

| 骨髄芽球 | 前骨髄球 | 骨髄球 | 後骨髄球 | 桿状核球 | 分葉核球 |

未熟　◀━━━━━━━━━━━━━━━━━━━━━━━▶　成熟

シリングの白血球分化模式図

貧血の検査

・貧血には，再生性貧血と非再生性貧血がある。再生性貧血は出血or溶血が原因のため，血液塗抹標本で網赤血球などの幼若な赤血球が認められる。非再生性貧血は骨髄での赤血球生産の低下が原因のため，幼若な赤血球は認められない。

・網赤血球数 (Ret) の測定：ニューメチレンブルーによる超生体染色を行い，犬では凝集型，猫では凝集型，点状凝集型を一緒に数える。実数は「1 μL中の網赤血球数＝赤血球数×Ret (%)」で算出し，犬で30万/μL 以上，猫で10万/μL 以上であれば再生性貧血と評価する。

・網赤血球産生指数 (RPI)：犬で利用。RPI>2 で十分な再生性があると評価する。

$$RPI = \frac{Ret (\%) \times PCV (\%)/45}{[(45-PCV) \times 0.05] + 1}$$

▶ 2) 血液化学スクリーニング検査

・通常，抗凝固剤 (ヘパリンリチウム) 入りの血漿を使用。血清も使用できるが，血清分離まで放置することで影響を受ける値がある (Glu低下など)。

・血漿の色：白 (高脂血症)，赤 (溶血)，黄色 (黄疸)。

・TP (総蛋白)：低下している場合，Alb，Glob (グロブリン，TP-Albで求められる) の割合も評価する。脱水で上昇する。

・血液化学検査でのアーティファクト：溶血，高脂血症，食事の影響，検体保存の影響などがある。

血液化学検査の項目

関連する臓器	検査項目
肝臓	ALT, AST, ALP, GGT, TCho, TBil, Glu, TG, BUN, Alb
腎臓	BUN, Cre, BUN/Cre*, P, Ca, K, Alb, TCho
膵臓**	Amy, Lip, TCho, BUN, Ca, Glu
副腎	ALP, TCho, ALT, Na, K
甲状腺	TCho, ALT, ALP
副甲状腺	Ca, Alb

（次ページに続く）

＊BUN/Cre比：10〜20であれば正常であり，高窒素血症と腎機能は相関していると考えられ，腎機能を評価することができる。
＊＊Amy, Lip：犬のみ（猫では測定しない）。
Alb：アルブミン，ALT（GTP）：アラニンアミノトランスフェラーゼ，AST：アスパラギン酸アミノトランスフェラーゼ，ALP：アルカリホスファターゼ，GGT：ガンマグルタミルトランスペプチダーゼ，TCho：総コレステロール，TG：トリグリセリド，TBil：総ビリルビン，Glu：グルコース（血糖），Amy：アミラーゼ，Lip：リパーゼ，BUN：尿素窒素，Cre：クレアチニン，Ca：カルシウム，P：リン，Na：ナトリウム，K：カリウム。

3) 血液凝固スクリーニング検査

・血液凝固検査：血液凝固系（血小板，凝固因子）に関する総合的な検査のこと。抗凝固剤にはクエン酸ナトリウムを使用する。
・血小板数が＜5万/μLの場合は，血小板減少症が疑われる。キャバリア・キング・チャールズ・スパニエルは大型血小板が多く，過小評価されることがあるため，注意が必要。
・活性化凝固時間（ACT）：血小板の機能とAPTTを評価できる。検査には全血を使用する。
・凝固系は内因系，外因系，共通経路からなる。①PTと②APTTを評価することで，凝固系のどこに異常があるかを特定することができる。抗凝固剤は，3.8%クエン酸ナトリウムを使用する。
・①PT（プロトロンビン時間）：外因系〜共通経路の評価。
・②APTT（活性化部分トロンボプラスチン時間）：内因系〜共通経路の評価。

4) 血液ガス検査

・血液ガス検査：本来は動脈血中の酸素，二酸化炭素といった気体成分（ガス）を測定するが，一般の動物病院においては，静脈血での評価がよく行われる。
　→pH＜7.35であれば酸血症（アシドーシス），pH＞7.45であればアルカリ血症（アルカローシス）と評価される。

5) 免疫学的検査

・免疫学的検査：抗原抗体反応を利用した検査。体内の抗原や抗体を検出することで，直接的or間接的に感染症や免疫学的疾患を診断する。
・免疫学的検査の種類：①血液型検査，②抗体検査，③血漿蛋白検査，④細胞機能に関する検査がある。
・①血液型検査▶Link！p.213：輸血反応，クームス試験（免疫介在性溶血性貧血の診断），新生子溶血などが関与する。
・②抗体検査：ワクチンの効果，感染症や自己免疫疾患の診断などに関与する。
・③血漿蛋白検査：炎症の検出，アレルゲン特異的IgE検査（アトピー性皮膚炎の診断補助）などに関与する。
・④細胞機能に関する検査：リンパ球反応検査，リンパ球サブセット検査，免疫組織化学染色などに関与する。

✎ 3. 尿検査

- 採尿法：▶Link！p.207
- 尿の理学的検査：色調 (赤色〜赤褐色：ヘモグロビン尿, ミオグロビン尿など), 透明度, 臭気 (アンモニア臭, ケトン臭など), 比重を評価する。比重は屈折計で計測し, 犬で1.030以上, 猫で1.035以上であれば正常な濃縮。脱水があるのに低張尿or常に等〜低張尿である場合は異常。
- 尿の化学的検査：尿検査用試験紙を用いて, pH, 蛋白, グルコース (尿糖), ケトン体, 潜血, ビリルビン (犬は正常でも＋1認められるが猫では異常), ウロビリノーゲンを計測する。
- 尿沈渣：尿沈渣標本を作製し, 赤血球, 白血球, 円柱, 細胞成分, 結晶, 細菌, 真菌, 精子, 寄生虫卵などを観察, 記録する。

尿検査の手順

①採尿した尿をスピッツ管に移す。
②色調, 透明度, 臭気を記録する。
③尿試験紙を使用して, 尿の化学的性状を測定する。
④遠心分離機にて1,500 rpmで5分間遠心分離する。
⑤上清を1滴とり, 尿比重を屈折計で測定する。
⑥試験管を素早く逆さにして, 上清を捨てる。
⑦残ったわずかな上清と尿沈渣を撹拌させる。
⑧この液体をスライドグラスに1滴とり, カバーグラスで封入する。

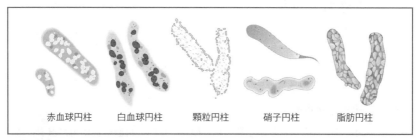

赤血球円柱　白血球円柱　顆粒円柱　硝子円柱　脂肪円柱

円柱の種類

赤血球円柱：腎性の血尿を示す。白血球円柱：腎炎, 腎盂腎炎を示す。顆粒円柱：尿細管を中心とした病変を示す。硝子円柱：大量だと腎障害を示す。脂肪円柱：腎臓病 (猫), 糖尿病性腎障害 (犬) を示す。

尿中にみられる結晶

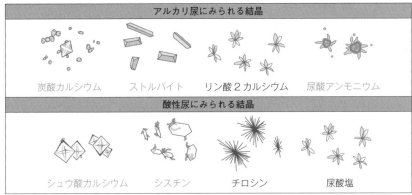

アルカリ尿にみられる結晶			
炭酸カルシウム	ストルバイト	リン酸2カルシウム	尿酸アンモニウム

酸性尿にみられる結晶			
シュウ酸カルシウム	シスチン	チロシン	尿酸塩

内科的に溶解できる尿石：ストルバイト (リン酸アンモニウムマグネシウム)，尿酸アンモニウム。

✎ 4. 糞便検査

・糞便検査：糞便と顕微鏡で行える簡単な検査。消化管内寄生虫や原虫の有無，消化管内細菌の分布，消化管内の炎症，出血の有無，消化状態などが分かる。

・糞便検査の顕微鏡検査には，①直接法，②浮遊法，③糞便塗抹染色などがある。

・①直接法：排泄後1時間以内の新鮮な便を用い，虫卵，運動性寄生虫，運動性細菌を検出する方法。ジアルジア，トリコモナス，らせん菌などを検出できる。

・②浮遊法：少量の糞便を高比重液に溶かし，オーシストや回虫卵，犬鞭虫卵などを顕微鏡で観察する方法。硫酸亜鉛遠心浮遊法 (ジアルジアのシストの検出に優れる) と飽和食塩水浮遊法 (吸虫卵は検出不可) がある。浮遊法ではトリコモナスは検出できない。▶Link! p.168

・③糞便塗抹染色：ヘマカラー染色などやライト・ギムザ染色を用い，出血，炎症細胞の確認，細菌の形態観察を行う方法。

・糞便検査で検出できないもの：蟯虫卵やウイルス

・糞便検査のポイント：新鮮な糞便を用いること，検査時はグローブを装着して人獣共通感染症に注意すること，糞便で周囲を汚した場合は塩素系消毒薬で消毒することが大切である。

5. 骨髄検査

- 骨髄検査：骨髄における造血細胞の状態に関する総合的な検査である。
- 適応：原因が明らかでない長期にわたる血液疾患がある場合，CBCで明らかに骨髄の異常が考えられる場合，腫瘍性疾患の診断を行う場合など。
- 骨髄塗抹標本の染色：ライト・ギムザ染色を行うが，血液よりも長く（45分程度）染色する。ヘマカラーなどの簡易染色は使用できない。
- 骨髄塗抹標本の特徴：脂肪滴を背景に多量の細胞と大型の巨核球がみられる。
- 細胞充実性：標本中で細胞成分が占める割合。高ければ過形成，低ければ低形成である。
- M/E比：骨髄球系＝M（やや大型で核が薄く染まる）と赤芽球系＝E（やや小型で濃く染まり核が円形）の比のこと。
- 芽球比率：核をもった細胞の中で，芽球（核小体をもった幼若細胞）が占める割合のこと。30％以上であれば急性白血病と診断される。

骨髄検査の手順

①全身麻酔実施後，消毒を行い，皮膚を切皮し骨髄針を骨皮質*に挿入する。
②骨髄針を回しながら骨皮質を貫通させる。
③骨髄腔に達した後，シリンジを装着して吸引する。
④骨髄針は刺したまま，採取した骨髄から塗抹標本をつくる。
⑤ニューメチレンブルーで染色し，骨髄が採取できていることを確認する。
⑥骨髄が採取できていれば，骨髄針を抜いて終了する。

*前肢なら上腕骨頭，後肢なら大腿骨頭を使う。

6. 細胞診と病理組織学的検査

- 細胞診の特徴：動物に対する侵襲が少なく，特別な設備を必要とせずに有用な情報が迅速に得られる。
- 細胞の採取方法：FNA，FNB，スタンプスメア，腟スメアなどがある。
  - →FNA：注射針とシリンジを使用して，陰圧をかけて（吸引して）採取する方法。
  - →FNB：注射針のみを使用し，陰圧をかけないで採取する方法。
- 病理組織学的検査：採取した組織で作製した標本を顕微鏡で観察する組織診（組織診断）のこと。▶Link! p.119

組織検体の取り扱いの注意点

- 採取後すみやかに固定液（10〜20％のホルマリン溶液）に浸漬して固定する。
- 固定液中の形状のまま固定されるため，変形が起こらないように丁寧に扱う。
- 大きな病変や臓器の検体，硬い被膜で覆われた検体では，固定液が浸透しにくいため，割を入れる。
- 多量の血液や粘液は固定の妨げになるため，固定液に入れる前に生理食塩水で洗浄する。
- 輸送準備では，検体の取り違えが生じないよう，容器に患者名や採取部位を記す。

7. 遺伝子検査

・目的：①感染症の検査，②遺伝性疾患の検査，③腫瘍の検査。
・①感染症の検査：病気の原因となる細菌やウイルスの遺伝子を検出し感染の有無を明らかにしたり，その型を調べたりする検査。病原性の強さを判定することもできる。サンプルはその症状に強く関連したもの（下痢なら糞便など）を用いる。
・②遺伝性疾患の検査：原因となる遺伝子の異常がすでに確認されている犬種のみで検査が可能である。発症した動物の診断方法だけでなく，キャリアかどうかを確認することで発症動物を出さない繁殖方法がとれる。▶Link! p.69 サンプルはその動物の，核をもつ細胞であれば何でもよい。
・③腫瘍の検査：細胞が同じ遺伝子情報をもつかどうかによって腫瘍であるかを判定するとともに，その腫瘍のもっている遺伝子の異常を調べる検査。腫瘍の悪性度，抗がん剤が効くかどうかを判定することもできる。サンプルには，腫瘍細胞を豊富に含む組織（摘出や生検した組織など）を用いる。
・遺伝子検出方法：▶Link! p.166

6　動物医療コミュニケーション

1. コミュニケーション論

・コミュニケーションは，発信者と受信者の2者がいて成り立つ。
・発信者：言語や非言語（表情や態度）の発信器によって，メッセージを相手に伝えようとする。
・受信者：受信器（視覚などの五感）を通して，その人なりの解釈をもとに，相手からのメッセージを受けとる。
・コミュニケーションスキル：コミュニケーションを円滑に進めるための能力のこと。①話す・聞く，②受容，③共感，④ノンバーバルコミュニケーションの4つのスキルが重要になる。
・ノンバーバルコミュニケーション：非言語によるコミュニケーションのこと。
　→例：身振り，姿勢，握手，対人距離，インテリア
・公式コミュニケーション：相手・状況・立場が公式なコミュニケーションのことで，敬語が用いられる。
　→例：院内ミーティングでの報告・連絡，電話対応の記録
・非公式コミュニケーション：公式コミュニケーションを円滑に進めるためのコ

ミュニケーションのこと。
→例：何気なくかわされる会話
・解釈モデルが異なったまま診療を進めるとトラブルが生じる可能性があるため、飼い主の解釈モデルと認知フレームを意識することが重要である。
　→解釈モデル：飼い主が、自分の飼っている動物の病気を解釈する枠組み
　→認知フレーム：各々がもつ、ものの見方や考え方といった枠組み

2. クライアントエデュケーション

・愛玩動物看護師として実施すべきクライアントエデュケーション：人の健康および公衆衛生への対応、動物の生命の尊重と動物福祉の向上への対応（疾病予防、健康管理、衛生管理、適正飼養の指導など）の2つに分けられる。
・クライアントエデュケーションの進め方（LEARNの5段階モデル）：①Listen（傾聴する）→②Explain（説明する）→③Acknowledge（相互に認めあう）→④Recommend（推奨する）→⑤Negotiate（交渉する）。
・グリーフ（悲嘆）とは：自分の大切な人やものを失う対象喪失に付随して認められる反応のこと。
・動物医療においてみられるグリーフには公認されない悲嘆と予期悲嘆がある。
　→公認されない悲嘆：その人が悲嘆のさなかにあることを周囲に認めてもらえない悲嘆のこと。
　→予期悲嘆：死が予想できるときに生じる悲嘆のこと。

 **4** 愛護・適正飼養学

1 愛玩動物学

 ## 1. 歴史と品種

1) 犬の歴史

- 犬の起源：中東である可能性が高い。祖先はオオカミという説がある。
- 最古の犬：旧石器時代後期，ドイツにある洞窟から骨が発掘されている。イスラエルの洞窟からも人とイヌ科動物の骨が発見されており，犬と人のかかわりが始まったのは，今から約1万4,000年前からだと考えられている。
- 世界の犬種：国際畜犬連盟 (FCI) 公認は355品種 (2022年4月時点)。
- 品種が生まれた経緯：目的をもってつくり出したのではなく，偶然の産物として行動特性や容姿に変化が現れ，人による選択交配によって強化されていった。
- 目的の行動を示す個体が使役犬として選択され，さらに繁殖を繰り返すことで，品種として定着してきた。
  →例：牧羊犬 (家畜を管理する)，ソリ犬 (極寒の地域で長い距離を移動する)
- 多くの品種は近代に誕生したもので，品種名にブリーダー名や地域名が入っているものがある。
  →例：ジャック・ラッセル・テリア (人名)，ジャーマン・シェパード・ドッグ (地域名)

2) 犬の品種

- 品種にはそれぞれ繁殖の目的や原産国がある。ジャパンケネルクラブ (JKC) では206品種を登録しており (2022年4月時点)，国際畜犬連盟が設けたグループに準じ，使役の目的ごとに10グループに分けている。

ジャパンケネルクラブ (JKC) による犬種グループ

	グループ (G)	グループの説明	主な品種 (原産国)
1	牧羊犬・牧畜犬	産業動物の群れを誘導・保護する犬	ウェルシュ・コーギー・ペンブローク (英)，ジャーマン・シェパード・ドッグ (独)，シェットランド・シープドッグ (英)，ボーダー・コリー (英) など
2	使役犬	番犬，警護，作業をする犬	グレート・ピレニーズ (仏)，グレート・デーン (独)，セント・バーナード (スイス)，ドーベルマン (独)，ミニチュア・シュナウザー (独) など

(次ページに続く)

グループ (G)		グループの説明	主な品種 (原産国)
3	テリア	穴の中に住むキツネなど小型獣用の猟犬	ウエスト・ハイランド・ホワイト・テリア(英)，ジャック・ラッセル・テリア(英)，スコティッシュ・テリア(英)，ブル・テリア(英)，ヨークシャー・テリア(英) など
4	ダックスフンド	地面の穴に住むアナグマやウサギ用の猟犬	ダックスフンド(独)
5	原始的な犬・スピッツ	日本犬を含む，スピッツ系の犬	秋田(日)，柴(日)，シベリアン・ハスキー(米)，チャウ・チャウ(中)，バセンジー(中央アフリカ)，北海道(日)，ポメラニアン(独) など
6	嗅覚ハウンド (セントハウンド)	大きな吠え声と優れた嗅覚で獲物を追う獣猟犬	ダルメシアン(クロアチア)，ビーグル(英)，バセット・ハウンド(英) など
7	ポインター・セター	獲物を探し出し，その位置を静かに示す猟犬	アイリッシュ・セター(アイルランド)，イングリッシュ・ポインター(英)，ワイマラナー(独) など
8	7グループ以外の鳥猟犬		アメリカン・コッカー・スパニエル(米)，ゴールデン・レトリーバー(英)，ラブラドール・レトリーバー(英) など
9	愛玩犬	家庭犬，伴侶や愛玩目的の犬	キャバリア・キング・チャールズ・スパニエル(英)，シー・ズー(中)，チワワ(メキシコ)，パグ(中)，パピヨン(仏／ベルギー)，ビション・フリーゼ(仏／ベルギー)，フレンチ・ブルドッグ(仏)，プードル(仏)，マルチーズ(中央地中海沿岸地域) など
10	視覚ハウンド (サイトハウンド)	優れた視覚と走力で獲物を追跡捕獲する犬	アイリッシュ・ウルフハウンド(アイルランド)，アフガン・ハウンド(アフガニスタン)，イタリアン・グレーハウンド(伊)，サルーキ(中東)，ボルゾイ(露) など

各犬種の特徴

- シングルコート：一部の犬種には下毛がない (例：プードル，マルチーズ，ヨークシャー・テリア)。
- ダブルコート (二重毛)：多くの犬種は上毛と下毛をもつ (例：ポメラニアン，ミニチュア・シュナウザー)。
- 世界最小品種：チワワ。
- 短頭種：パグ，フレンチ・ブルドッグ，シー・ズー，チワワなど。
- 疾患と代表的な好発犬種：僧帽弁閉鎖不全症 (キャバリア・キング・チャールズ・スパニエル，チワワ)，膝蓋骨脱臼 (トイ・プードル，チワワ)，椎間板ヘルニア (ダックスフンド，ウェルシュ・コーギー・ペンブローク)，犬アトピー性皮膚炎 (柴，フレンチ・ブルドッグ)，進行性網膜萎縮症 (ダックスフンド)，股関節形成不全 (ゴールデン・レトリーバー)，水頭症 (チワワ)。

▶ 3) 猫の歴史

・イエネコの祖先：約13万年前に中東の砂漠地帯を生息地としていた野生猫のリビアヤマネコ。
・歴史：約9,500年前のキプロス島の遺跡から猫の遺骨が発掘され，このころより人と猫の関係が始まったと推測される。エジプトでは，ネズミによる食害を防ぐために，猫との暮らしが始まった。
・キリスト教が広がっていくなかで，猫はイメージの悪い存在へと変化し，迫害や虐殺が行われたが，1,600年ごろにペストが蔓延すると，ペストの感染源であるネズミを駆除する方法として，猫が受け入れられるようになった。

▶ 4) 猫の品種

・日本における猫の飼育頭数約883万7,000頭のうち，純血品種が18.5%で，それ以外（雑種，分からない）が81.5%（2022年10月時点）。
・猫の使役の目的：ネズミ狩りや愛玩目的。
・主な猫種の原産国：アビシニアン（エチオピア／イギリス），アメリカン・ショートヘア（アメリカ），シャム（タイ），スコティッシュ・フォールド（イギリス），ノルウェージャン・フォレスト・キャット（ノルウェー），ペルシャ（イギリス），メインクーン（アメリカ），ラグドール（アメリカ），ロシアンブルー（ロシア）
・疾患と代表的な好発猫種：骨軟骨異形成症（スコティッシュ・フォールド），肥大型心筋症（メインクーン，ラグドール），多発性嚢胞腎（ペルシャ，アメリカン・ショートヘア）

▶ 5) 血統と血統書

・犬の血統管理：1873年にイギリスで設立されたThe Kennel Clubから始まった。
・猫の血統管理：1887年にイギリスで設立されたThe National Cat Clubから始まった。
・血統書（血統証明書）：血統が登録された同一の犬種（猫種）同士の両親から生まれた子犬（子猫）に対して発行される証明書。ドッグショーやキャットショーで獲得したチャンピオンタイトル（CH）を記載する欄がある。
・純血種の繁殖：最近，多くの遺伝性疾患の存在が明らかになったため，繁殖前に事前のDNA検査を行うことが推奨される。
・人気の高い品種同士のかけあわせによって生まれたミックス犬（デザイン犬）は品種としての基準が設けられていないため，血統書が発行されない。

犬・猫の血統書

血統書	犬	猫
発行団体	JKC，日本犬保存会など	TICA，CFAなど
記載項目	犬名，品種名，登録番号，性別，生年月日，毛色，DNA登録番号，ID番号，股関節評価，肘関節評価，繁殖者，所有者，譲渡年月日，父犬と母犬の系統図，登録日，出産頭数と登録頭数，チャンピオン賞歴	猫名，登録番号，品種名，毛色，目色，性別，生年月日，所有者，繁殖者，父猫と母猫の系統図，同腹猫の出産頭数と登録頭数

JKC：ジャパンケネルクラブ，TICA：The International Cat Association，CFA：Cat Fanciers' Association

2. 使役動物

1) 身体障害者補助犬

・2002年に身体障害者補助犬法が施行された。この法律で定められている補助犬とは，盲導犬，聴導犬，介助犬である。

身体障害者補助犬の概要

種類	協会設立	仕事	訓練施設の規定	携帯物
盲導犬	1967年	視覚障害者の歩行の補助	国家公安委員会	・盲導犬使用者証 ・白色または黄色のハーネス
聴導犬	1981年	聴覚障害者の音の聞き分け等の補助	身体障害者補助犬法	・法に規定された標識
介助犬	1995年	身体障害者の様々な日常動作の補助	身体障害者補助犬法	・法に規定された標識

2) その他の使役犬

その他の使役犬の概要

種類	仕事	携帯物	指定犬種
警察犬	犯罪捜査などの警察活動		7犬種（エアデール・テリア，ボクサー，ラフ・コリー，ドーベルマン，ゴールデン・レトリーバー，ラブラドール・レトリーバー，ジャーマン・シェパード・ドッグ）
麻薬探知犬	麻薬類の発見	「K-9（ケーナイン）」のバッジ（ハンドラー）	ジャーマン・シェパード・ドッグ，ラブラドール・レトリーバーなど
検疫探知犬	制限されている畜産物や農作物の発見	「農林水産省　検疫探知犬」と記載された水色のゼッケン	ビーグル，ラブラドール・レトリーバーなど
災害救助犬	災害時の人の捜索		規定なし

・直轄警察犬：各都道府県警察が飼育管理，訓練を行う警察犬のこと。
・嘱託警察犬：各都道府県警察が選考。民間が飼育管理，訓練を行う警察犬のこと。
・麻薬探知犬：麻薬を発見したときには，座ってハンドラーに知らせる。

3. 愛玩動物の飼養管理

・飼養上，知っておくべき犬の特徴：
　①群れで行動する。
　②高いコミュニケーション能力をもつ（排泄物を使ったマーキングなど）。
　③狩猟していた動物である。
　④薄暗い場所で休息する。
　⑤一生を通して遊ぶのが好きである。

成長に応じた犬の飼養管理方法

生まれてくるまでの環境（胎子期）	母犬が置かれている環境が，生涯を通して個体の気質（行動特性の情緒的基盤）に影響を与える。
新生子期〜社会化期前半（出生〜6週齢）	移行期（2〜4週齢）：母犬と子犬の接触は十分にとらせる。また，この時期から人が介入してハンドリングをすることは，成長後のストレス耐性や学習能力に好影響を与える。 社会化期前半：自分で排泄ができるようになる。ほかの犬とのコミュニケーションが始まる。
社会化期後半〜若齢期（6週齢〜1歳ごろ）	社会化期後半：生活環境での飼育管理を始めるのが理想。可能な限りの社会化トレーニングを始める。 若齢期の終盤（12週齢以降から性成熟するまで）：性ホルモンの影響から競合が生まれ，マーキングをし始める。避妊・去勢手術をすることで，生殖器などにかかわる疾患の予防につながる。▶Link! p.64
成熟期（1〜7歳ごろ）	苦手なもの（人や音，物体など）を回避せず，各生活環境に応じて再社会化トレーニングを行うようにする。
高齢期（7歳ごろ〜）	基礎代謝が低下することで太りやすくなる。また，嗅覚の衰えは比較的遅く，視力が低下した犬は記憶と嗅覚を頼りに室内を歩くので，家具の配置替えはしない。四肢の動きが不自由になった際には，犬の体を支え歩行を助ける道具（補助器具）を使う方法がある。

・飼養上，知っておくべき猫の特徴：
　①単独で行動するため，社会化期の愛着が形成される時期に一緒に暮らした猫同士でなければ，多頭飼育は困難である。
　②環境の変化に敏感である。
　③高い場所を好むのでキャットタワーを設置する。
　④清潔好きなのでトイレの数を猫の頭数＋1個用意する。
　⑤舌や前肢で全身をグルーミングし，汚れをとることで被毛を清潔な状態に保つ（毛玉に注意）。
　⑥自分の活動範囲の目印としてマーキングを行う。
　⑦狩猟を楽しむ。

成長に応じた猫の飼養管理方法

生まれてくるまでの環境（胎子期）	母猫が置かれている環境が，生涯を通して個体の気質（行動特性の情緒的基盤）に影響を与える。
新生子期～社会化期前半（出生～6週齢）	出生後10日間：母猫に依存した生活。母乳を与えられ，排泄も自分ではできない。母猫が子猫の陰部を刺激して排泄を促す。早期の母子分離は子猫にストレスを与える。
社会化期後半～若齢期（7週齢～1歳ごろ）	社会化期の後半：無理のない範囲から社会化トレーニングを始める。若齢期：発情を迎えるとマーキングを始めるため，性成熟を迎える前に避妊・去勢手術を実施するのが理想的である。▶Link! p.64
成熟期（1～7歳ごろ）	2～3歳の成猫になり社会的に成熟すると，個体として縄張りをもち，その主張をしたり，単体で行動する様子がみられ始める。
高齢期（7歳ごろ～）	基礎代謝が低下することで太りやすくなる。聴覚が衰えることで，音に対する反応が悪くなり，鳴き声が大きくなる傾向がある。

✏ 4. 動物の基本的な取り扱い

・散歩時：その動物に合った首輪やハーネスを装着し，リードを付ける。
・子猫・子犬のころから社会性を身につけられる経験を積むのが理想。▶Link! p.313

犬と猫の健康管理

チェックすべき項目		行うべきケア	
・食欲	・排泄物	・ブラッシング	・シャンプー
・体重	・眼	・歯みがき	・肛門嚢絞り
・耳	・皮脂腺（猫）	・爪切り	

・肛門嚢：肛門腺からの分泌物を貯蔵するところで，肛門の位置を時計の中心と仮定すると，4時と8時の位置にある。
・猫は被毛を保護するために，皮脂が分泌されている。過剰に分泌されると皮膚，被毛にトラブルが起きる。
　→例：猫ニキビ（顎の下にできるもの），スタッドテイル（尻尾の背面部がべたついているもの）
・犬の健康管理：狂犬病ワクチン（生後91日以降，その後1年に1回，義務）や混合ワクチン（任意）の接種，フィラリアの検査と投薬，ノミ，ダニの対策など。
・猫の健康管理：ワクチン接種（任意），糞便検査（寄生虫，ウイルスなど），フィラリアの検査と投薬，ノミ，ダニの対策など。

✏ 5. エキゾチックアニマル

▶ 1) エキゾチックアニマルとは

・エキゾチックアニマル：愛玩鳥を含めた犬や猫以外の動物の総称。症状を隠す習性があるものが多い。

4　愛護・適正飼養学

・エキゾチックアニマルが関連する人獣共通感染症には，「感染症の予防及び感染症の患者に対する医療に関する法律」(感染症予防法)に分類されているものが多数ある。▶Link! p.105

エキゾチックアニマルが関連する主な人獣共通感染症

動物種	オウム類 インコ類	プレーリードッグ	フェレット	ウサギ 小型げっ歯類	ミドリガメ
感染症	・オウム病	・野兎病 ・ペスト	・インフルエンザ ・COVID-19	・皮膚糸状菌症 ・サルモネラ症 ・パスツレラ症	・サルモネラ症 ・パスツレラ症

COVID-19：新型コロナウイルス感染症。
動物のCOVID-19感染例：人からの感染と推察され，ペットから人に感染した報告はない(2022年)。感染する動物種はフェレット，猫，犬，ミンク，サル，ハムスター，コウモリなど。

2) エキゾチックアニマルの特徴

・雌雄判別：ウサギでは未成熟時の判別が困難。コザクラインコと文鳥は遺伝子検査により判別。
・周年繁殖：オカメインコ，セキセイインコ，コザクラインコ，ハムスター，モルモット，ハリネズミ，フトアゴヒゲトカゲなど。
・季節繁殖：文鳥，ウサギ，フェレット，デグー，フクロモモンガ，チンチラ，ヒョウモントカゲモドキ，コーンスネークなど。
・偽好酸球(ヘテロフィル)：ウサギ，モルモット，ニワトリ，カメなどの好中球は，好酸性の顆粒をもつため，こう呼ばれている。
鳥類(飼鳥)：オカメインコ，セキセイインコ，コザクラインコ，文鳥など。
・夜になるとものが見えにくくなる(鳥目)。
・羽切り：逃亡防止や，高所へ行くことを避けるために，羽を切ること。
ウサギ
・祖先：ヨーロッパアナウサギ。
・スタンピング：怒ったとき，後肢で地面を蹴って，バンバンと音を立てる行為。
・強制給餌：ウサギは24時間採食する草食動物のため，食欲が低下している場合には栄養補給を行う。
フェレット
・北海道では飼育開始時，死亡時，譲渡時に自治体への届け出が必要である。
・ネズミやウサギの巣穴に入りこみ捕獲するという性質をもつため，トンネル状の狭いところ，隙間に入ることを好む。
・犬と同様に，犬ジステンパーウイルスやフィラリア(犬糸状虫)に感染する。
ハムスター
・低温環境では冬眠する。
モルモット
・祖先：テンジクネズミ。

288

・ロードシス反応：発情期に背中を触られたとき，背中を反らす反応。
・抗菌薬に対する感受性が高く，致死的な腸炎が起こりやすい。
・体内でビタミンCの合成ができないため，不足すると壊血病になる。
・強制給餌：飢餓状態になって36時間で肝臓に病的な変化が出るため，食欲が低下している場合には栄養補給を行う。

デグー
・人の糖尿病，白内障，概日リズム，アルツハイマー病などの研究対象として知られている。

フクロモモンガ
・有袋類なので，未熟な状態で出生した新生子は育児嚢内で母乳を吸って育ち，2ヵ月齢ごろより袋から出る。

チンチラ
・砂浴び：皮脂腺から出るラノリンという分泌物によって毛が固まるのを防ぐために行う。

ハリネズミ
・日本で主に飼育されているのはヨツユビハリネズミである。
・2005年までモグラと同じ食虫目に分類されていたが，現在はハリネズミ目。
・アンティング：特定のにおいを嗅いだ際に唾液を背側部（針）に塗りつける行動。
・17℃以下の環境では冬眠をすることがある。

カメ
・ワニガメは法律により特定動物に指定されているため，飼育の際には各都道府県知事もしくは政令市の長の許可が必要である。
・ハナガメとその交雑種，カミツキガメに関しては，法律により特定外来生物に指定されているため，飼育することは禁じられている。
・冬季は代謝を生命維持できるぎりぎりまで低下させ，冬眠を行う。
・カメの中には受精時には性別が決定しておらず，孵卵温度によって性別が決まる種類がいる。
・赤血球は楕円形で，有核である。
・栓球：犬や猫の血小板にあたるもので，赤血球よりも小さく，染色液でよく染まる丸い核をもつ。
・ビタミンD_3の代謝を正常に行わせるために，紫外線（UVB）ライトをつける必要がある。

フトアゴヒゲトカゲ
・成熟後の雌は雄の有無にかかわらず無精卵を産む。
・受精能力の保持期間が長いため，交尾後数年でも有精卵を産むことができる。
・孵卵温度によって性別が決まる。
・ビタミンD_3の代謝を正常に行わせるために，紫外線（UVB）ライトをつける必要がある。

ヒョウモントカゲモドキ

・雌は産卵のためにカルシウムを後頭部に蓄えている。
・孵卵温度によって性別が決まる。

コーンスネーク

・ポッピング：尾部の後方を圧迫してヘミペニスを外反させ，雌雄鑑別を行う方法。

エキゾチックアニマルの生態

種類	習性	食性	妊娠期間（日）	産卵（子）数	活動時間
オカメインコ	社会性がある。	穀食性のため植物の種子や果物を与える。	卵生	3〜7	昼行性
セキセイインコ				5〜7	
コザクラインコ				3〜7	
文鳥		雑食性のため植物の種子や無脊椎動物を与える。		5〜8	
ウサギ	・社会性がある。 ・食糞をする。	完全草食性のため，牧草を中心にペレットフードを適量与える。	30	4〜10	夜行性
フェレット	社会性がある。	易消化性の動物性蛋白質と脂肪を多く含む食事を与える。	42	8	起きた時間
ハムスター	単独生活をする。	草食に近い雑食性。	16〜21（品種による）	3〜6	夜行性
モルモット	群居性をもつ。	完全草食性のため，牧草を中心にペレットフードや野菜を与える。	63〜72	1〜7	夜行性
デグー	・群居性をもつ。 ・砂浴びをする。 ・食糞をする。	完全草食性のため，牧草を中心にペレットフードや野菜を与える。	86〜93	3〜10	昼行性
フクロモモンガ	群居性をもつ。	雑食性。	16	1〜2	夜行性
チンチラ	集団をつくる。	完全草食性のため，牧草を中心にペレットフードや野菜を与える。	105〜118	1〜5	夜行性
ハリネズミ	単独生活をする。	高蛋白・低脂肪のものが推奨されている。	34〜37	1〜7	夜行性
カメ	日光浴をする。	肉食性，雑食性，草食性に分けられる。	卵生	品種による	ほとんどの種が昼行性
フトアゴヒゲトカゲ	日光浴をする。	野菜や昆虫を食べる雑食性。	卵生	最大24	昼行性
ヒョウモントカゲモドキ		昆虫や小型動物を食べる肉食性。	卵生	2	夜行性
コーンスネーク		小型げっ歯類などを食べる肉食性。	卵生	10〜20	夜行性 or 半夜行性

エキゾチックアニマルの解剖的特徴と疾病

種類	消化管の特徴	その他の解剖学的特徴	主な疾病
オカメインコ	・そ囊：短時間で大量の食物を摂取するために食道の一部が拡張した器官。 ・胃：腺胃(化学的消化)と筋胃(機械的消化)に分かれる。	・気囊：肺の周囲にある非常に薄い袋状の組織。 ・含気骨：骨の内部に空気の入った空洞がある気囊と連絡した骨。 ・総排泄腔：消化管と泌尿器、生殖器が連絡する袋状の管構造。 ・リンパ組織：リンパ節はほぼ認められない。 ・泌尿器系：膀胱はない。尿酸を排泄する。	トリコモナス，オウム病，重金属中毒
セキセイインコ			マクロラブダス症，トリコモナス，オウム類嘴-羽病(PBFD)，セキセイインコのヒナ病(BFD)，オウム病，重金属中毒，痛風・高尿酸血症
コザクラインコ			セキセイインコのヒナ病(BFD)，オウム病，重金属中毒
文鳥			トリコモナス，コクシジウム，条虫
ウサギ	・腹部臓器では盲腸が最大。盲腸・結腸の発酵によりつくられる盲腸便(軟便)を摂食する。 ・胃：発達した筋肉により胃盲囊が形成され、嘔吐がしにくい。	・骨：軽量で脆い。 ・歯：生涯伸び続ける常生歯。先祖の名残で上顎切歯の2列目(裏側)に小切歯をもつ。 ・腸管関連リンパ組織(GALT)：全リンパ組織の50％以上を占める。 ・泌尿器系：尿はカルシウム濃度が高く白く濁る。ポルフィリン(色素)を含む血色素尿を排泄することがある。	不正咬合，スナッフル，消化器疾患(コクシジウム症や胃拡張など)，子宮疾患，皮膚疾患，前庭疾患(エンセファリトゾーン)，骨折
フェレット	・消化管は短く、通過時間は約2.5〜3時間。		副腎疾患，インスリノーマ，リンパ腫，インフルエンザ，犬ジステンパーウイルス感染症，脊索腫，犬糸状虫症
ハムスター	・胃：前胃(発酵)と後胃(化学的消化)に分かれ、盲腸が発達している。	・歯：常生歯。 ・頬袋：餌を収容するためのもの。	皮膚疾患，体表の腫瘍，消化器疾患，不正咬合，頬袋脱，内部寄生虫感染症，泌尿器疾患，卵巣・子宮疾患，心疾患
モルモット	・盲腸が発達している。 ・胃：胃壁は薄く、噴門と幽門が隣接するため、嘔吐ができない。	・歯：常生歯。 ・臭腺：雄の臀部正中に顕著にみられる。	ビタミンC欠乏症(壊血病)，皮膚疾患，消化器疾患，不正咬合，尿路結石，卵巣・子宮疾患，乳腺疾患
デグー	・胃：胃壁は薄く、噴門と幽門が隣接するため、嘔吐ができない。	・歯：常生歯。	不正咬合，皮膚疾患，消化器疾患，糖尿病
フクロモモンガ	・盲腸：憩室状で続く、繊維質を発酵する役割がある。	・臭腺：頭頂部と胸部にみられる。 ・総排泄腔をもつ。	皮膚疾患，代謝性疾患(カルシウム)，呼吸器疾患
チンチラ	・胃：胃壁は薄く、噴門と幽門が隣接するため、嘔吐ができない。 ・盲腸が発達している。	・被毛：寒さに耐えられるよう、厚い毛皮をもつ。	皮膚疾患，嵌頓包茎，消化器疾患，小形条虫，不正咬合，膀胱炎，尿路結石，骨折，結膜炎，角膜炎
ハリネズミ	・盲腸を欠く。	・歯：第1切歯が大きい。	外部寄生虫，子宮疾患，歯牙疾患，腫瘍性疾患

(次ページに続く)

4

1

愛玩動物学

種類	消化管の特徴	その他の解剖学的特徴	主な疾病
カメ	・盲腸はあまり発達していない。	・総排泄腔をもつ。	中耳の膿瘍，ビタミンA欠乏症，腎不全，生殖器疾患，膀胱結石，嘴の過長，不正咬合
フトアゴヒゲトカゲ		・歯：歯槽がない。 ・総排泄腔をもつ。	誤食，代謝性骨疾患（カルシウム）
ヒョウモントカゲモドキ		・フトアゴヒゲトカゲと同様。	クリプトスポリジウム感染症，皮下膿瘍
コーンスネーク	・食道：筋肉に乏しい。	・胸骨を欠く。 ・肺：体長の2/3を占め，左側は退縮している。後方に気嚢をもつ。 ・ヤコブソン器官：口腔内の上顎部にあるにおいを感じとる器官。	拒食，呼吸器疾患，マウスロット（口内炎）

2　人と動物の関係学

✎ 1. 人と動物の関係学の成り立ち

▶ 1) 学問としての歴史

・人と動物の関係学の研究：臨床心理学のレビンソンが，犬は「共同セラピスト」として機能する，と報告したのを契機に盛んになった。
・人と動物の関係に関する国際組織（IAHAIO）：1990年に人と動物の相互作用のネットワーク，利益と最良の実践を促進するために創設された。世界中で90以上の組織が加盟している。日本におけるナショナルメンバーは，日本動物病院協会（JAHA），ヒトと動物の関係学会（HARs）である。3年に1回，国際会議を開催し，宣言が出される。
　→プラハ宣言（1998年）：動物介在活動・動物介在療法に関するガイドラインが提示された。▶Link! p.295
　→リオ宣言（2001年）：動物介在教育に関するガイドラインが提示された。
・国際人間動物関係学会（ISAZ）：1991年に人と動物の相互作用や関係の研究を促進することを目的に設立された。

▶ 2) 欧米と日本の動物観，動物とのかかわりの相違

欧米と日本の動物観

	宗教的，文化的な背景	動物観
欧米	多くの人がキリスト教を信仰している。	・人と動物の境界がはっきりと分かれている。 ・動物を支配下におき，管理と保護を行う。
日本	神道や仏教の思想が色濃く反映される。	・人と動物との境界を曖昧なものにしている。 ・人と対等な存在として動物とつきあう。

・ケラートは，アメリカ人の動物観を調査し，動物に対する基本的な態度を12に類型した。また，日本において同様の調査をし，日本人は特定の環境や種に対する強い情緒的な愛着がある一方，自分が好まないものには無関心だと解釈した。

ケラートによるアメリカ人の動物に対する基本的な態度

類型	内容
自然主義的	主に野生生物と野外に関心と愛情がある。
生態学的	主にシステムとしての環境や，野生動物の種と自然の生息地との相互関係に関心をもつ。
人間的	主に個々の動物（主にペット）に関心と強い愛情をもつ。
道徳的	動物の扱いのよしあしに主眼をおき，動物の搾取や残虐行為に強く反対する。
科学的	主に動物の身体的属性と生物学的機能に関心をもつ。
審美的	主に動物の芸術的・象徴的特性に関心をもつ。
功利主義的	主に動物の実用的・物質的価値に関心をもつ。
支配主義的	主にスポーツなどにおいて動物を支配することで満足感を得る。
否定的	本質的に，嫌悪感や恐怖心から動物を積極的に避ける。
中立的	本質的に，無関心や興味のなさから動物を受動的に避ける。

・現在，日本において，愛玩動物を飼育する理由のほとんどが心理的なものである。
　→例：「生活に癒し・安らぎが欲しかったから」「愛情をかけて世話をする対象が欲しかったから」

✏ 2. 人の福祉と愛玩動物のかかわり

▶ 1) 動物虐待と対人暴力の連動性に関する基礎知識

・児童虐待と動物虐待は関連していることが指摘されている。
・世界初の動物虐待防止についての法律：1822年にイギリスで成立した「家畜の虐待および不当な取り扱いを防止する法律」（マーチン法）
・動物虐待とは：動物を不必要に苦しめる行為のことをいい，正当な理由なく動物を殺したり傷つけたりする積極的な行為だけでなく，必要な世話を怠ったりけがや病気の治療をせずに放置したり，十分な食事や水を与えないなど，いわゆるネ

4

2　人と動物の関係学

グレクトと呼ばれる行為も含まれる (動物愛護管理法)。

・動物愛護管理法：2019年の一部改正に伴い虐待の罰則が強化され，獣医師による虐待の通報が義務化された。

・ケラートとフェルサス：幼少期の動物虐待が，家族関係の崩壊や将来の反社会的・攻撃的行動の潜在的指標となりうることを警告した。

▶ 2) 多頭飼育崩壊 (アニマルホーディング)

・アニマルホーディング：非常に多くの動物をためこみ，最低限の栄養や衛生面，獣医療を与えず，動物の状態と環境を悪化させていくように作用すること。
　→状態の悪化：病気，飢餓，もしくは死を含む。
　→環境の悪化：ひどく密着している，極度に不衛生な状況。

・多頭飼育問題：環境省の「人，動物，地域に向き合う多頭飼育ガイドライン」によると，①飼い主の生活状況の悪化，②動物の状態の悪化，③周辺の生活環境の悪化の３つの影響のいずれか，もしくは複数の問題が関連している。

・多頭飼育問題を解決するためには：①飼い主の生活支援，②動物の飼育状況の改善，③周辺環境の改善の３つの観点から対策していく必要がある。対症療法的な対応だけでは再発してしまう可能性が高く，当事者のみでの改善は困難であり，行政，地域，医療と福祉，動物の専門家が協力して解決すべき社会問題である。

▶ 3) 愛玩動物と子ども，高齢者のかかわり

・最近，一人暮らしの高齢者が病気になったり亡くなったりして愛玩動物が飼育放棄される問題や，愛玩動物がいるから入院できないという高齢者がいることが問題となっている。

・高齢者は元気なうちから，自身に何かあったときに愛玩動物をどうするか決めておくとよい。

愛玩動物が子どもや高齢者に与える恩恵

発言者	発言内容
エンデンバーグら	子どもの発達（社会，情緒，認知的な発達）や，間接的な発達（親，夫婦や家族の関係，社会的ネットワーク）に愛玩動物飼育は効果がある。
レビンソン	ペットを育てることは，子どもの共感性，自己効力感，自己統制，自律性の発達を促進する。
メルスン	ペットは批判せずに受け入れてくれる聴き手となり，特に犬の反応は理解してもらっているという感覚を強める。
ベック	子どもは，ペットは無条件で自分を受け入れ愛してくれ，自分を評価・批判することなく好きでいてくれると感じている。
ゴールドマイアー	独居の高齢者の場合，愛玩動物を飼育する人は飼育していない人とくらべて，動揺の減少，楽観性，活動に対する積極性，孤独感の減少がみられた。

3. 社会における動物の役割

1) 動物が与える効果

・動物が人に与える効果：①心理的利点，②身体的および生理的利点，③社会的利点があり，いずれにおいても動物への愛着（アタッチメント）が重要である。

①**心理的利点**

子ども	青年	高齢者
・責任感，忍耐力，自主性が身につく。 ・自己概念が形成される。 ・自尊心，共感性，自己統制，生命尊重の心が発達する。	・孤独感が軽減される。 ・自尊心が高まる。	・主観的幸福感が高まる。 ・孤独感が軽減される。 ・抑うつ状態が改善される。

②**身体的および生理的利点**：動物の飼育が血圧や心拍数の低下，血中コレステロールや血漿トリグリセリドの減少を起こすといわれている。最近，動物の飼育が身体的および生理的に効果を与えていることを証明するために，オキシトシンを指標とした研究が行われている。

③**社会的利点**

研究者	内容
マックロウ	動物の役割の1つとして，社会的潤滑剤がある。
ロックウッド	絵画においては，動物が描かれている方が，描かれていないものよりも，その中の人物はより友好的でより幸せであると評価される。
エディ	人は動物と一緒のとき，そうでないときより見知らぬ人に友好的であり，笑顔を見せ，会話などの交流が増える。

2) 動物介在介入

・動物介在介入（AAI）：人の治療効果を目的として，健康，教育，福祉（ソーシャルワークなど）に意図的に動物を取り入れた，目標志向型かつ構造化された介入のこと。

動物介在介入の種類

名称	略称	目標
動物介在療法 （AAT）	目標指向で構造化されている，動物を介入させた治療	身体的，認知的，行動的な改善や回復，社会情緒的機能の強化
動物介在教育 （AAE）	専門家が提供，もしくは専門家の指導のもとに動物を介入させた教育	設定された学問的な目標の達成，向社会的スキルや認知機能の向上
動物介在活動 （AAA）	人と動物のチームによって行われる，非公式な相互作用や訪問活動	動機づけ，教育，レクリエーション

AAT：Animal assisted therapy，AAE：Animal assisted education，AAA：Animal assisted activity

動物介在介入を行う際の検討事項

・動物の介入が有効か，不利益があるか。	・動物に対して恐怖があるか。
・動物アレルギーの有無と程度。	・動物を虐待した経験があるか。

・介在動物：AAIに用いられる動物。適正に飼育されケアされていて，今後もそうである家畜化された動物であることが条件である。
　→例：犬，猫，ウサギ，モルモット，馬，ハムスター，鳥，山羊

介在動物への留意点

- ・AAIへの参加がストレスになっていないか。
- ・適切なワクチンを接種し，健康が維持されているか。
- ・人獣共通感染症に対する安全性の基準を満たしているか。
- ・動物の気質と行動特性が活動に適しているか。
- ・年齢が適切であるか。
- ・陽性強化法でトレーニングされているか。
- ・AAIの活動は約30〜45分で十分に休息できているか。

・Pet Partners：アメリカのAAIの実践を行っている約40年の歴史をもつ体系的な団体。ボランティアの育成や介在動物の評価を行い，病院や高齢者施設，教育施設などにボランティアを派遣する。
・人と動物のふれあい活動（CAPP）：約30年の歴史をもつ組織化された団体である日本動物病院協会によるAAI。高齢者施設や病院，教育施設といった様々な施設に動物を連れていく施設訪問型が多い。
・日本でのAAIの例：刑務所にて，受刑者（訓練生）がパピーウォーカーとして盲導犬候補の子犬を育てることにより，再犯防止と社会復帰を促す「島根あさひ盲導犬パピープロジェクト」や，少年院にて，保護犬のトレーニングを通して少年に社会貢献の機会を与え，自己肯定感を育む「Give Me a Chance（GMaC）プログラム」がある。

3) 動物介在介入に対する愛玩動物看護師の役割

・準備段階：AAIに参加する介在動物が健康を保ち，病気の予防に気を配ることの啓蒙や支援を行う。また，動物看護や動物福祉の観点から，プログラムの内容に関してアドバイスをする。
・プログラム参加の当日：介在動物の健康状態や行動に注意を払い，またクライアントが動物を不適切に扱うことで，クライアント自身や動物に危険が及ばないかを常に観察し，それを予防，回避する。

4) 学校飼育動物の目的や実態

・学校飼育動物の種類：山羊，ウサギ，ハムスター，モルモット，ニワトリなど。
・2017年の東京都江戸川区での動物飼育等状況調査では，動物飼育を行っている学校が87.8％であり，動物の種類はウサギが最も多かった。

学校の動物飼育体験の効果

・愛する心の育成をはかる。	・自分への肯定感・自尊心を培う。
・生命尊重・責任感を培う。	・謙虚さを知る。
・協力する気持ちを養う。	・人を思いやる心・共感を養う。
・科学的視点を得る。	・ハプニングへの対応力を高める。
・マザリング効果。	

- 小学校の道徳の学習指導要領：「自然愛護」の項目として動物飼育が含まれている。
- 学校における動物飼育については，豊かな人間性の育成に資する一方，不適切な飼育が行われた場合，教育的な観点および動物愛護の観点の両者からの問題が生じる可能性がある（文部科学省，2006年）。
- 動物介在教育（AAE）に取り組む上での主な課題：教育上の人的な負担増，日常飼育上の人的な負担増，教育上の知識不足など。
- 学校飼育動物の課題に対する対処法：日本獣医師会では，学校動物に対して無料で診療を行ったり，動物愛護の視点から適正飼育の方法を指導するための動物ふれあい教室などを開催している。また，がっこう動物新聞を小学校に配布し，子どもたちに適正な飼育方法を分かりやすく伝えている。
- 動物病院が学校と連携して学校飼育動物を支援する際，愛玩動物看護師は業務である「愛玩動物の愛護・適正な飼養にかかわる助言その他の支援」（愛玩動物看護師法）を遂行する。

3　適正飼養指導論

1. 愛玩動物の飼養

1) 人と動物の関係

- 人と犬の関係：犬は最も古い家畜で，約1万4,000年前に家畜化された。▶Link! p.282
  → ペットとしての確立：19世紀（ヨーロッパ），江戸時代後期（日本）
- 人と猫の関係：約4,000年前に家畜化されたが，野生の特徴が色濃く残っているため，半家畜化の動物といわれている。▶Link! p.283 日本に猫が持ちこまれたのは奈良時代以降で，当時は唐猫と呼ばれていた。
  → ペットとしての確立：平安時代（日本）

2) 愛玩動物の適正飼養の目的と概念

・愛玩動物にかかわる法律：①動物愛護管理法，②愛玩動物看護師法がある。
　▶Link! p.110, 299
・動物を飼育する際に守るべき動物福祉：5つの自由などがある。▶Link! p.7

動物を迎える際に「守ってほしい5か条」(環境省)

> ①動物の習性等を正しく理解し，最後まで責任をもって飼いましょう。
> ②人に危害を加えたり，近隣に迷惑をかけることのないようにしましょう。
> ③むやみに繁殖させないようにしましょう。
> ④動物による感染症の知識をもちましょう。
> ⑤盗難や迷子を防ぐため，所有者を明らかにしましょう。

3) 愛玩動物飼育によって人が受ける恩恵と問題点

愛玩動物飼育によってもたらされる恩恵▶Link! p.294

研究者	内容
サーペル	犬や猫の飼い主は，飼っていない人よりも日常の健康問題が有意に少ない。
シーゲル	犬を飼っている高齢者は，飼っていない高齢者よりも病院の通院回数が少ない。
バウン，アンダーソンら	犬や猫の飼い主は，飼っていない人と比較して有意に血圧が低い。

・愛玩動物飼育の問題点：①飼育放棄▶Link! p.305, 312，②近隣とのトラブル，③人獣共通感染症などがある。
・②近隣とのトラブル：ペット飼育における迷惑の例として，「ふんの放置など飼い主のマナーが悪い」「猫がふん尿をしていく」「鳴き声がうるさい」「犬の放し飼い」などが報告されている。
・地域猫：地域の理解と協力を得て，地域住民の認知と合意が得られている，特定の飼い主のいない猫。その地域に合った方法で，飼育する対象の猫を把握しつつ避妊・去勢手術の徹底をしながら飼育管理を行い，これ以上数を増やさず一代限りの生を全うさせる。

4) ペットロス

・ペットロス：愛着の対象である動物を死別や別離で失う対象喪失の1つで，それに伴う一連の苦痛に満ちた深い悲しみ(悲哀)の過程の総称。愛情を注いでいる愛玩動物を失ったときに，多くの人が経験する悲嘆(グリーフ)のことである。
・動物が病死した場合は，病気の状況，看護や介護期間がペットロスに伴う悲哀の長さや強さに影響してくる。
・動物の突然死や事故死は予測できるものではないため，飼い主はその死を受け入れること自体が難しくなる。
・動物が行方不明になった場合，突然関係が断ち切られ，生死が確認できないの

で，喪失自体を否定する気持ちが強く長引き，ペットロスからの回復へのプロセスに移行しがたい。
・ペットロスの悲哀の過程：死の否認と隔離→怒り→取引→抑うつ→死の受容

ペットロスに関連する研究

研究者	内容
ケディ	愛玩動物を喪失した後の悲嘆は人を喪失したときと類似の反応であり，適応の過程は，重要な他者と死別したときと類似している。
フォグルら	飼い主のペットロスへの反応を調査した結果，「喉のつまりを感じた(67%)」「泣いた(55%)」「落ちこんだ(50%)」などがあった。
シュトレーベシュト	死別への対処の2重過程モデル：日々の生活を続け，あるときは喪失に向きあい，あるときは回復に向きあって，揺らぎながら，2つの対処方法を行ったり来たりして適応していく方法。
ラゴーニら	喪失の初期認知，喪失への対処，別れを告げる，喪失の苦痛に満ちた認識，喪失からの回復，悲嘆を通した個人的成長の段階がある。
サイフェ	ペットロス後の悲嘆の位相として，ショックと不信，怒りと疎外と敬遠，否認，自責の念，抑うつ，解消もしくは終結の6つの位相がある。
横山	社会的不都合が生じるとき，病的になるとき(うつ病)，ペットを喪失した感情が全くないときにペットロスが問題となる。

✎ 2. 適正飼養の推進

▶ 1) 適正飼養に関する支援の目的と活動

・ペットの適正飼養上の問題は，飼い主のマナーや飼い主を取り巻く環境の問題であるケースが多い。
・犬の散歩時のマナーの評価：犬の散歩時における糞の処理について，「必ず持ち帰る」と回答した人が93.7%と高いが，尿の処理については，「水で洗い流す」が59.9%と低くなっている(2017年)。
・散歩時のリードの有無：「している」は92.9%で「していない」は0.9%である(2017年)。
・猫の飼育場所：「屋内のみ」と回答した人は73.3%，「屋内と屋外」は17.7%，「屋外のみ」は6.8%であった(2011年)。

ペットの適正飼養に関する法律・条例

動物の愛護及び管理に関する法律(動物愛護管理法)	・適正に飼養し，又は保管することにより，動物の健康及び安全を保持するよう努めるとともに，動物が人の生命，身体若しくは財産に害を加え，生活環境の保全上の支障を生じさせ，又は人に迷惑を及ぼすことのないように努めなければならない。

(次ページに続く)

<

家庭動物等の飼養及び保管に関する基準	・所有者等は，自らが飼養及び保管する家庭動物等が公園，道路等公共の場所及び他人の土地，建物等を損壊し，又はふん尿その他の汚物，毛，羽毛等で汚すことのないように努めること。 ・犬の所有者等は，犬を道路等屋外で運動させる場合には，（中略）犬を制御できる者が原則として引き運動により行うこと。
東京都動物の愛護及び管理に関する条例	・公共の場所や他人の土地建物を汚したり，損壊したりすること，リードなしでの散歩を行うことなどを明確に禁止。

▶ 2) 動物取扱業者における適正飼養

最近の飼育管理基準の制定の流れ

2019年	動物愛護管理法の改正において，「第一種動物取扱業による適正飼養等の促進等」として犬や猫などの販売業における遵守基準を具体的なものとする規定が設けられた。
2020年	環境省において「動物の適正な飼養管理方法等に関する検討会」が実施され，「適正な飼育管理の基準の具体化について」とりまとめ報告がされている。
2021年	「動物取扱業における犬猫の飼養管理基準の解釈と運用指針」が示され，より具体的な飼養管理の基準が規定された。この指針は第一種動物取扱業だけでなく，第二種動物取扱業にも適用される。

・飼養管理基準の項目は，以下の7項目である。

①飼養施設の管理

・運動スペースの設置義務は，長時間の飼養が前提となる販売業，譲渡業，貸出業，展示業，譲受飼養業が該当し，短時間の飼養が想定される保管業（ペットホテルやトリミングサロンなど）などは必須ではない。

　→運動スペース分離型：飼養管理を行うケージと運動するスペースが分かれている。1日3時間以上，運動スペースで運動させる義務がある。

　→運動スペース一体型：飼養管理を行うケージと運動するスペースが一体となっている。

運動スペース分離型と一体型の基準

分離型	一体型
・犬：床面積が体長の2倍×1.5倍以上，高さは体高の2倍以上とする。 ・猫：床面積が体長の2倍×1.5倍以上，高さは体高の3倍以上とし，1つ以上の棚を設け，2段以上の構造とする。 ・運動スペース：「一体型の基準」と同一の面積。常時利用可能な状態で維持する。 ・すべての業種で基本的に満たす必要がある。	・犬：床面積が分離型ケージサイズの6倍以上，高さは体高の2倍以上とする。複数飼養する場合，床面積は分離型ケージサイズの3倍以上×頭数分を確保する。 ・猫：床面積が分離型ケージサイズの2倍以上，高さは体高の4倍以上とし，2つ以上の棚を設け，3段以上の構造とする。複数飼養する場合，床面積は分離型ケージサイズの面積以上×頭数分を確保する。

・繁殖時：親子あたり表中の1頭分の面積を確保する（親子以外の個体の同居は不可）。

・複数飼養する場合：最も体長が長く，体高が高い個体を基準として，床面積や高さを計算する。

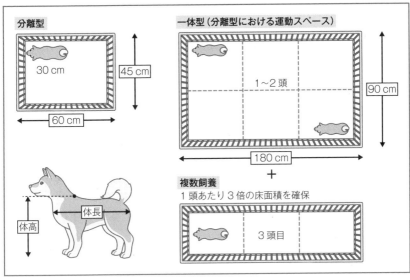

犬の飼養管理基準（ケージの大きさ）

②動物の飼養または保管に従事する従業者

・職員1人につき飼養，保管できる犬や猫の上限数が決められている。親と同居している子犬や子猫，繁殖から引退している犬や猫はこの頭数に含まれない。
　　→犬：職員1人あたり20頭（うち繁殖犬15頭）
　　→猫：職員1人あたり30頭（うち繁殖猫25頭）

③動物の飼養または保管をする環境の管理

・飼養施設に温度計および湿度計を備えつけ飼育環境を維持する。
・悪臭により飼養環境またはその周辺の生活環境を損なわないよう清潔に保つ。
・自然採光または照明による日長変化（昼夜の長さの季節変化）に応じた光環境を管理する。

④動物の疾病等に係る措置

・1年以上継続して飼養または保管を行う犬や猫は，1年に1回以上，獣医師による健康診断を受けさせる（診断書は5年間保存）。
・繁殖するための個体は，雌雄ともに繁殖の適否に関する診断を受けさせる。

⑤動物の展示または輸送の方法

・犬や猫を長時間連続して展示する場合，休息できる設備へ自由に移動できる状態を確保する。困難な場合は展示時間が6時間を超えるごとに休息時間を設ける。
・飼養施設に輸送された犬または猫について輸送後2日間以上，その状態（下痢，嘔吐，四肢の麻痺など，外見上明らかなものに限る）を目視によって観察する。

⑥動物の繁殖

・犬：雌の生涯出産回数は6回まで，交配時の年齢は6歳以下とする。ただし，7歳に達した時点で生涯出産回数が6回未満であることを証明できる場合は，交配時の年齢は7歳以下とする。

・猫：雌の交配時の年齢は6歳以下とする。ただし，7歳に達した時点で生涯出産回数が10回未満であることを証明できる場合は，交配時の年齢は7歳以下とする。

・帝王切開は獣医師が行う。出生証明書ならびに母体の状態および今後の繁殖の適否に関する診断書の交付を受け，5年間保存する。

⑦その他動物の愛護および適正な飼養

・アニマルベースドメジャー：外部からの刺激に対する動物の反応または動物への効果として定義され，動物の状態の評価に活用される。この考え方をふまえ「動物取扱業における犬猫の飼養管理基準の解釈と運用指針」では，ネグレクトにより個体を不適切な状態にすることを直接的に禁止している。▶Link! p.293

🖊 3. 災害危機管理と支援

▶ 1) 災害とは

・災害の定義：暴風，豪雨，豪雪，洪水，高潮，地震，津波，噴火，その他の異常な自然現象または大規模な火事もしくは爆発その他その及ぼす被害の程度においてこれらに類する政令で定める原因により生ずる被害（災害対策基本法）。

・災害は，自然災害と人為災害の2つに分けられる。

・緊急事態：緊急で大規模な対応を必要とする事態＆現場や地域のみで対応することが困難であり，外部からの支援が必要な事態。

原因による災害の種類

自然災害			
気象	台風，洪水，干ばつ，高潮など		
地質	地震，津波，噴火など	生物	感染症
人為災害			
公害	大気汚染，水質汚濁，地盤沈下など		
産業	工場や鉱山火災，労働災害，放射線被曝など		
交通	飛行機事故，船舶事故，鉄道事故など		
管理	設計ミス，施工ミス，管理不備など		
環境	環境破壊に由来する問題	紛争	戦争，内戦など
CBRNE	C：化学(chemical)，B：生物(biological)，R：放射性物質(radiological)，N：核(nuclear)，E：爆発物(explosive)		

2) 災害時の同行避難の意義と重要性

- 同行避難：災害が起きたときに，飼い主と愛玩動物が同行し，安全な避難所まで避難すること。動物の命を助けるだけでなく，飼い主の命や被災地の衛生環境を守ることにつながる。
- 同行避難と避難所での動物の対応についての認識は進んでいるが，災害発生時に避難所で動物を受け入れてもらえないという問題が起きている。
- 同行避難について明記しているもの：「動物の愛護及び管理に関する法律」(動物愛護管理法)，災害対策基本法，避難所運営ガイドラインがある。

災害時における人と愛玩動物の避難状況

1995年	阪神淡路大震災	・日本で被災した愛玩動物の本格的な救護活動を行った最初の災害。 ・行政や獣医師会などが中心となり，救護施設（シェルター）をつくって対応した。 ・災害救助犬の存在が知られた。 ・この災害での医療活動の反省点から災害派遣医療チーム（DMAT）がつくられた。
2000年	有珠山の噴火	・住民の避難時に多くの愛玩動物が取り残されて問題となった。
	三宅島の噴火	・島民とともに多くの愛玩動物が避難した。
2004年	新潟中越地震	・愛玩動物を連れて避難した人たちは避難所に入りにくく，車中で避難生活をしていたためエコノミークラス症候群*が問題になった。
2011年	東日本大震災	・一度避難した後に愛玩動物を連れに戻ったために津波に巻きこまれた事例や，避難所での愛玩動物を巡るトラブル，仮設住宅での飼育の問題など，多くの課題が残された。 ・福島第一原子力発電所から20 km圏内が警戒区域となり人の立ち入りが禁止されたため，愛玩動物をはじめ牛や豚など多くの動物が置き去りにされた。
2015年	・口永良部島火山の噴火 ・東北関東豪雨災害	・現場判断により，海上保安庁や自衛隊が，被災者とともに愛玩動物を救助する姿がたびたび報道された。
2016年	熊本地震	・愛玩動物の飼い主は車の中やテントでの避難者が多く，エコノミークラス症候群や熱中症への対策が問題となった。 ・同行避難は浸透していたが，愛玩動物の受け入れ体制が十分でない避難所もあった。
2018年	平成30年7月豪雨	・同行避難が積極的に行われたが，避難所での愛玩動物を巡るトラブルが頻発した。

＊エコノミークラス症候群：長い時間，狭い座席に座り続けることによって足の血流が悪くなり，静脈の中に血の塊（血栓）ができ，その血栓が立ち上がった際などに血管の中を移動して，肺の血管に詰まってしまう状態。重症化すると死に至る。

▶ 3) 愛玩動物とその飼い主の災害への備え

自助・共助・公助

・自助：自分と自分の飼育動物を自ら守ること。
・共助：近隣住民や地域住民，飼い主同士での助けあい。
・公助：行政機関や警察，消防，自衛隊などによる救助や支援活動。人命が最優先され，公平性が求められる。

愛玩動物の災害への備え

・愛玩動物への日ごろの適正な飼育，最低限のしつけ，ワクチン接種などの衛生管理が重要である。
・逃げてしまった場合の備えとして，個体識別のためのマイクロチップなどの装着や，写真，首輪やリード，フードや常備薬，ワクチン接種歴などを記した健康管理記録などを避難袋に入れて準備しておく。
・人口の多い都市部で避難所に避難希望者を収容しきれないときは同行避難が難しく，在宅避難も選択肢となる。

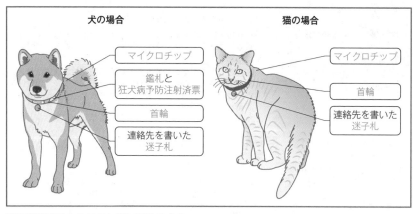

所有者明示のために犬と猫に付けるもの

▶ 4) 災害獣医療

・災害獣医療：周辺環境や感染症対策も含んだ公衆衛生，被災動物の治療や群管理および譲渡など，とても幅広い領域が含まれる。対象動物は野生動物，愛玩動物。
・シェルターメディスン：犬や猫を個体管理ではなく群管理するための獣医療のこと。▶Link! p.312
・災害派遣獣医療チーム（VMAT）：アメリカ獣医師会が1992年のハリケーン アンドリューによる災害を契機に設置した。チームのメンバーは専門プログラムを受講し訓練を受けており，被災地の獣医療提供体制の評価や人獣共通感染症の発

生状況調査，被災動物の治療を行う。日本では最初に福岡県の獣医師会が設置し，全国に拡大している。
・国家獣医療対応チーム（NVRT）：アメリカの連邦政府が管轄する獣医学と公衆衛生の専門家チームで，被災地の感染症などの調査や公衆衛生上の問題の評価を行うほか，獣医療の提供や安定化にも関与している。
・アメリカでは2006年に災害時における動物救護活動に関する法律としてPETS Actが制定され，災害時の動物救護が法のもとに制度化されているが，日本では災害時の動物救護活動に対する法律的な根拠はない。

✏ 4. 動物愛護管理行政

・動物愛護管理行政とは：「動物の愛護及び管理に関する法律」（動物愛護管理法）に基づいて行っている，国や地方自治体の業務。業務の内容により，国と地方自治体とで役割が異なり，さらに地方自治体の中でも都道府県と政令指定都市・中核市とでその役割が異なる。
　→例：動物愛護週間での行事の実施，犬や猫の引き取りまたは拒否，動物取扱業の登録や監督

▶ 1）公衆衛生業務における愛玩動物看護師の役割

・公衆衛生業務とは：自治体が設置する保健所業務のこと。
・保健所・動物愛護センターでの動物愛護業務：都道府県は収容された犬や猫について，殺処分がなくなることを目指して飼い主を探し返還しなければならない。収容される犬や猫はその収容について3〜7日間公示され，飼い主が見つからない場合は新しい飼い主を募集して譲渡するよう努力する。収容の際には保健所の獣医師による診察が行われ，治療が必要と診断された場合は，その治療方針に従い治療する。
・所有者不明で引き取られる猫は離乳の済んでいない幼齢猫であることが多く，毎日数時間おきの授乳も動物愛護業務の1つとなっている。離乳が済んだ後，里親を募集する。

保健所に収容される犬や猫

対象	基づく法律
・自宅の庭などに係留されず，路上などで放浪している犬	狂犬病予防法
・飼い主から引き取りを求められた飼い犬や飼い猫 ・所有者のいない犬や猫（捨て猫など）	動物愛護管理法
・公園や路上などで病気やけがを負っている犬や猫（死体の場合も含む）	動物愛護管理法

2) 動物愛護週間の役割と実施状況

・目的：ひろく国民のあいだに命あるものである動物の愛護と，適正な飼養についての関心と理解を深めようとするため(動物愛護管理法)。
・実施期間：9月20日から26日まで。
・毎年，国や地方自治体では，記念行事として動物愛護フェスティバルを開催する。

3) 犬や猫の引き取りおよび収容や処分の状況

犬と猫の引き取りおよび収容や処分の比較 (環境省，2021年)

	引き取り数	引き取りのうち幼齢動物の割合	負傷動物の収容数	引き取り・収容された動物の返還割合	引き取り・収容された動物の譲渡割合	殺処分数	引き取り・収容数に対する殺処分の割合	殺処分における幼齢動物の割合
犬	2万4,102頭	約20%	505頭	34.9%	54.4%	2,739頭	11.3%	約20%
猫	3万4,805頭	約70%	9,709頭	0.64%	65.7%	1万1,718頭	33.6%	約60%

犬と猫ともに，引き取り・収容数の減少，また譲渡の促進とともに殺処分数の減少の傾向がみられ，今後もこの傾向が続くと思われる。

犬や猫の収容および引き取りの理由

地域	年	最も多かった飼い主からの犬や猫の引き取り理由
東京都	2017	犬・猫：飼い主の病気・入院
鳥取県	2020	犬：飼い主の病気・死亡等，動物の老齢，傷病等 猫：所有者不明の猫の拾得

4) 動物による事故の内容と報告状況

・犬による咬傷事故が起きた場合，飼い主は必要な措置をとるとともに各自治体の条例に基づき，その都道府県知事などに届出て，当該犬の狂犬病の有無について獣医師の診断を受けなければならない。
・犬による咬傷事故は2021年に全国で4,423件発生していて，1979年の1万3,312件から約67%減少しており，約99%が飼い犬によるものだった。

5) 動物愛護管理センターの活動および動物愛護推進員・協議会の役割

・動物愛護管理センターの位置づけ：都道府県などは，都道府県などの動物愛護行政を担う部局または施設において動物愛護管理センター機能をはたすよう示され，業務についても明示されている (動物愛護管理法の改正時，2019年)。

動物愛護管理センターの業務

- 第一種動物取扱業の登録，第二種動物取扱業の届出並びに第一種動物取扱業及び第二種動物取扱業の監督に関すること
- 特定動物の飼養又は保管の許可及び監督に関すること
- 犬及び猫の引取り，譲渡し等に関すること
- 動物の愛護及び管理に関する広報その他の啓発活動を行うこと
- その他動物の愛護及び適正な飼養のために必要な業務を行うこと

- 動物愛護推進員：地域における犬や猫などの動物の愛護および適正飼養の推進のために積極的・自主的な活動を行う，都道府県知事などから委嘱されたボランティア。

6) 動物取扱業と動物取扱責任者

- 動物取扱業の概要：2012年の動物愛護管理法の一部改正において，これまで5業種（販売，保管，訓練，貸出し，展示）であった動物取扱業に，新たに2業種（競りあっせん業，譲受飼養業）が加わった。また，営利を目的とした動物取扱業は「第一種動物取扱業」と名称が改められ，営利を目的としない「第二種動物取扱業」の届出制度が新設された。▶Link! p.300, 319
- 第一種動物取扱業では，事業所（店舗）ごとに動物取扱責任者を1名以上，常勤で配置しなければならず，他店舗との兼務をさせることはできない。動物取扱責任者は都道府県等が実施する動物取扱責任者研修を1年に1回以上受講する。

動物取扱責任者の選任要件

以下の①から④のうち，いずれかを満たす必要がある。
①獣医師の免許を取得していること
②愛玩動物看護師の免許を取得していること
③ア，イの両方を満たしていること
④ア，ウの両方を満たしていること
　ア）種別に係る半年以上の実務経験又は実務経験と同等の1年以上の飼養経験があること
　イ）種別に係る知識及び技術について1年以上教育する学校等を卒業していること
　ウ）公平性，専門性のある団体が行った試験により資格等を得ていること

第一種動物取扱業と第二種動物取扱業の概要

	第一種動物取扱業	第二種動物取扱業
目的	営利	非営利
動物取扱責任者	必要	必要ない
自治体への申請	登録	届出
その他の特徴	・事業所（店舗）ごと＆実施する業種ごとに登録しなければならない（例：トリミングを行っている場合，販売と保管の2業種）。	・飼養施設：人の住居と区分できるものに限られる。 ・飼養頭数：下限があり，中型の哺乳類は10頭以上。
例	・様々なペットビジネス	・動物愛護団体の動物シェルター ・公園などでの動物の展示

4 動物生活環境学

1. 飼養環境整備

1) 人とペットのための飼養環境整備

・ペットのニーズ（要求）：安心して眠れる場所，本能を満足させる遊び，行動欲求を満たすこと，適度な運動ができることなどが求められる。
・ノーズワークトレーニング：犬が本能的にもつ嗅覚を使って，ものを探し出すドッグスポーツのこと。探索意欲を満たし，犬の自立心，自信，集中力，本能的意欲を高める効果がある。
・動物病院における適切な指導：犬の行動相談では，通常の行動に対する疑問や適切な飼育方法を問うものが多い。「小型犬には散歩は必要ない」といった間違った情報から，社会化期に一生にかかわる経験が適切になされず問題行動につながっているケースも多い。猫の行動相談は犬よりも少ないが，与えられた環境のストレスによる不適切な場所での排尿や爪とぎ，過度な鳴き声に関するものがある。

2) ペット共生住宅の現状

・ペット共生住宅：ペットと一緒に住めるだけでなく，安心して快適に暮らすことができる工夫や設備がなされた住宅。

ペット共生住宅の種類

一戸建て住居	ペットと一緒にくつろいだり，屋内でも走ったり遊んだりできる空間や犬のケアがしやすい空間をつくる設計がされている。犬の視線を遮ることで通行人に吠えるといった行動を減らすなど，近隣への配慮もされている。
ペット可の集合住宅	ペット飼育を認めてはいるが，基本的には通常の住宅設備で，際立ったペット向けサービスがない場合も多い。また，共有スペースでのペットの歩行は認めないといったルールがある場合も多い。
ペット共生型の集合住宅	共有設備としてドッグランや犬と遊べる屋内ホール，グルーミング室，足洗い場，汚物専用ゴミ箱などが併設されている。

3) 犬と猫の生活環境の違い

・犬の飼育方法：①番犬としてすべて室外で飼育する，②日中は室外に出し，夜間のみ室内もしくは玄関などに入れる，③基本的には室内に入れ，散歩や庭遊びの際のみ外に出すなどの方法がある。
・猫の飼育方法：完全室内飼育が推奨されている。室外飼育には感染症，薬物中

毒，交通事故などの危険がある。完全室内飼育でも，本来の猫としてのニーズを満たす努力をする必要がある。

▶ 4) 環境整備上特に注意すべき点

・脱走（逸走）の防止：室内飼育の猫にとって，室外に出ることは非常に危険な行為である。危険性がある場所はベランダ，窓，玄関。犬も同様に玄関からの飛び出しには注意が必要である。
・いたずらの防止：誤食や中毒などの危険を避けるために，ゴミ箱などは収納式や蓋つきのものを選択する。

▶ 5) 環境整備・管理において考慮すべき点

・温度・湿度管理：一般的に室内温度は21〜25℃，湿度50〜60％前後が適切だが，品種によって異なる。
・幼犬・幼猫に対する配慮：幼犬や幼猫は生後3週間ごろから著しく身体機能が発達し，好奇心も旺盛となるため危ない場所に行けないよう環境を整える。
・老犬・老猫に対する配慮：高齢になると今までできていた動きが思ったようにできなくなるため，環境を整える。▶Link! p.74, 244, 286

ペット共生住宅の設備・内装のポイント

床	・個々の体格や年齢による体の動かし方を考慮しながら，床材を考える必要性がある。
壁	・犬では幼犬期の遊びかじり，猫では爪とぎやスプレー行動などによって，傷ついたり汚れたりすることが多い。
扉	・レバーハンドル：犬・猫が学習によって開けることができるようになる。特に外開きの場合は容易。 ・引き戸：猫は開けることができる。 ・スライド式：犬・猫の通過時に開閉すると挟まってしまうことがある。
窓	・窓ネット：網戸のひっかき防止や逃走防止に役立つ。 ・猫：外の様子を見られるのでよい刺激となる。 ・犬：外からの刺激に過度に反応し問題行動につながることがある。
階段	・猫：階段がよい運動となる。 ・犬：落下などの事故につながる場合がある。
トイレ	・犬：食事場所や寝床からは離れた場所をトイレとして好む。 ・猫：猫の体長の1.5倍以上の大きさが理想。

✏ 2. ペットツーリズム関連施設およびドッグラン

▶ 1) ペットツーリズムの現状と実施方法

・ペットツーリズム：主に愛犬とともに家族旅行をする新しい形のツーリズム。
・1980年ごろから宿泊施設がペットの受け入れを始め，2000年ごろにはペットと一緒に国内を旅しながら楽しむための情報が増えてきた。

- ペットツーリズムの市場拡大は続いているが，ペットと泊まれる宿は約1,000施設，部屋数にして約1万2,000室であり，日本全国の施設数のうち1.9%，宿泊部屋数については1%にも満たない状況である（2020年）。
- 移動手段：自家用車が90%以上。キャンピングカーで旅をする傾向が多くあり，国内で検査登録されているキャンピングカーの所有者の半数以上が愛犬家である。
- 持ちもの：水やドッグフード，リードやカラー，ハーネスなどは，予備も含めて持参する。

ペットと海外旅行をするときの手続き

- 日本から外国にペット（犬や猫）を連れて行く場合，輸出検疫を受けなければならず，受けずに海外にペットを連れて行くと，多くの係留期間が必要になり，厳しい処分を受けることになる。
- 入国予定の相手国の入国条件などは，日本にある相手国大使館または動物検疫機関に確認する。
- 検疫の検査場所が限られたり，検査などに時間（日数）を要することがあるため，出国（輸出）予定が決まったら早めに動物検疫所に連絡し，出国（輸出）予定の7日前までには輸出検査申請書を提出する。
- 外国に連れて行ったペットを連れ帰る場合は輸入検疫が必要となり，係留期間を12時間以内にするためには準備が必要である。特に帰国までの期間が短い（2年以内である）場合は，国内で準備するのがよい。

▶ 2) ペット同伴宿泊施設の環境整備

- ペット同伴専門宿泊施設：施設全体がペットとともに利用するための構造となっている。施設内でのほかのペットとの接触によるトラブルもあるため，お互いの気遣いや利用ルールの徹底が重要になる。
- ペット同伴可宿泊施設：一般の宿泊客とペット同伴客の利用が混在する。一般客とペット同伴客の双方が気兼ねなく利用できるよう，施設内のエリア分けと動線の分離計画が必要になる。
- 客室の清掃にかかわる時間とコスト：におい，毛，アメニティなどの量の違い，マーキングなどマナーミスによる修復などの作業のため，一般的なビジネスホテルの3倍，リゾートホテルの2倍かかる。
- 客室の床清掃：掃除機，化学モップ，紙製モップの3回実施したほうがよい。
- 客室の消臭対策：かなりひどいにおいが残ってしまった場合は，その日はその部屋の利用をやめ，オゾン脱臭機を使い脱臭する。オゾン脱臭機を使用した後，少なくとも24時間はペットを入室させない。
- 客室の清掃手順：作業工程別に担当が分かれ，全室を流れ作業で仕上げていく方法がとられる場合が多い。

ペット宿泊施設における建築的配慮

- ・ペット宿の共用部と宿泊部の全域:「におい・汚れ」「騒音」「抜け毛」の軽減。
- ・フロント,エントランス:駐車場からの宿泊客用動線では,車での長期移動を考慮して,車を降りてすぐにペット用トイレが利用できるように配置する。また,足洗い場や水飲み場も設置する。
- ・客室:ペットのための居場所(サークル,クレートやベッド,トイレ,食事・水飲み場)の確保と騒音(吠え声)やにおいの流出防止,客室からの逸走防止,浴室と流しを人とペットで分けるなど。
- ・レストラン:ペットがテーブルの横で待てるような余裕のあるテーブル配置をし,各テーブルスペースの床や壁にリードフックを附置する。

▶ 3) ドッグランの環境整備・管理の方法

ドッグランの利用目的

- ・犬をのびのびと遊ばせたい。
- ・飼い主が犬と一緒に遊びたい。
- ・ほかの犬とのコミュニケーションをとらせたい。
- ・ドッグスポーツを実施したい。
- ・飼い主同士の交流がしたい。
- ・イベントを開催したい。

- ・ドッグランには利用規約や注意事項などのルールがあり,「施設内のトラブルについては一切責任を負いません」と記載されていることが多い。
- ・一般的に攻撃性が強いといわれる犬種や,闘犬の利用を禁止しているドッグランが多い。
- ・ドッグランの面積:一般的に 200 m² 程度以上といわれているが,小型犬であれば 100 m² 程度でも十分である。
- ・ゾーニング(小型犬と中〜大型犬のエリアを分けること)が必要である。
- ・柵の高さ:小型犬なら最低でも 80 cm,大型犬なら最低 160 cm,可能であれば 200 cm 以上が望ましい。

▶ 4) ペット関連のイベント活動の企画運営や地域振興

- ・ワンコネット那須協議会:2014年に設立された同伴可能施設の拡大,サービス向上,情報誌の発行,WEBサイトやSNSの運営などのマーケット活動を推進している有志の集まり。
- ・地域振興を目的としたペットイベント:那須地域に限らず,長野県の白馬村でも定例的に行われているが,ほかの地域において,地域有志や行政が主体となって行われている,収益よりも地域のペットツーリズム振興を目的とした継続的なペットイベントはあまりない。

3. 保護収容施設

1) 保護収容施設とは

- 保護収容施設(動物シェルター):所有者のいない動物,所有者が飼育放棄をした動物,所有者が飼育をできなくなった動物などを収容し,保護する施設。行政施設と民間施設に分かれ,行政施設は動物の収容施設,民間施設は動物の保護施設という位置づけである。▶Link! p.305
- 動物の管理:多頭飼育状態なので群管理によって予防医療を中心に行う。
- 動物の疾患のリスクファクター:ストレス,動物の出入りが激しいこと,過密になりやすいこと,異なる年齢の動物を収容していること,ワクチン接種がされていない個体がいること。
- 群管理の手法:①病歴の確認,②診断,③介入処置,④モニター(介入処置の有効性を判断すること)

2) 保護収容施設での適正な飼養管理

- 犬も猫も社会性があるため,動物同士の相性や個々の性格を注意深く観察した上で,グループ飼育をする。
- ケージなどの収容環境の掃除方法:スポットクリーニング(汚れた場所だけトイレットペーパーなどで拭きとり,シーツや寝床なども汚れたら取り替えるという方法)
- 収容されている犬・猫:ケージ外での運動が必須である。
- 掃除をする順番:感染性の低い動物から感染性の高い動物(健康な成体→健康な幼齢動物→収容されたばかりの動物→検疫中の動物→罹患動物)の順で掃除する。
- 環境エンリッチメント:本来の習性に従った多様な正常行動を引き出し,異常行動を減らして,身体的にも心理的にも負荷を軽減できるような飼育環境条件を具体的に整える工夫。

グループ飼育のポイント

猫	犬
・十分な空間(1頭あたり1.8 m²)を提供する。 ・2~4頭,最大10頭まで。 ・隠れ場所,休息場所の数は頭数+1つ。 ・トイレ&食事場所の数は最低でも頭数分用意する。 ・オールインオールアウト(部屋に様々な猫を入れたり出したりするのではなく,全頭いなくなってから次のグループを入れる)が望ましい。 ・別の猫を導入すると導入した猫にも以前からいた猫にもストレスがかかるため,導入したては攻撃性など注意深く監視する。	・ほかの犬にぶつからない,十分な空間を提供する。 ・休息場所,おもちゃは頭数分用意する。 ・2頭ペアにすると効率的である(食事の際の監視など)。 ・2頭以上の場合は,フードガード(フードに対するガーディング行動)に注意が必要。また,誰がどのくらい食べたかが監視しにくくなる。 ・2区画収容が推奨される。

4. ペットへの教育・訓練施設

1) 社会化トレーニング

- 社会化期とは：生まれた環境で暮らしていくために必要な行動や知識を最大限に得る大切な時期。▶Link! p.286
  →犬：3〜12週齢，猫：2〜9週齢
- 犬の社会化期前期：8〜9週齢の，自分が生活する環境に存在する様々なものや動物を受け入れることができる時期。
- 犬の社会化期後期：9〜12週齢の，自分の敵と味方を分けるための感覚が鋭くなる時期。
- 社会化トレーニングを受けなかった場合，問題行動が起こる可能性がある。

社会化トレーニングの内容

- 様々なものへの馴化
- 人との生活のルールの学習
- ほかの犬とのコミュニケーションのとり方の学習
- 人とのコミュニケーションのとり方の学習
- 安全なものと危険なものを区別する学習

トレーニング教室の種類

種類	対象	内容と特徴
パピークラス	2回目のワクチン接種が終わって1週間以上経過した7〜8週齢ごろの子犬	・馴化・服従・社会性を得るためのトレーニングを行う。 ・1インストラクターあたり犬5頭までとその家族で，30分から1時間を目処に行われる。
ジュニアクラス	社会化期を過ぎた子犬	・まだ完全になくなってはいない社会化期の特徴をうまく引き出しながら，馴化・服従・社会性を得るためのトレーニングを行う。 ・体格差が出てくるため，けがに注意する。
しつけ教室	性成熟した犬	・主に問題行動を直すためのトレーニングを行う。 ・社会化トレーニングを行うことは難しい。

2) ペットの訓練と施設

- 訓練所での社会化トレーニング：方法は訓練士の所属団体ごとに異なる。以前は罰を使った訓練が用いられていたが，動物行動学の発展とともに，現在は正の強化子や負の罰子を使った訓練に変わりつつある。▶Link! p.73
- 民間愛護団体での社会化トレーニング：譲渡率を上げるため，子どもの段階で保護された犬や猫には社会化トレーニングを行う。
- 動物病院での社会化トレーニング：社会性の違いを確認し，診察や治療時の保定のやり方を変え，よりストレスのかからない方法で行う。

5. 動物介在教育施設

▶ 1) 動物介在教育

- 動物介在教育（AAE）：対象者への教育（学習）目標が設定され，計画に基づき，一定の基準を満たす動物とハンドラーとともに，特別なトレーニングを受けた専門家や教員によって，教育活動の範囲で実施され評価されるもの（学校における動物介在に関する基本的なガイドライン，2001年）。▶Link! p.292, 295
- 教育支援犬：教育活動を支援するための適性があり，その適性試験に合格した犬のこと。動物介在教育の専門家とペアで活動する。
- サイトアセスメント：動物介在教育の実施会場が活動の実施に適した環境か，また実施に適した環境を整えることが可能か否かを評価すること。会場の物理的環境のみならず，現場の人的環境を含めて評価する。
- リスクマネージメント（危機管理）：予期せぬ事故（危機）が発生する前にそのリスクを管理し，活動に与える影響を最小限に抑える手法。動物介在教育のリスクは介在動物の行動に由来するリスクと，公衆衛生上のリスクなどがある。
- 動物介在教育を生業とする場合，第一種動物取扱業では登録，第二種動物取扱業では届出をする必要がある。▶Link! p.307

▶ 2) 動物飼育にかかわる施設の環境整備

- 全国学校飼育動物研究会：2004年に設立された。園・学校教育における動物飼育や動物介在教育が子どもに与える影響について考え，飼育支援ネットワークの在り方について検討を行い，動物飼育の重要性を明確にするために，意見交換や実践研究の交流を行っている。
- 児童や生徒が動物を飼育および観察・記録することは，心身の健全な発達ならびに豊かな人間性の涵養に寄与するとして，2011年から生活科，理科，特別活動などの学習内容として取り入れられている。

5　ペット関連産業概論

1. ペット関連産業における職業倫理

1) 責任と社会的役割

・職業倫理：特定の職業に要請される倫理，または職業人に求められる倫理。
　▶Link! p.117
・コンプライアンス：本来は法令遵守（法律や規則を守る）という意味だが，最近ではもっと広く「社会良識や社会ルールを守る」という意味で使われることが多い。
・倫理違反行為：倫理観の欠如による行為で，行った個人が法的に罰せられるだけでなく，その舞台となった企業にも責任が問われることが多い。
・飼育管理基準：ペット関連産業で働く者の倫理観に則した7項目からなる。

2) 商取引における関連法規

・契約とは：法律的な責任が生じる約束のこと。一方の申しこみと，相手方の承諾という意思表示の合意により成立する。契約において書面の取り交わしは必須ではなく，口頭（口約束）でも契約は成立する。一度契約が成立すると，お互いに権利と義務が生じ，これを守らなければならない。成立した契約は，一方の都合だけで勝手に解消することはできないが，法律によって契約の無効を主張したり，取り消しを主張できたりする場合がある。
・民法：財産関係（売買・賃貸借など）や家族関係を規律する法律。詐欺にあったり脅迫されたりした場合や，未成年が親などの法定代理人の同意なく契約した場合などは，民法の規定でその契約を取り消しにすることができる。
・商法：商人の商業行為などの商事に関する基本的な事項を定めた法律。
・2019年の動物愛護管理法の改正により，販売業者に対しては，「動物を販売する場合における対面による情報提供の徹底」が義務づけられ，インターネット上のみで売買契約を成立させることが明確に禁止された。

知っておきたい関連法規

法律	内容
消費者基本法	消費者の権利の尊重と消費者の自立支援を基本理念とした，消費者政策の基本となる事項を定めた法律。
消費者契約法	事業者と消費者のもっている情報の質・量や交渉力に格差があることから，消費者の利益を守ることを目的に成立した法律。事業者と消費者のあいだで結ばれたすべての契約を対象とし，契約の取り消しや無効にできる規定を定めている。

（次ページに続く）

法律	内容
特定商取引に関する法律 （特定商取引法）	事業者による違法・悪質な勧誘行為などを防止し，消費者の利益を守ることを目的とした法律。クーリングオフ制度*や訪問販売，通信販売などの事業者が守るべきルールを定めている。
個人情報の保護に関する法律 （個人情報保護法）	情報化の急速な進展により，個人の権利利益の侵害の危険性が高まったこと，国際的な法制定の動向などを受けて施行された法律。

*クーリングオフ制度：特定の取引方法による契約について，契約締結後も一定の条件のもとで消費者が無条件で契約を解除できる制度。

動物を販売する場合における5つの義務

①動物を直接見せること
②対面による情報提供を行うこと
③情報提供（事前説明）は書面を用いること
④情報提供に対し，顧客の署名による確認を行うこと
⑤これらを行う場所を事業所に限定すること

2. ペットの飼養実態と市場規模

1) ペットの飼育実態

・犬の登録数：約372万6,000頭（1989年）→約688万1,000頭（2009年）→約606万4,000頭（2022年）と2009年をピークに，ほぼ毎年減少している。
・猫の飼育頭数：近年，ほぼ横ばいの状態が続いている。
・以前は犬の飼育頭数が猫を200〜300万頭上回っていたが，2012年以降は差が徐々に縮まり，2022年では犬705万頭に対し猫883万頭と，逆転している。
・2022年の犬の登録頭数と飼育頭数を比較すると，飼育頭数が登録頭数の約1.16倍となっているため，飼育しているものの，自治体（市町村）への登録は行わず狂犬病ワクチンを接種していない犬が，かなりの数いるものと推測される。
・2016年から2020年にかけてペットの飼育率は全体的に低下傾向にあり，2020年の調査では「1つも飼っていない」という回答は71.8%であった。
・今後のペットの飼育意向での調査結果は全体的に低下傾向にあり，2020年の調査では「飼育したいペットが1つもない」という回答は62.2%であった。

▶ 2) ペット関連産業の概要と市場規模

- 全国の動物病院の売上高は，2016年は3,968億円であり，1病院あたり平均4,588万円の売上高となっている。
- 1病院あたりの平均売上高は，2014年調査では低下したが，2016年調査では再び上昇に転じている。
- 動物病院以外のペット関連産業としては，子犬や子猫などの生体や，ペットフード，ペット用品などを販売する「小売業」，トリミングサロンやペットホテルなどの「サービス業」がある。また，獣医師や愛玩動物看護師，ドッグトレーナーやトリマーなどの愛玩動物関連の大学や専門学校，民間資格講座などの「教育関連ビジネス」がある。
- 生体販売の売上高：毎年減少し続け，2015年はわずかに増加しているものの2016年に再び減少に転じている。
- ペットフード販売とペット用品販売の売上高：2012年までは減少していたものの，ここ数年は増加傾向にある。
- トリミングサロンなどの売上高：2013年から急激に増加しているが，これは実際のトリミングサロンの売り上げ以外にトリマー養成施設の学費などが算入されたことによる。
- サービス業のうち，保管業（トリミングサロン，ペットホテル，ペットシッターなど）の売上高は減少傾向にある。
- ペット保険業界：ペットの高齢化や，ペットに対する飼い主の考え方の変化に伴い，売上額が上昇し続けている。
- 先進国におけるペット保険の加入状況：①スウェーデン（犬：76％，猫：35.6％），②イギリス（30％），③日本（12％），④アメリカ（3％）の順である。
- ペット保険の年齢による保険料の違い：7歳または10歳で保険料が上がる。
- ペット関連産業全体の市場規模：2008年から2012年までは経済規模も縮小傾向にあったが，近年は拡大傾向を示しており，2021年には1兆7,000億円を超えている。

✎ 3. ペット関連産業の現状と課題

▶ 1) ペット産業の分類

- ペット産業は，その提供の形態から①サービス業，②小売業，③その他のペットビジネスの3つに分類される。

ペット産業の分類

形態	種類	例
サービス業	動物病院	
	保管	トリミングサロン，ペットホテル
	訓練	訓練所，しつけ教室
	貸出し	動物タレント事務所，レンタルペット
	展示	猫カフェ，ふれあいパーク
	譲受飼養業	老犬ホーム，老猫ホーム
	その他	ドッグラン，ドッグカフェ，宿泊施設，不動産業，ペット探偵，輸送業，士業
小売業	販売	ペットショップ，ブリーダー
	競りあっせん業	動物オークション
	その他	書籍販売，ペット用品販売，フード類販売など
その他のペットビジネス	教育関連ビジネス	愛玩動物看護師養成課程をもつ大学や専門学校
	その他	ペット保険，ペット葬祭業

2) 動物病院の現状

- 動物病院の数：2022年時点で1万2,616ヵ所であり，1989年の5,635ヵ所から約2.2倍に増加している。
- 経営形態：2016年時点で，個人事業所は5,490ヵ所であり，1989年の5,141ヵ所から約1.1倍増加しているのに対し，法人事業所は4,271ヵ所であり，1989年の483ヵ所から約8.8倍増加している。
- 動物病院の総従業者数：2016年時点で5万535人であり，そのうち男性は1万6,058人（31.8％），女性は3万4,370人（68.0％）と，女性従業者が全体の2/3を超えている。また，1989年から約3.4倍に増えている。
- 雇用形態：2016年時点で常用雇用者は3万6,247人であり，そのうち正社員は2万7,885人（76.9％），正社員以外は8,362人（22.6％）となっている。
- 1つの動物病院あたりの職員の数は，増加している。
- 従事者の職域別割合：動物看護師の数が獣医師より1万人以上も上回っている。

3) 動物病院以外のサービス業の現状

- 保管：ペットを「預かる」業のことである。ペットサロン，ペットホテル，ペットシッターが該当する。ペットシッターは出張型の預かりサービスなので該当しない。数は増加しており，今後も増えていくと推測される。
- 譲受飼養：老犬ホーム，老猫ホームが該当する。店舗数は2013年から2020年にかけて9倍近くにまで増加している。ペットの所有権は飼い主から老犬ホーム，老猫ホームに譲渡される。
- 老犬ホーム，老猫ホームと看板を挙げている店舗の中には，譲受飼養業としてではなく，1年単位などの長期契約や終生契約が可能なペットホテル（保管業）が存在する。数は増加傾向にある。

- 展示：動物とのふれあいを目的とした猫カフェなどが該当する。数は増加傾向にある。
- 訓練：訓練所，犬のしつけ教室が該当する。数は増加傾向にある。
- 貸出し：レンタルペットやペットタレント事務所が該当する。数は増加傾向にある。
- 販売：ブリーダー，ペットショップが該当する。数は2011年の2万4,299ヵ所をピークに減少傾向を示しており，2013年からほぼ横ばい状態で推移していたが，2019年から再び増加傾向を示している。
- ペットショップの現状：トリミングサロンやペットホテルを併設して，顧客のニーズにあわせた経営展開を行う店舗が増えている。経営形態は，2016年では個人事業所が48.8％，法人事業所が51.2％であり，法人事業所の割合が増加している。

4. 動物取扱業者

- 動物取扱業：動物自体を対象とし，動物の売買や動物に対するサービスの提供をする。▶Link! p.300〜302, 307
- ペット関連産業：動物以外を対象とし，飼料や用品の製造および販売をする。
- フランスでは，2024年からペットショップでの犬や猫の販売が禁止される。
- イギリスでは，ペットの生体販売は，繁殖業，販売業ごとにライセンスが必要であり，路上やマーケットでの生体販売は禁止されている。

第一種動物取扱業が守るべき項目（動物愛護管理法）

- 夜間（午後8時から午前5時まで）に飼養施設に顧客，見学者等を立ち入らせない。
- ケージ等の清掃を1日1回以上行う。
- 離乳等を終えて，成体が食べる餌と同様の餌を自力で食べることができるようになった動物を販売する。
- 2日間以上，目視によって観察し，下痢，嘔吐，四肢の麻痺など，健康上の問題がない動物を販売又は貸出しを行う。
- 犬又は猫の展示は午前8時から午後8時までのあいだで行う。
- 1日3時間以上，運動スペース内で自由に運動することができる状態に置く。

愛玩動物看護師国家試験
必勝！ これだけ覚えるキーポイントまとめ

2024 年 1 月 20 日　 第 1 刷発行 ©

編　　　者 ························ 緑書房編集部
発 行 者 ························ 森田浩平
発 行 所 ························ 株式会社 緑書房

〒 103-0004
東京都中央区東日本橋 3 丁目 4 番 14 号
ＴＥＬ　03-6833-0560
https://www.midorishobo.co.jp

カバーデザイン ············· 尾田直美
印刷所 ····························· 真興社

ISBN978-4-89531-936-2　Printed in Japan
落丁，乱丁本は弊社送料負担にてお取り替えいたします。